Chemically-defined flavouring substances

(Substances aromatisantes chimiquement définies)

Partial Agreement in the Social and Public Health Field
Accord partiel dans le domaine social et de la santé publique

Council of Europe Publishing

Cover design: Graphic Design Workshop, Council of Europe
Layout: DTP Unit of the Council of Europe
Edited and published by: Council of Europe Publishing,
Council of Europe Publishing
F-67075 Strasbourg Cedex

ISBN 92-871-4453-2

Printed in Germany by Koelblin-Fortuna-Druck

The Council of Europe

The Council of Europe was founded in 1949, in the wake of the second world war, in order to promote European construction through a common democratic and legal area structured around the European Convention on Human Rights.

The Organisation currently comprises 41 member states representing some 800 million Europeans – in other words almost all the countries of the European continent. Since 1989, the Council of Europe has contributed to bringing together the different parts of Europe. The Council develops many forms of co-operation on all the major issues to be addressed by our societies today, including education, social cohesion, protection of national minorities, bioethics, the fight against all forms of intolerance, the prevention of crime and corruption, the consolidation of local democracy and the enhancement of Europe's culture and cultural heritage.

Council of Europe Publishing is the official publisher of the Council of Europe, and reflects the many different aspects of the Council's work, addressing the main challenges facing European society and the world today. Our catalogue of over 1 200 titles in French and English includes topics ranging from international law, human rights, ethical and moral issues, society, environment, health, education and culture.

For more information on our publications please consult our web site: **http://book.coe.int**
or
Council of Europe Publishing, F-67075 Strasbourg Cedex, France
Tel: + 33 (0)3 88 41 25 81 / Fax: +33 (0)3 88 41 39 10 / E-mail: publishing@coe.int

Note to the reader

For further information on *Chemically-defined flavouring substances* or on the Council of Europe's work programme on flavouring substances, please contact:

Dr Peter Baum
Partial Agreement Department in the Social and Public Health Field
Council of Europe
Avenue de l'Europe
F – 67075 Strasbourg
Tel.:+33 (0)3 88 41 21 76
E-mail: peter.baum@coe.int
Fax: +33 (0)3 88 41 27 32

For a list of publications by Council of Europe Publishing on flavouring substances, please see at the back of the book.

For general information on the Council of Europe work programme on public health and consumer protection, please contact the Internet website : www.coe.int/soc-sp

Table of contents

Sommaire

1. General introduction

The competence of the Council of Europe is very wide and covers practically all aspects of European affairs, with the exception of defence matters. Where, however, a lesser number of States wish to engage in some action in which not all their European partners desire to join, they can conclude a "partial agreement" which is binding on themselves alone.

Partial Agreement in the Social and Public Health Field
It was on this basis that the Partial Agreement in the Social and Public Health Field was concluded in 1959 by the Council of Europe Committee of Ministers and revised in 1996 by the Committee of Ministers with effect from 1 January 1997. The following States are members of the Partial Agreement: Austria, Belgium, Cyprus, Denmark, Finland, France, Germany, Ireland, Italy, Luxembourg, the Netherlands, Norway, Portugal, Slovenia, Spain, Sweden, Switzerland and the United Kingdom of Great Britain and Northern Ireland.

This publication (known as the *Blue Book*) has been prepared by the Committee of Experts on Flavouring Substances (hereafter referred to simply as "the Committee of Experts") of the Council of Europe.

The Committee of Experts agreed that, when drawing up the classification, factors other than scientific ones, for example, economic or legal, which might have a bearing on the use of a particular flavouring, should not be taken into consideration.

2. Foreword

Compared with the first three editions of the Council of Europe's *Blue Book,* which dealt with flavouring substances and natural sources of flavourings, several changes have been introduced in the present edition.

The work will appear in two volumes. The first volume is concerned exclusively with the study of chemically-defined flavouring substances, while the second volume (which is being published in a series of six reports, the first of which was published in August 2000) deals with natural sources of flavourings.

The flavouring substances are no longer listed in ascending numerical order and they are not divided into Lists I and II. While keeping the numbers assigned to them in the previous edition, they are now grouped according to their chemical nature. Within a chemical grouping, they are listed in ascending order of their numbers, those carrying the number «2000» following immediately after the others. Each number is followed by the letter A or B, according to the category to which the substances belongs (see point 6).

3. Definitions

A flavouring substance is a chemically-defined compound, which has flavouring properties. It is obtained either by isolation from a natural source or by synthesis. Flavouring properties are those which are predominantly odour-producing and which may also affect the taste.

Those substances which are predominantly acid, sweet, bitter, salted and/or are flavour enhancers, have not been incorporated in the list by the Committee of Experts. Substances with these properties, which were still included in the Lists in the 3rd edition of the *Blue Book*, as well as a number of substances which have no flavouring properties, have been deleted in the present edition. Their exclusion in no way implies an opinion as to their safety-in-use for other purposes.

4. Aims of the study

The competent bodies of the Council of Europe set themselves the following aims in their study of flavouring substances:

I. to draw up lists of flavouring substances according to their acceptability for use in food.

II. to supplement and revise the above-mentioned lists as and when necessary;

III. to recommend to the manufacturers of flavouring substances, criteria which should be met in order to assist the Committee of Experts to form an opinion on the safety-in-use of flavouring substance in food.

If these objectives are to be met, these lists must be open to modification. This is why the Committee of Experts is prepared to include in these lists at any time new substances or different uses of substances, provided that the conditions for evaluation set down in point 8 are fulfilled and that an application is submitted by industry or other bodies.

5. General principles

5.1. Considerations

The Committee of Experts took into account the following considerations:

I. Certain flavourings are prepared from plant or animal sources which may themselves be consumed as part of the human diet. They are mostly complex mixtures, which cannot, in general, be precisely chemically defined and have not been considered in the evaluation. Other flavourings, however, contain chemically-defined substances for which purity standards and precise chemical specifications may be established. The Committee of Experts has only reviewed those flavouring substances used in foodstuffs for which a chemical structure has been established.

II. The Committee of Experts is conscious of the fact that flavouring substances will be limited in use by their organoleptic properties and will in general be used at the lowest level which is technologically effective. Unlike other substances added to food, flavouring substances are generally used in small amounts. However, these factors are not in themselves sufficient to guarantee that there are no public health risks associated with their use.

III. When drawing up the lists of flavouring substances, the Committee of Experts frequently had to take decisions based on very limited toxicological information available on the individual substance from published literature or other sources. Hence, the Committee of Experts had to adopt considerably less rigorous criteria than those generally applicable for the evaluation of the safety of food additives. In order to be realistic, the Committee frequently had to rely on common sense arguments rather than only on accurate and detailed scientific data. Even though, from the toxicological point of view, the fact that the substances under consideration were "natural" in no way signifies that they are harmless from the public health point of view because the most toxic substances are, in fact, of natural origin. One of the common sense arguments used by the Committee of Experts was nevertheless the fact that a good number of substances used as flavourings are also naturally present in foodstuffs and have consequently been consumed by man for a long time without any apparent harmful effect. In addition, a few substances not naturally present in food do bear a close structural relationship to, or may be metabolised into substances naturally occurring in food or formed in the usual metabolic cycles. This chemical similarity has also been taken into account by the Committee of Experts in drawing up its recommendations.

IV. The Committee of Experts emphasises that its recommendations for the safety-in-use of a compound as a flavouring are not to be interpreted as approval for its use in any other application where use levels may be significantly higher.

V. The consumption of flavouring substances listed in this book, as well as many other food ingredients may sometimes sensitise or produce hyper-sensitivity reactions in some people. At present, such reactions cannot reliably be predicted from tests on laboratory animals or from *in vitro* studies. The Committee of Experts has therefore not considered these issues in arriving at its decision.

VI. The Committee of Experts is aware of the important and growing use of process flavours and smoke flavours by the food industry. However, the information needed to form an opinion about the safety-in-use of these compounds was not available. It was therefore unable to give a positive recommendation as to their safety-in-use.

5.2. Future considerations

The Committee of Experts, which in December 1988 pronounced it was in favour of the Priority Ranking System for Flavours, has not used this system as a preliminary to the re-evaluation of flavouring substances because the system had not yet been agreed when this work began. In the future, the Committee of Experts intends to establish the priority level for each new substance (see point 9).

5.3. Toxicological criteria for classification

The assessment of the safety-in-use of the flavouring substances listed in this book has been based on toxicological data collected from several sources, including unpublished toxicological data provided by industry and national institutions. The list of toxicological references is not exhaustive and refers only to the studies considered particularly relevant for evaluation by the Committee of Experts. It was found more rational to judge the value of the available data in each individual case rather than to attempt to adhere to rigid requirements. Any apparent contradictions in the decisions taken must therefore be considered in the light of this procedure.

Where available, the Acceptable Daily Intake for man (ADI) recommended by JEFCA[1] has been utilised. However, a majority of the flavouring substances considered by the Committee of

1. JEFCA : Joint FAO/WHO Expert Committee on Food Additives.

Experts has not yet been evaluated by JEFCA and toxicological data available were not sufficient for an ADI to be allocated by the Committee of Experts. In these cases, only upper levels acceptable in food and not considered to result in risks to health were assigned.

In drawing up its recommendations, the Committee of Experts used the following data as a basis for safety evaluation and interpreted them in an integrated context:

I. Toxicity in animals and/or man, including data on mutagenicity, carcinogenicity and teratogenicity where available;

II. Metabolic fate and biotransformation to compounds of known toxicological properties;

III. Levels of use in various dietary components;

IV. Natural occurrence in normal food;

V. Comparison of the chemical structure with that of compounds of known toxicological and biochemical properties.

Re-evaluation of all chemically-defined flavouring substances listed in the 3rd edition has been completed. Consequently, substances without flavouring properties and those for which the Committee of Experts had no information as to their real use in foodstuffs have been eliminated from the lists. The latter substances can be reinstated in the *Blue Book* if industry supplies evidence as to their use. The Committee, in fact, was able to upgrade a number of substances with poorly known or unknown properties, by ascribing to them the toxicological and biochemical properties of related substances, on the basis of analogous chemical structure. But, conversely, it was necessary, in order to apply the system consistently, to place some other substances in Category B rather than A, because of the undesirable properties of substances to which they are chemically related.

In general, information on sub-acute or sub-chronic toxicity was regarded as the minimal requirement for the inclusion of a substance in the category A of acceptable flavouring substances. In addition, in a number of cases, mutagenicity studies were considered for inclusion in this category. In the case of esters, sufficient information on the parent acid, as well as the alcohol and hydrolysis data, at least for one representative substance, was considered to be essential for acceptance.

6. List of flavouring substances

In contrast to former editions, where flavouring substances were divided into Lists I and II, the flavouring substances in the present edition were included in a single list arranged according to their chemical structure.

Within each chemical group, the substances are listed by their principal name in ascending council of Europe number, maintaining the number assigned to each substance in the 3rd edition. The principal name is generally that used by FEMA[1] in *Flavor and Fragrance Materials – 1985 – Worldwide reference list of materials used in compounding flavors and fragrances*, Allured Publishing Corporation, USA. The Committee of Experts intends to provide, in a future edition, a name for each substance conforming to IUPAC[2] nomenclature.

1. FEMA : Flavor and Extract Manufacturer's Association.
2. IUPAC : International Union of Pure and Applied Chemistry.

The substances are coded into categories A and B, corresponding to Lists I and II of the 3rd edition. The toxicological data particularly relevant for evaluation and classification are indicated for the individual substances as well as for the whole chemical group.

The Chemical Abstracts Service Registry numbers (CAS Nos) are also listed for each substance. However, for some of the flavouring substances which can exist in more than one isomeric form (see Section 7 v.) it was not clear to the Committee of Experts which isomers are actually used and therefore the CAS Nos for each of the possible isomers of these substances have been listed.

The system of listing has been changed from that in the 3rd edition in order to simplify future updating of the list and to facilitate the re-evaluation of the flavouring substances. The grouping of chemically related substances, in particular compounds belonging to homologous series, e.g. aliphatic alcohols, aldehydes, ketones or acids, has the advantage that toxicological data available for the whole group can be taken into account to reach a more consistent evaluation for the individual substances.

The chemically-defined flavouring substances were classified in the following categories based on the information available:

A flavouring substances which may be used as foodstuffs (referred to as List I substances in the 3rd edition).

B flavouring substances for which further information is required before the Committee of Experts is able to offer a firm opinion on their safety-in-use (referred to as List II substances in the 3rd edition). These substances can be used provisionally in foodstuffs.

Category A includes substances for which sufficient data were available, although an ADI has been established by JEFCA for only some of them (see item 5.2). In cases where an ADI is lacking, the Committee of Experts has proposed practical upper levels to be used for beverages, foods and/or other food items, based on the current available information. These levels correspond to the amounts that are technologically necessary to obtain the required flavour, provided that such levels are toxicologically acceptable and are based on a reasonable estimation.

Where an ADI has been established by JEFCA, reference is made to it and no technological upper level is indicated. The appropriate JEFCA reports and monographs should be referred to for more detailed information. It is emphasised that the total daily intake from all sources of the corresponding flavouring substance must not exceed the ADI established for it. Furthermore, attention is drawn to the fact that consumption of food or beverages containing various flavouring substances which are chemically related (for example, esters of a given acid or alcohol) may lead, because of simultaneous ingestion, to potentially important exposure to the same chemical compound. The ADIs formerly allocated by the Committee of Experts itself have been withdrawn from this edition because the available data were not sufficient for maintaining them, and because confusion with the ADIs established by JEFCA should be avoided.

Category B contains substances for which the toxicological data were insufficient to enable the Committee of Experts to express a definite opinion as to their safety-in-use. For these substances, some toxicological data and other relevant information were available to the Committee of Experts, so that these flavourings can be used provisionally in foodstuffs, provided their usage levels do not exceed the levels notified, and pending the provision of the additional information requested, which may, if appropriate, allow their upgrading and wider use.

These levels for both Category A and Category B substances might be subject to modifications by the Committee of Experts, at industry's request. If necessary, new levels with appropriate toxicological justifications and other pertinent information should be submitted.

In most cases, 28 or 90-day oral studies in appropriate species, mutagenicity studies and/or information on the metabolic fate are needed to enable an eventual classification into category A and to establish levels of use which would present no hazard to the health of the consumer. The data required are specified either for the individual substances or, in those cases where it was considered sufficient to select one or two representative compounds for more thorough studies, for the corresponding chemical group. The Committee of Experts recommended that the required studies be performed in accordance with WHO,[1] OECD[2] and EEC[3] guidelines. In future editions, the Committee of Experts will consider deleting those Category B flavouring substances for which the required information has not been provided.

A small number of substances achieve their intended flavouring effect only through their hydrolysis in food. Where information has been provided, it appears under "Observations" in the individual data sheets under "flavour precursors" in the Council of Europe's data base.

The data concerning "Natural food occurrence" are based on:

1. *Volatile compounds in food: Quantitative data.* Eds.C. Weurman, S. van Straten, H. Laarse and C.A. Visscher. TNO-CVO, Zeist, The Netherlands, 1982-1986.
2. *Volatile compounds in food: Qualitative data*. Eds. C. Weurman, S. van Straten, H. Maarse and C.A. Viischer. TNO-CIVO, Zeist, The Netherlands, 1983-1987.
3. *A basis for estimation of consumption: Literature values for selected food volatiles*. Part I. M. de Vincenzi et al. Food Additives and Contaminants, 1986, Vol. 3, 185-224.
4. *A basis for estimation of consumption: Literature values for selected food volatiles.* Part II. M. de Vincenzi et al. Food Additives and Contaminants, 1987, Vol. 4, No. 2, 161-218.

Information about some non-volatile compounds has been found in:

5. *A basis for estimation of consumption: Literature values for selected food volatiles.* Part III. M. de Vincenzi et al. Food Additives and Contaminants, 1989, Vol. 6, 235-267.
6. *Handbuch der Lebensmittelchemie.* Bd. 1-8. Ed. J. Schormüller. Springer Verlag, Berlin, Heidelberg, New York, 1965-1970.

Quantitative data are provided for about 400 compounds. For some 200 compounds only qualitative data were available.

All concentrations are expressed as mg of flavouring substances per kg of food or beverage. Where considerable data were available, a selection was carried out so that only the most important sources (very common and/or high concentration in food/beverage) of the flavouring substance are quoted. In these cases all other relevant quantitative data are stored in the Council of Europe's data base.

1. WHO: World Health Organization.
2. OECD: Organisation for Economic Co-operation and Development.
3. EEC: European Economic Community.

Where only qualitative data were available, the type of food or beverage is mentioned, or where there is widespread occurrence, selected examples are given and all other qualitative data are stored in the Council of Europe's data base.

Where no quantitative or qualitative data were found on natural food occurrence in the aforementioned publications, this is indicated by the words "no data found on the data sheets".

7. Specifications for flavouring substances

Many initial flavouring substances are used in very small quantities in food. This will limit the presence of any associated toxic substance and the purity criteria may not need to be as detailed as those generally applied to food additives.

Following the rapid developments in the analysis of chemicals which have occurred since the Committee of Experts first began its review of flavouring substances, it is desirable that manufacturers of these substances should be able to supply adequate identity and purity criteria for the future evaluation of these substances.

Because of the very large number of flavourings substances which have been reviewed by the Committee of Experts, it is not possible to include herein specifications for these substances.

The following information should be made available as a minimum requirement.

I. *Identity criteria*

In order to identify unequivocally a flavouring substance, the following details are necessary:

a. *Nomenclature*

The substance's chemical name must be provided in accordance with the IUPAC recommendations, together with the CAS registry number, when available. The name by which the substance is commonly known and any other recognised names should also be given as synonyms.

b. *Molecular weight*

The calculation of molecular weight shall be based on the table of atomic weights approved by the IUPAC Commission on Atomic Weights

II. *Assay*

The minimum amount of the chemically-defined substance as a percentage of the material used commercially should be given. In the case of mixtures of isomers, the amount of each chemically-defined substance as a percentage of the material used commercially should also be given.

III. *Identification*

The identity of flavouring substances should be described by suitable physico-chemical data such as melting or boiling point, refractive index, optical rotation, infra-red spectra, etc.

IV. *Purity criteria*

It is particularly important to know the purity criteria of flavouring substances, especially when the method of synthesis involves production of impurities which may be potentially dangerous or when the usage reaches levels comparable to those of food additives *sensu stricto*.

Details of suitable purity criteria are described in a number of publications relating to the requirements for specifications for food additives.[1]

V. Isomers

Many compounds mentioned in the list of flavouring substances can exist in different isomeric forms (these substances have been mentioned in the text). In most cases, information on the isomer(s) actually used in food was not available when the lists contained in this edition were drawn up.

In the case of substances classified in Category B on which supplementary information has been requested, the manufacturer is asked to supply information on the isomeric composition of the flavourings substance in question. Where substances were classified in Category A on the basis of existing toxicological data, it was assumed that the toxicological tests were conducted with flavouring substances having an identical isomeric composition to that of the substances used in food. Where inclusion in Category A was based mainly on the fact that the flavouring substance is already naturally present in food, it was assumed that the intentionally added flavouring substance is identical, in terms of its isomeric composition, to the naturally occurring one.

VI. Methods of analysis

Setting limits on the use of a flavouring substance in foodstuffs requires a method for the detection and accurate quantification of that substance. Nevertheless, the Committee of Experts did not recommend specific methods of analysis, even though suitable methods may be available, in view of the following considerations:

a. Given the very great diversity of foodstuffs, it is impossible to recommend a single, universal method. The preliminary requirements for handling the sample, especially as regards extraction, can vary considerably and often make it necessary for adjustments to the methodology to be made on a case-by-case basis.

b. Progress in instrumental analysis is extremely rapid and would call for a constant updating of the recommended methods.

c. Establishing a reference method would mean organising a series of inter-laboratory tests, which the Committee of Experts is unable to do.

8. Procedure to be followed for the introduction of a flavouring substance into the *Blue Book*

A number of substances having flavouring properties could not be evaluated by the Committee of Experts since insufficient technological and/or toxicological information was available to enable it to offer an opinion on their safety-in-use.

1. Food and Agricultural Organisation 1983: *Guide to Specifications: General Notices, General Methods, Identification Tests, Test Solutions, Other Reference Materials*, FAO Food and Nutrition Paper 5 Rev. Rome – Food Chemicals Codex. Third Edition (1981) National Academy Press, Washington D.C.

If industry wants a flavouring substance to be included in a future edition of the *Blue Book*, it should submit an application file to its country's delegation. This file should contain all available information on safety-in-use, purity, natural food occurrence and the usage levels as foreseen for the given substance. After a preliminary evaluation of the file, the national delegation will submit the request to the Committee of Experts. Depending on the data available, the substance may be classified into category A or B with, in the latter case, a request for further information.

9. Evaluation procedure for new artificial and nature-identical flavouring substances submitted by industry to the Committee of Experts

In order to begin the evaluation of a new flavouring substance it is first necessary for the Council of Europe to be aware that it is being used. The identities of the vast majority of the flavouring substances used by industry have been published and, where it exists, further information on them is readily available. There are, however, some flavouring substances which have been developed by a particular manufacturer and which are only known to, and used by, that manufacturer. Industry, through the International Organization of the Flavor Industry (IOFI), has expressed the wish that information submitted on such substances is kept confidential for a specific period so that the manufacturer can recover the cost of discovering or developing the new substance. The Council of Europe is not a regulatory body and submission of information on flavouring substances by the flavouring industry to the Committee of Experts is voluntary. To encourage submission of information and thus allow independent safety evaluations to be made, an agreement has been concluded by the Council of Europe and IOFI whereby a period of confidentiality will be observed for new flavouring substances submitted by industry to the experts for evaluation. This agreement allows for disclosure of the identity of the substance in the event of irrefutable adverse toxicological data concerning the substance being found during the period of confidentiality.

The Council of Europe and IOFI

1. Agreed that the procedure to ensure the confidentiality of data submitted for evaluation would apply both to artificial and to nature-identical flavouring substances;

2. Agreed to adopt a fixed waiting period of 5 years prior to the publication of confidential data, particularly any data regarding the identity of the flavouring product of any new artificial or nature-identical flavouring substance submitted by industry to the Council of Europe's Committee of Experts on Flavouring Substances for safety evaluation;

3. Agreed that exceptions would be made in the case of flavouring substances which were found to be toxicologically unacceptable during this period;

   3.1. Agreed that in such a case, the procedure would be to immediately submit the adverse evidence to the company which had put forward the flavouring substance for evaluation. If the adverse toxicological data were not refuted by the company, it was agreed that disclosure of identity and of adverse findings would be made;

4. Agreed that, when notifying a new substance to the Council of Europe, the following information should be supplied:

a. the chemical and common names, the isomeric forms, and the chemical abstract number (for identification and search purposes);

b. the current or estimated quantities used annually;

c. the consumption ratio;

d. the company's conclusion of priority level using method 4 of the Priority Ranking System for Flavours.[1]

e. any other data necessary for setting priorities, including any toxicological data;

5. Agreed that any significant increase in the volume of products sold would be notified to the Council of Europe if this occurred during the period of confidentiality. A significant increase would be one that alters the priority level;

6. Agreed that, as a result of the evaluation performed by the Committee of Experts, a number will be attributed to the newly evaluated flavouring substance. Only this number will be published by the Council of Europe during the first 5 years, thus ensuring the confidentiality of the above-mentioned data during this period;

7. Agreed that after the 5 year probation period of confidentiality, the identity of the substance and the results of the safety evaluation will be included in the Council of Europe's *Blue Book* on flavouring substances.

10. Symbols used for main names and synonyms of flavouring substances

The following symbols have been used throughout this publication for the main names and the synonyms of the flavouring substances.

£ for α
ß for β
for δ
Y for Y
E for ε
Ø for Ω

1. *A Suggested Priority Ranking System for Flavours in Consideration of Consumption and Toxicology*, by R.L. HALL, Joint Council of Europe/Commission of the European Communities Workshop on priority ranking systems for flavourings, Strasbourg, 1988.

1. Introduction générale

Le Conseil de l'Europe a pour but de réaliser une union plus étroite entre ses Etats membres afin de sauvegarder et de promouvoir les idéaux et les principes qui sont leur patrimoine commun, et de favoriser leur progrès économique et social. La poursuite de ce but est confiée à deux organes : le Comité des Ministres et l'Assemblée parlementaire, assistés d'un ensemble technique et administratif, le Secrétariat Général.

La compétence du Conseil de l'Europe est très large et englobe pratiquement tous les aspects des affaires européennes, à l'exception des questions de défense. Si, toutefois, un certain nombre d'Etats seulement désirent entreprendre une action à laquelle tous leurs partenaires européens ne souhaitent pas se joindre, ils peuvent conclure un «accord partiel» qui n'engage qu'eux-mêmes.

C'est ainsi que fut conclu, en 1959, par le Comité des Ministres du Conseil de l'Europe, l'Accord partiel dans le domaine social et de la santé publique, accord révisé par le Comité des Ministres en 1996 avec effet à partir du 1er janvier 1997. Les Etats suivants sont membres de l'Accord partiel : Autriche, Belgique, Chypre, Danemark, Finlande, France, Allemagne, Irlande, Italie, Luxembourg, Pays-Bas, Norvège, Portugal, Slovénie, Espagne, Suède, Suisse et Royaume-Uni de Grande-Bretagne et d'Irlande du Nord.

La présente brochure (connue sous le nom de *Livre Bleu*) a été élaborée par le Comité d'experts sur les matières aromatisantes (ci-après dénommé « le Comité d'experts ») du Conseil de l'Europe.

En établissant la classification, le Comité d'experts a convenu de ne pas prendre en considération les facteurs autres que scientifiques (économiques ou juridiques, par exemple) qui pourraient avoir une influence sur l'emploi d'un agent d'aromatisation déterminé.

2. Préambule

Par rapport aux trois éditions précédentes du *Livre Bleu* du Conseil de l'Europe qui traitaient des substances aromatisantes et des sources naturelles d'aromatisants, plusieurs modifications ont été apportées dans cette édition.

La parution de l'ouvrage se fera en deux volumes. Le premier volume est exclusivement consacré à l'étude des substances aromatisantes chimiquement définies alors que le second (qui est publié sous forme de six rapports dont le premier est paru en août 2000) traitera des sources naturelles d'aromatisantes.

Les substances aromatisantes ne sont plus énumérées par ordre croissant de numérotation, ni séparées en deux listes I et II. Elles sont maintenant regroupées par apparentement chimique tout en gardant le numéro qu'elles possédaient dans l'édition précédente. A l'intérieur d'un groupe chimique, elles sont reprises par ordre croissant de leur numérotation, les substances portant les numéros «2000» venant directement à la suite des autres. Le numéro est suivi d'une lettre A ou B suivant la catégorie à laquelle elles appartiennent (voir point 6).

3. Définitions

Une substance aromatisante est un composé chimiquement défini qui possède des propriétés aromatisantes. Elle est obtenue soit par extraction à partir d'une source naturelle, soit par synthèse. Les propriétés aromatisantes sont des propriétés essentiellement odorigènes et éventuellement sapides.

Les substances qui, de manière prédominante, sont acides, sucrées, salées, amères et/ou qui sont des exhausteurs de goût, n'ont pas été incorporées dans la liste par le Comité d'experts. Les substances qui possédaient de telles propriétés et qui se trouvaient encore sur les listes lors de la 3e édition du *Livre Bleu* ont été retirées de cette édition, ainsi qu'un certain nombre de substances qui ne possédaient aucune propriété aromatisante. Ce retrait ne préjuge en rien de leur sécurité d'emploi à d'autres fins.

4. Objectifs de l'étude

Les organes compétents du Conseil de l'Europe ont fixé à leur étude des matières aromatisantes les objectifs suivants :

I. dresser des listes de substances aromatisantes, en fonction de l'acceptabilité de leur utilisation dans les denrées alimentaires ;

II. compléter et réviser les listes susmentionnées au fur et à mesure des besoins ;

III. recommander aux fabricants de substances aromatisantes les critères qui devraient être appliqués afin que le Comité d'experts puisse se faire une opinion sur la sécurité d'emploi des substances aromatisantes dans les denrées alimentaires.

5. Principes généraux

5.1. Considérations retenues

Le Comité d'experts a tenu compte des considérations suivantes:

I. Certaines matières aromatisantes sont préparées à partir de sources végétales ou animales pouvant elles-mêmes faire partie de la nourriture habituelle de l'homme. Il s'agit, dans la plupart des cas, de mélanges complexes qu'il n'est généralement pas possible de définir chimiquement avec précision et qui n'ont pas fait l'objet d'une évaluation. D'autres substances aromatisantes sont, en revanche, des composés chimiquement définis pour lesquels des critères de pureté et des spécifications chimiques précises peuvent être établis. Le Comité d'experts a limité son étude aux substances aromatisantes utilisées dans l'alimentation et pour lesquelles une structure chimique a été établie.

II. Le Comité d'experts est conscient du fait que l'utilisation des aromatisants est limitée par leurs propriétés organoleptiques et que ces substances sont en général employées au taux minimal technologiquement efficace. A la différence d'autres substances ajoutées à la nourriture, les aromatisants sont généralement utilisés en petites quantités. Ces circonstances ne suffisent toutefois pas à garantir que leur utilisation ne présente aucun danger pour la santé publique.

III. Dans les décisions qu'il a dû prendre lors de l'établissement des listes d'aromatisants, le Comité a souvent été confronté à un nombre très limité d'informations toxicologiques obtenues à partir de la littérature ou d'autres sources non publiées. Le Comité d'experts a donc dû appliquer des critères beaucoup moins rigoureux que ceux appliqués à l'évaluation de la sécurité des additifs alimentaires en général. Dans une approche réaliste, le Comité d'experts a souvent dû se fonder sur des arguments de bon sens plutôt qu'uniquement sur des données scientifiques précises et détaillées. Bien que d'un point de vue toxicologique, le fait d'être « naturelle » ne signifie nullement que la substance considérée soit inoffensive du point de vue de la santé publique, car les toxiques les plus puissants sont en effet d'origine naturelle, l'un des arguments de bon sens utilisé néanmoins par le Comité d'experts était le fait que bon nombre des substances employées comme aromatisants sont aussi naturellement présentes dans les denrées alimentaires et que, par conséquent, elles ont été consommées par l'homme depuis longtemps sans effet nocif apparent. En plus, certaines substances, qui ne sont pas naturellement présentes dans les aliments, montrent une étroite relation structurelle avec des substances naturellement présentes dans la nourriture : ou elles sont métabolisées en celles-ci, ou elles sont formées dans les grands cycles métaboliques habituels. Cette similitude chimique a également été prise en compte lors de l'élaboration des recommandations.

IV. Le Comité d'experts souligne que sa recommandation, quant à la sécurité d'emploi d'un composé utilisé comme aromatisant, ne doit pas être interprétée comme une approbation de son utilisation dans toute autre application où les taux employés peuvent être notablement supérieurs.

V. La consommation des substances aromatisantes énumérées dans le présent ouvrage, ainsi que de nombreux autres ingrédients entrant dans l'alimentation, peut parfois entraîner un effet de sensibilisation ou produire des réactions d'hypersensibilité chez certains sujets. A l'heure actuelle, ni les expériences sur les animaux des laboratoires, ni les études *in vitro* ne permettent de prévoir avec certitude ces réactions. Le Comité d'experts n'a donc pas pris ces questions en considération dans l'élaboration de ces décisions.

VI. Le Comité d'experts est conscient de l'importance et de l'augmentation de l'utilisation des arômes de transformation et des arômes de fumée dans l'industrie alimentaire. Ne disposant pas de l'information nécessaire pour se former une opinion sur la sécurité d'emploi de ces composés, il n'a donc pas été en mesure de formuler une recommandation positive quant à leur sécurité d'emploi.

5.2. Considérations futures

Le Comité d'experts, qui s'est prononcé en faveur du Système d'établissement de priorités pour les matières aromatisantes en décembre 1988, n'a pas utilisé ce système préalablement, même à la réévaluation des substances aromatisantes, puisque ce système n'avait pas encore été mis au point au moment où ce travail a débuté. A l'avenir, il a l'intention d'établir un niveau de priorité auquel se situe chaque nouvelle substance (voir point 9).

5.3. Critères toxicologiques de classement

L'appréciation de la sécurité d'emploi des aromatisants énumérés dans le présent ouvrage est fondée sur des données toxicologiques recueillies à plusieurs sources, y compris des données toxicologiques non publiées, fournies par l'industrie et les institutions nationales. La liste des références toxicologiques n'est pas exhaustive et se réfère seulement aux études que le Comité d'experts a estimé particulièrement appropriées pour l'évaluation. On a jugé plus rationnel d'évaluer la validité des données disponibles dans chaque cas particulier que de vouloir s'en tenir à des obligations rigides. Toutes les contradictions apparentes dans les décisions prises doivent donc être interprétées en fonction de cette procédure.

Lorsqu'elle est disponible, la dose journalière admissible (DJA) pour la consommation humaine recommandée par le JECFA[1] a été utilisée. Toutefois, la majorité des substances aromatisantes examinées par le Comité d'experts n'a pas encore été évaluée par le JECFA et les données toxicologiques existantes ne sont pas suffisantes pour que le Comité d'experts puisse établir une DJA. Dans ce cas, seuls des taux supérieurs admissibles dans les aliments, qui ne soient pas susceptibles d'entraîner de risques pour la santé, ont été attribués.

Dans l'élaboration de ses recommandations, le Comité d'experts a employé les données suivantes comme base d'évaluation de la sécurité, en les interprétant dans un contexte intégré:

I. Toxicité pour les animaux et/ou pour l'homme, y compris les données sur la mutagénicité, la cancérogénicité et la tératogénicité, lorsqu'elles sont disponibles;

II. Destinée métabolique et biotransformation en composés dont les propriétés toxicologiques sont connues;

III. Niveaux de concentration dans divers aliments;

IV. Présence naturelle dans l'alimentation normale;

V. Analogie de la structure chimique avec celle de composés donts les propriétés toxicologiques et biochimiques sont connues.

Une réévaluation de toutes les substances aromatisantes chimiquement définies figurant dans la troisème édition a été effectuée. C'est ainsi qu'ont été éliminées des listes les substances qui n'avaient pas de propriétés aromatisantes ou pour lesquelles le Comité d'experts n'avait pas d'indications quant à leur emploi réel dans les denrées alimentaires. Ces dernières pourraient être réintroduites dans le *Livre bleu* pour autant que l'industrie apporte la preuve de leur usage. Par ailleurs, en se basant sur l'analogie de la structure chimique pour faire bénéficier une substance inconnue des propriétés toxicologiques et biochimiques d'une autre apparentée, le Comité d'experts a pu classer plus favorablement un certain nombre de substances aux propriétés peu ou pas connues. Mais, inversement, sur d'autres substances s'est répercuté l'effet des propriétés indésirables que possédaient les substances apparentées; ainsi, pour rester logique avec le système, des substances ont dû être placées dans la catégorie B plutôt que A.

En général, l'existence d'informations sur la toxicité sub-aiguë ou sub-chronique a représenté la condition minimale de l'inclusion d'une substance dans la catégorie A des matières aromatisantes acceptables. Dans un certain nombre de cas, des études de mutagénicité ont également été prises en considération pour une substance représentative du groupe, des données suffisantes sur l'acide de base ainsi que sur l'alcool et l'aptitude à l'hydrolyse ont été estimées indispensables à leur acceptation.

1. JEFCA: Comité mixte FAO/OMS d'experts des additifs alimentaires.

6. Liste de matières aromatisantes

Dans les éditions précédentes, les substances aromatisantes étaient divisées en listes I et II ; dans cette édition, en revanche, ces substances sont reprises en une seule liste où elles sont regroupées suivant leur structure chimique.

Pour chaque groupe chimique, les substances sont énumérées selon leur nom principal et la numérotation croissante du Conseil de l'Europe, en maintenant toutefois les chiffres assignés à chaque substance dans la 3e édition. En général, le nom principal est celui utilisé par la FEMA[1] dans *Flavor and fragrance materials – 1985 – Worldwide reference list of materials used in compounding flavors and fragrances*, Allured Publishing Corporation, USA. Dans une édition future, le Comité d'experts envisagera d'attribuer, en outre, à chaque substance un nom conforme à la nomenclature de l'IUPAC[2].

Les substances sont codées en catégories A et B, ce qui correspond aux anciennes listes I et II de la 3e édition. Les données toxicologiques particulièrement utiles à l'évaluation et au classement sont indiquées pour les substances prises individuellement ainsi que pour le groupe chimique dans son ensemble.

Les numéros du Registre de service d'extraits chimiques (n° CAS) sont également indiqués pour chacune des matières. Toutefois, pour certaines d'entre elles pouvant exister sous plusieurs formes isomériques (voir section 7 (v)), le Comité d'experts n'a pu déterminer quels isomères sont réellement utilisés ; les numéros CAS de chacun des isomères possibles de ces substances ont été indiqués en conséquence.

Le mode d'établissement des listes a été modifié par rapport à celui de la 3e édition pour simplifier une mise à jour ultérieure et pour faciliter la réévaluation des substances aromatisantes. Le groupement de substances chimiquement proches, en particulier les composés appartenant à des séries homologues, comme les alcools aliphatiques, les aldéhydes, les cétones ou les acides, permet, dans l'évaluation des différentes substances, de prendre en compte des données toxicologiques disponibles pour l'ensemble du groupe afin d'aboutir à une évaluation plus solide des substances prises individuellement.

Les matières aromatisantes chimiquement définies suivant les données disponibles ont été réparties dans les catégories ci-après :

A substances aromatisantes pouvant être employées dans les denrées alimentaires (correspondant précédemment à la liste I de la 3e édition);

B substances aromatisantes pour lesquelles des informations supplémentaires sont demandées avant que le Comité d'experts ne soit en mesure d'exprimer une opinion ferme sur leur sécurité d'emploi (correspondant précédemment à la liste II de la 3e édition). Ces substances peuvent être provisoirement utilisées dans les denrées alimentaires.

La catégorie A comprend les substances pour lesquelles l'on dispose de données suffisantes, même si le JECFA n'a établi une DJA que pour certaines d'entre elles (cf point 5.2). Pour les cas où la DJA manque, le Comité d'experts a proposé des taux supérieurs d'ordre pratique, à utiliser pour les boissons, les denrées alimentaires et/ou d'autres produits à base alimentaire, fondés sur les informations actuellement disponibles. Ces taux correspondent aux quantités technologique-

1. FEMA : Flavor and Extract Manufacturer's Association.
2. IUPAC: Union internationale de chimie pure et appliquée.

ment nécessaires pour obtenir l'effet aromatisant désiré, à condition qu'ils soient toxicologiquement acceptables sur la base d'une estimation raisonnable.

Lorsqu'une DJA a été établie par le JECFA, celle-ci est mentionnée et aucune limite technologique supérieure n'est indiquée. Les rapports et monographies appropriés du JECFA doivent être consultés si l'on désire obtenir plus de précisions. Il y a lieu de souligner que la dose journalière totale de toutes les sources de matières aromatisantes visées ne doit pas excéder la DJA établie pour chaque substance. De plus, l'attention est attirée sur le fait que la consommation d'aliments ou de boissons contenant des substances aromatisantes différentes, mais chimiquement apparentées (par exemple esters d'un acide ou d'un alcool donné), peut entraîner, par ingestion simultanée, une exposition potentiellement importante à un même composé chimique. Les DJA précédemment fixées par le Comité d'experts lui-même ont été retirées de cette édition parce que les données disponibles n'étaient pas suffisantes pour les maintenir et qu'il est préférable d'éviter la confusion avec les DJA établies par le JECFA.

Sont incluses dans la catégorie B les substances pour lesquelles les données toxicologiques étaient insuffisantes pour permettre au Comité d'experts d'exprimer un avis ferme quant à leur sécurité d'emploi. En ce qui concerne ces substances, le Comité d'experts disposait de quelques données toxicologiques et d'autres informations pertinentes, de sorte que ces aromatisants peuvent être utilisés provisoirement dans les denrées alimentaires pour autant que leur usage ne dépasse pas les taux indiqués et en attendant que les compléments d'information réclamés permettent, s'il y a lieu, de leur attribuer un classement plus favorable et un usage plus étendu.

Le Comité d'experts pourrait, à la demande de l'industrie, modifier ces taux de substances des deux catégories A et B. Le cas échéant, il y aurait lieu de soumettre de nouveaux taux, avec une justification toxicologique appropriée, ainsi que toute autre information pertinente.

Dans la plupart des cas, des études orales de 28 ou 90 jours sur une espèce appropriée, l'examen de la mutagénicité et/ou des données sur la destinée métabolique sont nécessaires pour procéder éventuellement à une classification en liste A et déterminer les taux d'utilisation qui ne présenteraient pas de risques pour la santé du consommateur. Les données requises sont spécifiées pour chacune de ces substances, soit pour le groupe chimique correspondant pour lequel il a paru suffisant de sélectionner, à des fins d'études plus approfondies, un ou deux composés représentatifs du groupe. Le comité d'experts recommande que les études requises soient effectuées conformément aux directives de l'OMS[1], de l'OCDE[2] ou de la CEE[3]. Pour les éditions futures, le Comité d'experts examinera l'élimination des substances de la catégorie B pour lesquelles les informations requises n'auront pas été fournies.

Un petit nombre de substances ne produisent l'effet aromatisant recherché qu'après hydrolyse dans les aliments. Lorsque l'information est disponible, elle figure à la rubrique «Observations» des fiches de données individuelles, sous la mention «précurseurs d'arômes» dans la base de données du Conseil de l'Europe.

Les données concernant la «Présence naturelle dans les aliments» sont basées sur les éléments suivants :

1. *Volatile compounds in food: Quantitative data.* Eds.C. Weurman, S. van Straten, H. Laarse and C.A. Visscher. TNO-CVO, Zeist, Pays-Bas, 1982-1986.

1. OMS: Organisation mondiale de la Santé.
2. OCDE : Organisation pour la coopération et le développement économiques.
3. CEE : Communauté économique européenne.

2. *Volatile compounds in food: Qualitative data.* Eds. C. Weurman, S. van Straten, H. Maarse and C.A. Viischer. TNO-CIVO, Zeist, Pays-Bas, 1983-1987.

3. *A basis for estimation of consumption: Literature values for selected food volatiles. Part I.* M. de Vincenzi et al. Food Additives and Contaminants, 1986, Vol. 3, 185-224.

4. *A basis for estimation of consumption: Literature values for selected food volatiles. Part II.* M. de Vincenzi et al. Food Additives and Contaminants, 1987, Vol. 4, n° 2, 161-218.

Des informations sur certains composés non volatiles se trouvent dans l'ouvrage:

5. *A basis for estimation of consumption: Literature values for selected food volatiles. Part III.* M. de Vincenzi et al. Food Additives and Contaminants, 1989, Vol. 6, 235-267.

6. *Handbuch der Lebensmittelchemie.* Bd. 1-8. Ed. J. Schormüller. Springer Verlag, Berlin, Heidelberg, New York, 1965-1970.

Des données quantitatives sont présentées pour quelques 400 composés. Pour environ 200 composés, seules des données qualitatives étaient disponibles.

Toutes les concentrations sont exprimées en mg d'aromatisants par kg d'aliments ou de boissons. Lorsque les données disponibles étaient trop nombreuses, une sélection a été réalisée afin de ne citer que les sources les plus importantes (très communes/ou forte concentration dans les aliments/boissons) de la matière aromatisante. Dans ces cas, toutes les autres données quantitatives figurent dans la base de données du Conseil de l'Europe.

Lorsque seules des données qualitatives étaient disponibles, le type d'aliment ou de boisson a été mentionné; en cas d'incidence très répandue, des exemples sélectionnés ont été donnés et toutes les autres données qualitatives figurent dans la base de données du Conseil de l'Europe.

Lorsqu'aucune donnée quantitative ou qualitative n'a été trouvée dans les publications visées ci-dessus concernant la présence naturelle dans les aliments, ce fait a été indiqué par les mots «no data found» (aucune donnée trouvée) sur les fiches de données.

7. Spécifications applicables aux substances aromatisantes

Nombre de substances aromatisantes prises individuellement sont utilisées en quantités très faibles dans la nourriture, ce qui limite la présence d'une quelconque substance toxique associée, et les critères de pureté ne devront pas être aussi détaillés que pour les additifs alimentaires en général.

Compte tenu de l'évolution rapide qu'a connue l'analyse des substances chimiques depuis que le Comité d'experts a commencé à étudier les aromatisants, il est souhaitable que les industriels fabriquant ces substances soient en mesure d'indiquer des critères adéquats d'identité et de pureté pour leur évolution future.

Le nombre considérable de substances aromatisantes étudiées par le Comité d'experts ne permet pas de reprendre, dans ce texte, les spécifications relatives à ces substances.

Les informations qui suivent constituent le minimum requis.

I. Critères d'identité

Les précisions suivantes sont nécessaires pour identifier sans ambiguïté possible une substance aromatisante:

a. Nomenclature

La dénomination chimique de la substance doit être indiquée, conformément aux recommandations de l'IUPAC. De même doit figurer le numéro d'enregistrement CAS s'il est disponible. Le nom couramment utilisé ainsi que toute autre dénomination reconnue doivent être indiqués à titre de synonymes.

b. Poids moléculaire

Le calcul du poids moléculaire sera fondé sur le tableau des poids atomiques agréé par la Commission des poids atomiques de l'IUPAC.

II. Dosage

La quantité minimale d'une substance chimiquement définie présente dans la formule commerciale doit être indiquée sous forme de pourcentage. Lorsque l'on a affaire à des mélanges d'isomères, il y aurait lieu d'indiquer également la quantité de chacune des substances chimiquement définies sous forme de pourcentage de la matière exploitée commercialement.

III. Identification

L'identité des substances aromatisantes doit être précisée au moyen de données physico-chimiques adéquates, telles que: point de fusion ou d'ébullition, indice de réfraction, rotation optique, spectres infra-rouges, etc.

IV. Critères de pureté

Il est particulièrement important de connaître les critères de pureté des substances aromatisantes, surtout lorsque leur méthode de synthèse entraîne la production d'impuretés potentiellement dangereuses ou lorsque leur taux d'utilisation atteint des niveaux comparables à ceux des additifs alimentaires *stricto sensu.* Le détail des critères de pureté adéquats est donné dans diverses publications traitant des conditions pour les spécifications relatives aux additifs alimentaires[1].

V. Isomères

Nombre de composés figurant sur la liste des substances aromatisantes peuvent exister sous différentes formes isomériques (elles ont été marquées dans le texte). Dans la plupart des cas, les informations sur l'isomère (les isomères) effectivement utilisé(s) dans les denrées alimentaires faisaient défaut au moment où ont été établies les listes figurant dans cette édition.

Dans le cas des substances classées en catégorie B, pour lesquelles des informations complémentaires ont été demandées, le fabricant est invité à donner des précisions sur la composition isomérique de la substance aromatique en question. Lorsque des substances sont classées en catégorie A, sur la base des données toxicologiques existantes, l'on a admis que les tests toxicologiques avaient été menés sur des substances aromatisantes d'une composition isomérique identique à celle des substances utilisées dans l'alimentation. Lorsque l'inscription en catégorie A est essentiellement fondée sur le fait que la substance aromatisante est naturellement présente

1. Food and Agricultural Organisation 1983: *Guide to Specifications: General Notices, General Methods, Identification Tests, Test Solutions, Other Reference Materials,* FAO Food and Nutrition Paper 5 Rev. Rome – Food Chemicals Codex. Third Edition (1981) National Academy Press, Washington D.C.

dans l'alimentation, l'on a admis que la substance aromatisante ajoutée intentionnellement est identique, du point de vue de sa composition isomérique, à la substance d'origine naturelle.

VI. Méthodes d'analyse

La fixation de limites d'utilisation d'une substance aromatisante dans l'alimentation nécessite une méthode permettant de détecter et de doser avec exactitude cette substance. Cependant, le Comité d'experts n'a pas recommandé de méthodes d'analyse spécifiques, même s'il existe des méthodes appropriées, en raison des considérations suivantes :

a. Au vu de la très grande diversité des denrées alimentaires, il n'est pas possible de recommander une seule méthode ayant valeur générale. Les conditions préliminaires de traitement de l'échantillon, notamment lors de l'extraction, peuvent varier considérablement et exigent souvent une adaptation de la méthode cas par cas.

b. L'évolution de l'analyse instrumentale est extrêmement rapide, et demanderait des mises à jour continues des méthodes recommandées.

c. Etablir une méthode de référence implique des séries d'essais interlaboratoires, que le Comité d'experts ne peut assumer.

8. Procédure à suivre pour l'introduction d'une substance aromatisante dans le *Livre bleu*

De nombreuses substances ayant des propriétés aromatisantes n'ont pu être évaluées par le Comité d'experts en raison de l'insuffisance des informations technologiques et/ou toxicologiques disponibles, ce qui lui interdisait d'exprimer un avis sur leur sécurité d'emploi.

L'industriel qui désire qu'une substance aromatisante soit introduite dans une édition ultérieure du *Livre bleu* doit présenter un dossier de demande auprès de la délégation de son pays. Ce dossier devra contenir les informations disponibles quant à la sécurité d'emploi, la pureté, la présence naturelle dans les aliments et le taux d'utilisation préconisé pour la substance considérée. Après une première évaluation du dossier, la délégation nationale présentera la demande au Comité d'experts.

Suivant la valeur des données disponibles, la substance sera éventuellement classée en catégorie A ou en catégorie B avec, dans ce dernier cas, une demande de complément d'informations.

9. Procédure d'évaluation relative aux nouvelles substances aromatisantes artificielles et identiques à des substances aromatisantes naturelles soumises par l'industrie au Comité d'experts

Pour pouvoir évaluer une nouvelle substance aromatisante, il importe tout d'abord que le Conseil de l'Europe sache que celle-ci est utilisée. L'identité de la grande majorité des substances aromatisantes utilisées par l'industrie a été publiée et, lorsqu'elles existent, des données additionnelles sont aisément disponibles . Cependant, il existe des substances aromatisantes qui ont été manufacturées par un fabricant particulier et qui ne sont connues ou utilisées que par ce fabricant. Par le truchement de l'Organisation internationale de l'industrie des produits aromatiques (IOFI), l'industrie a exprimé le souhait que l'information soumise au sujet de telles substances reste confidentielle pendant une période déterminée pour permettre au fabricant de récupérer le coût de la découverte ou du développement de la nouvelle substance. Le Conseil de l'Europe n'est pas un organe régulateur et la soumission par l'industrie des arômes de données sur les substances aromatisantes au Comité d'experts sur les matières aromatisantes est facultative. Pour encourager la présentation de données et permettre ainsi des évaluations de sécurité indépendantes, un accord a été conclu entre le Conseil de l'Europe et l'IOFI selon lequel l'on observera une période de confidentialité pour les nouvelles substances que l'industrie soumettra aux experts pour évaluation. Cet accord permet de révéler l'identité de la substance dans le cas où des données toxicologiques défavorables irréfutables sur la substance sont trouvées pendant la période de confidentialité.

Le Conseil de l'Europe et l'IOFI

1. conviennent que la marche à suivre pour garantir la confidentialité des données soumises s'appliquera aux substances aromatisantes aussi bien artificielles qu'identiques à des substances aromatisantes naturelles;

2. conviennent d'adopter une période d'attente fixe de cinq ans avant la publications des données confidentielles, et notamment de toutes données relatives à l'identité de toute nouvelle substance aromatisante artificielle ou identique à une substance aromatisante naturelle soumise par l'industrie au Comité d'experts sur les matières aromatisantes du Conseil de l'Europe pour l'évaluation de sécurité;

3. conviennent que des exceptions seraient faites dans le cas de substances aromatisantes qui, au cours de cette période, s'avéreraient inacceptables du point de vue toxicologique;

   3.1. conviennent que la marche à suivre dans ce cas consisterait à soumettre immédiatement la preuve de l'effet indésirable à la société ayant présenté la substance aromatisante pour évaluation. Au cas où la société ne pourrait pas réfuter les données toxicologiques défavorables, il a été convenu de révéler l'identité de la substance et les observations défavorables;

4. conviennent qu'en signalant une nouvelle substance au Conseil de l'Europe il faudra fournir les renseignements suivants;

   a. nom chimique et nom usuel, formes isomères et nombre chimique abstrait (aux fins d'identification et de recherche);

   b. quantité annuelle employée actuellement ou estimation de la quantité annuelle employée;

   c. taux de consommation;

   d. conclusions de la société quant au niveau de priorité, mettant en application la méthode 4 du Système d'établissement de priorités pour les matières aromatisantes[1],

   e. toute autre donnée nécessaire à l'établissement de priorités, y compris toute donnée toxicologique disponible ;

5. conviennent que toute augmentation significative du volume de produits vendus sera signalée au Conseil de l'Europe si elle intervient au cours de la période de confidentialité. Une augmentation significative modifierait le niveau de priorité;

1. *A suggested Priority Ranking System for Flavours in Consideration of Consumption and Toxicology*, par R.A. HALL, Joint Council of Europe/Commission of the European Communities Workshop on priority ranking systems for flavourings, Strasbourg, 1988.

6. conviennent que, comme résultat de l'évaluation effectuée par le Comité d'experts, un numéro sera attribué à la substance aromatisante nouvellement évaluée. Seul ce numéro sera publié par le Conseil de l'Europe pendant les cinq premières années, assurant ainsi la confidentialité des données susmentionnées pendant ce temps ;
7. conviennent que l'identité de la substance et les résultats de l'évaluation seront inclus dans le *Livre bleu* sur les matières aromatisantes du Conseil de l'Europe, après la période des 5 ans de confidentialité.

10. Symboles utilisés pour les noms principaux et les synonymes des substances aromatisantes

Les symboles suivants ont été utilisés dans cette publication pour les noms principaux et les synonymes des substances aromatisantes :

£ pour α

ß pour β

pour δ

Y pour Υ

Ł pour ε

Ø pour Ω

10a. Modifications to the 4th volume printed in 1992
Modifications au 4e volume imprimé en 1992

Modifications adopted by the Committee of Experts on Flavouring Substances up to August 2000 appear on pages 33-38.

Les modifications adoptées par le Comité d'experts sur les matières aromatisantes jusqu'à août 2000 figurent sur les pages 33-38.

Modification No. 1 (1995)	
Main name	**Skatole**
CE No.	493
FEMA No.	3019
CAS No.	83-34-1

The Committee of Experts on Flavouring Substances of the Council of Europe decided at its 36th meeting (Strasbourg, 1995) to **downgrade** Skatole from **Category A** to **Category B** in Vol I of the 4th edition of the Council of Europe's *"Blue Book" on Flavouring substances and natural sources of flavourings* **mainly because of its uncertain toxic properties.**

Justification

Although skatole is unlikely to be as potent a pneumotoxin in humans as it is in ruminants, *in vitro* experiments tend to suggest that the liver may be the target organ in man. Rodents appear to be a better model for man. 6-hydroxyskatole is a major metabolite in rats and man and reactive metabolite binding is greater to liver preparations than to lung preparations in rodents and man. Unfortunately, there are very few toxicological studies in rodents. A 15 day i.p. study in mice using one dose level of 10 mg/kg found both lung and liver lesions and an acute oral study of the effect of skatole in the lungs in mice found effects at a single dose of 200 mg/kg but not at 100 mg/kg. A 28-day oral study in rats would help to set a no effect level and determine whether the liver or lungs were more affected in rodents. A quantitative metabolism study in rats would also help to determine to what extent the methyleneimine metabolite was likely to be produced *In vivo*. Other *in vivo* experiments with tryptophan and gut microflora would help elucidate the amount of skatole produced in the gastrointestinal tract in man. However, it is likely that the intake of skatole via bacterial metabolism of tryptophan will still be much greater than the intake of skatole from flavourings. It could be argued that the use of skatole as a flavouring was therefore of no concern but if the further studies demonstrated that skatole was particularly potent any reduction in intake would be desirable.

Data needed

28 day toxicity study by oral route and quantitative *in vivo* metabolism study in rats.

Modification No. 2 (1995)	
Main name	**Musk ambrette**
CE No.	495
FEMA No.	2758
CAS No.	83-66-9

The Committee of Experts on Flavouring Substances of the Council of Europe decided at its 36th meeting (Strasbourg, 1995) to **delete** Musk ambrette from Vol I of the 4th edition of the Council of Europe's *"Blue Book" on Flavouring substances and natural sources of flavourings* **mainly because of its genotoxic properties.**

Justification

Musk ambrette has a very low acute toxicity. Relevant subacute/subchronic studies in rats (12, 20, 50 weeks) show no-observed effect-levels of 25 (oral) and 40 (dermal) mg/kg bw/day, respectively. The main signs of toxicity were neuro-motoric symptoms, muscular atrophy and histological changes. The no-observed-effect-level determined in a 12 week dermal toxicity test in Sprague Dawley CD rats was 40 mg/kg bw/day.

Musk ambrette was found to be mutagenic in the Salmonella typhimurium test strain TA 100 and in the Basc Test on Drosophila melanogaster. It was found to be genotoxic in the micronucleus test and chromosome aberration test in mice.

Musk ambrette produces no irritation or sensitization in humans. It is a strong photosensitizer in guinea-pigs and it has been confirmed that dermatological patients are photosensitive to musk ambrette. Musk ambrette was showing neurotoxic effects in rats. It can readily penetrate rat skin.

On the basis of these data it is concluded that musk ambrette should be used neither in flavouring preparations nor in cosmetic products.

Modification No. 3 (1995)	
Main name	**4,5,6,7-Tetrahydro-3,6-dimethylbenzofuran**
CE No.	2265
FEMA No.	3235
CAS No.	494-90-6

The Committee of Experts on Flavouring Substances of the Council of Europe decided at its 36th meeting (Strasbourg, 1995) to delete

4,5,6,7-Tetrahydro-3,6-dimethylbenzofuran from Vol I of the 4th edition of the Council of Europe's *"Blue Book" on Flavouring substances and natural sources of flavourings* **mainly because it was considered to be an active metabolite in the hepatoxicity of pulegone.**

Justification

4,5,6,7-Tetrahydro-3,6-dimethylbenzofuran (Menthofuran) is present in mint plants and is one of the metabolites of pulegone both *in vitro* and *in vivo*. It is believed to be the proximate toxin responsible for approximately 50% of the hepatoxicity mediated by pulegone.

Although its oral absorption is slow and incomplete, menthofuran is hepatoxic in mice and rats and studies with inducers and inhibitors of cytochrome P450 and stable isotope analogues of pulegone have implicated oxidative metabolites of menthofuran as ultimate toxic products of pulegone biotransformation. These studies demonstrated an association between hepacellular damage caused by menthofuran and its metabolic activation and covalent bonding to target organ proteins. A gamma-ketoenal was believed to be the major electrophilic metabolite of both pulegone and menthofuran and may be derived directly from incipient oxycarbonium ions formed in the cytochrome P450 mediated oxidation of menthofuran, or from an epoxyfuran intermediate. In addition, epoxidation of menthofuran to gamma-ketoenal may follow by hydratation and cyclization to mintlactone.

It is not possible to derive a NOAEL and no tolerable daily intake can be set.

Modification No. 4 (1997)

Main name	**N-ethyl-p-menthane-3-carboxamide**
CE No.	2298
FEMA No.	3455
CAS No.	39711-79-0

The Committee of Experts on Flavouring Substances of the Council of Europe decided at its 39th meeting (Strasbourg, 1995) to upgrade N-ethyl-p-menthane-3-carboxamide from Category B (Volume I of the 4th Edition of the Council of Europe's *"Blue Book" on Flavouring substances and natural sources of flavourings* to Category A, and allowed use level of 1,200 mg/kg in chewing gum.

Justification

N-ethyl-p-menthane-3-carboxamide has a very low acute oral toxicity: LD50 in mice = 2,900 mg/kg bw; LD50 in rat: 3,160-5,000 mg/kg bw.

Relevant 22 weeks oral study in rats and 1 year oral study in dog show a no-observable-effect-level (NOEL) of 100 mg/kg/day.

Ames test with Salmonella typhimurium strains TA1535, TA1537, TA1538,TA98 and TA100 was negative with dose levels up to 5,000 ?g/plate, in the presence and absence of S9.

In the rat, N-ethyl-p-menthane-3[14C] carboxamide was rapidly absorbed, and gradually excreted during 5 days, mainly in the urine. The compound was extensively biotransformed into several metabolites of greater polarity. Plasma concentration of radioactivity reached a maximum within 1 h and declined with a half-life of 11h. N-ethyl-p-menthane-3[14C] carboxamide and/or its metabolites were rapidly cleared from the plasma. Sequential whole-body autoradiography of rats indicated that much of the radioactivity was confined to the liver, kidneys and gastro-intestinal tract.

In the dog, N-ethyl-p-menthane-3[14C] carboxamide was readily absorbed and rapidly eliminated after extensive metabolism mainly in urine. Maximum plasma levels of radioactivity were reached within 4h of dosing and declined rapidly (T1/2 about 70 min). Less than 10% of the radioactivity was protein bound. Unchanged N-ethyl-p-menthane-3[14C] carboxamide was excreted in the faeces.

The dog mainly metabolized this compound into conjugates, and the rat into polar non-conjugated metabolites. The possible average daily intake of n-ethyl-p-menthane-3-carboxamide taken from GRAS 9 FEMA was 2.136 m.g. (with a use level of 10mg/kg for all food and 1,200 mg/kg in chewing gum).

With data from French Industry the possible average daily intake was 3.71-4.06 mg. (All food 10mg/kg, except chocolate and sweets 100mg/kg and chewing gum 1,200 mg/kg).

These figures are well below the TDI of N-ethyl-p-menthane-3-carboxamide: 1 mg/kg bw/day, based on the NOEL of 100 mg/kg bw/day of rat and dog studies, with a safety factor of 100.

Modification No. 5 (1998)	
Main name	**Allyl isothiocyanate**
CE No.	2110
FEMA No.	2034
CAS No.	57-06-7

The Committee of Experts on Flavouring Substances of the Council of Europe decided at its 41st meeting (October, 1997) to re-introduce allyl isothiocyanate into the 4th Edition of the Council of Europe's *"Blue Book"* as a category A, chemically-defined flavouring substance.

Justification

At the 15th meeting of the Council of Europe's Committee of Experts on Flavouring Substances in 1984, it was agreed that allyl isothiocyanate (AITC) should not be included in the 4th Edition of the *Blue Book* as a chemically-defined flavouring substance on the basis of the following evidence of its potential genotoxic carcinogenicity:

- AITC was shown to be carcinogenic in male F344 rats, inducing transitional cell papillomas in the urinary bladder when fed in the diet at dose levels of 12 and 25 mg/kg body weight/day. This was not observed in female F344 rats or B6C3F1 mice. Hyperplasia was observed in the urinary bladder of male rats but not in female rats or mice.
- In *in vitro* mutagenicity tests, AITC gave both positive and negative results in the Ames Salmonella assay and caused an increase in chromosome aberrations in Chinese Hamster Ovary (CHO) cells. AITC did not cause unscheduled DNA synthesis (UDS) in HeLa cells. Although a negative *in vivo* micronucleus assay was available it was conducted to an unusual protocol.

At that time, the Committee of Experts considered that the results of a well conducted *in vivo* mutagenicity study were required to determine the potential genotoxicity of AITC *in vivo*.

A study has now been provided by industry which shows that AITC does not induce UDS in rat liver *in vivo*. In addition, a literature search has revealed an additional *in vivo* rat bone marrow micronucleus assay which was negative. On the basis of these studies it has been agreed that there is sufficient evidence to conclude that the *in vitro* genotoxic potential of AITC is not expressed *in vivo*.

AITC is known to be an irritant. Studies with radio-labelled AITC have demonstrated that radio-label accumulates in the urinary bladder of male rats and mice to a greater extent than in the females and it has also been reported that a mercapturic acid conjugate of AITC is produced which is specific to the male rat. It is therefore considered that the bladder tumours observed in the male rat arose via a non-genotoxic mechanism in response to chronic irritation of the bladder epithelium.

TDI for AITC

A low effect level of 12 mg/kg bw/day was identified from the rat study. A safety factor of 200 (10 for inter- and 10 for intra-species uncertainty and 2 since this was a low rather than a no effect level) has been applied resulting in a TDI for AITC of 0.06 mg/kg bw/day.

Main name	**Allyl isothiocyanate**
CE No.	2110
FEMA No.	2034
CAS No.	57-06-7
Category:	A
Structural formula :	CH2=CH-CH2N=C=S
Isomer:	

Upper level (mg/kg) Bev: Food: Except:

Main nat food occ in mg/kg: Mustard (English and French) (300-3000); horseradish (relish or creamed) (300-1500); horseradish plant (Armoracia lapathifolia) (1500-9000); cabbage (raw and cooked) (0.2-43); cauliflower (raw and cooked) (0.06-17); Brussel sprouts (3.8-22.5); broccoli (raw and cooked) (0-1.6 ppm)

Main tox data for classification:

Council of Europe Committee of Experts on Flavouring Substances: TDI: 0.06 mg/kg bw/ d (ref.1)
Metabolic studies (refs. 2 & 3)
Carcinogenicity study: LEL 12 mg/kg bw/ d (ref. 4)
Bone marrow micronucleus test (-ve) (ref. 5)
In vivo liver UDS study (-ve) (ref. 6)

Tox data needed:

Refs. (1) 41st meeting, October 1997.
(2) Ioannou Y M et al, 1994 *Tox & Appl Pharm* 75:173-181
(3) Bollard M et al, 1997 *Food & Chem Tox*, 35:933-943
(4) NTP, 1982, Technical report no 234, DHHS 83-1790
(5) Shelby M D et al, 1993, *Env. Mol. Mut*, 21: 160-179
(6) Huntingdon Life Sciences, 1996, Unpublished report.

11. Chemical group summaries and data sheets of flavouring substances
Résumés par groupe chimique et fiches de données de substances aromatisantes

Abbreviations for upper level/ Abréviations pour «upper level»

a. Candy, confectionery / sucre candi, confiserie

b. Condiments, seasonings/ condiments, assaisonnements

c. Alcoholic beverages / boissons alcoolisées

d. Soup, savouries / potages, canapés

GROUP SUMMARY

Group: 1 Hydrocarbons

Substances included in the group:

CE No	Cat.	Main name
491	B	d-Limonene
620	B	p-Cymene
2113	B	£-Pinene
2114	B	ß-Pinene
2115	B	Terpinolene
2117	B	£-Phellandrene
2118	B	ß-Caryophyllene
2197	B	Mycrene
2227	B	Camphene
2260	B	P-£-Dimethylstyrne
2292	B	4-Methylbiphenyl

Main toxicological tests available for the evaluation of substances:

Subchronic toxicity	: 2115, 2260, 2292
Mutagenicity	: 491, 2113
Reproduction	: 2117
Metabolism	: 620, 2114, 2117, 2227

Group 1

Main name : **d-Limonene**

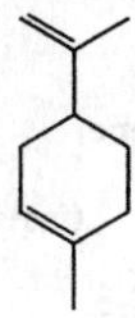

CE No. : **491** Category : **B** Structural formula :
FEMA No. : **2633**
CAS No. : **5989-27-5** Isomer : **YES**

Upper level (mg/kg) Bev : **30** Food : **400** Except : —
Main nat food occ in mg/kg : **orange juice : 4-8 ; other fruits : < 41 ; celery : 214, other veg. : < 27 ; pepper : 2600-10,000, other foods : < 2**

Main tox data for classification : **mutagenicity study : Ames neg. (ref. 1)** ; **promoter study (ref. 2)**
Tox data needed : **carcinogenicity study (ongoing)**

Refs. : **(1) Biochem. Pharmacol. 29, 1068, 1980 ; (2) J. Nat. Canc. Inst. 66, 171, 181**

Main name : **p-Cymene**

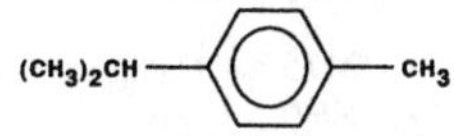

CE No. : **620** Category : **B** Structural formula :
FEMA No. : **2365**
CAS No. : **99-87-6** Isomer :

Upper level (mg/kg) Bev : **5** Food : **5** Except : **b : 100**
Main nat food occ in mg/kg : **raspberry : 1.3, other fruits : up to 0.3 ; carrot : trace-21.6 ; celery leaves 0.3 pepper : 40-1100, other foods : up to 0.0006**

Main tox data for classification : **metabolism study (ref. 1)**
Tox data needed : **28-d oral study**

Refs. : **(1) E. Browning, 1965**

Main name : **£-Pinene**

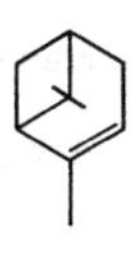

CE No. : **2113** Category : **B** Structural formula :
FEMA No. : **2902**
CAS No. : **80-56-8** Isomer : **YES**

Upper level (mg/kg) Bev : **30** Food : **40** Except : —
Main nat food occ in mg/kg : **mango : 0.002-112, other fruits : < 0.6 ; carrot : 0.05-6.1, other veg. : < 1 ; pepper : 300-5, 200, other foods : < 0.006 ; orange juice : 0.02-0.09 ; lemon oil : 4,000-3,800 ; grapefruit oil : 2,000**

Main tox data for classification : **mutagenicity study : Ames neg. (ref. 1)**
Tox data needed : **28-d oral study**

Refs. : **(1) Toxicology 15, 219, 1980**

Main name : **ß-Pinene**

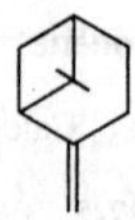

CE No. : 2114 Category : **B** Structural formula :
FEMA No. : 2903
CAS No. : 127-91-3 Isomer : **YES**

Upper level (mg/kg) Bev : 15 Food : **600** Except : —
Main nat food occ in mg/kg : **mango : 0-1.5 ; other fruits : up to 0.1 ; carrot : 0.04-4 ; other veg. : up to 14**
: **pepper : 100-8900 ; nutmeg oil 70,000-240,000**

Main tox data for classification : metabolism study : (ref. 1)
Tox data needed : 28-d oral study

Refs. : (1) Williams, 1959

Main name : **Terpinolene**

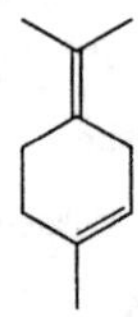

CE No. : 2115 Category : **B** Structural formula :
FEMA No. : 3046
CAS No. : 586-62-9 Isomer : **YES**

Upper level (mg/kg) Bev : 10 Food : **20** Except : —
Main nat food occ in mg/kg : **raspberry : 1 ; other fruits : up to 11 ; carrot 0.8-21.1 ; celery root : 1.1**
: **nutmeg oil : 0-30,000 ; pepper : 70-390**

Main tox data for classification : 90-d oral rat study : NEL > 15 mg/kg bw/d (ref. 1)
Tox data needed : mutagenicity studies

Refs. : (1) Confidential data

Main name : **£-Phellandrene**

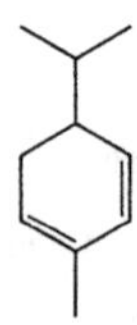

CE No. : 2117 Category : **B** Structural formula :
FEMA No. : 2856
CAS No. : 99-83-2 Isomer : **YES**

Upper level (mg/kg) Bev : 100 Food : **130** Except : —
Main nat food occ in mg/kg : **black currant : 0.04 ; mango : 0.1-0.2 ; carrot : trace 0.65 ; nutmeg oil :**
: **4,000-16,000 ; pepper : 120-6,800**

Main tox data for classification : metabolism study (ref. 1)
: promoter study (ref 2)
Tox data needed : 28-d oral study

Refs. : (1) Williams, 1959 ; (2) Food Cosmet. Toxicol. 3, 311, 1965

Group 1

Main name : **ß-Carophyllene**

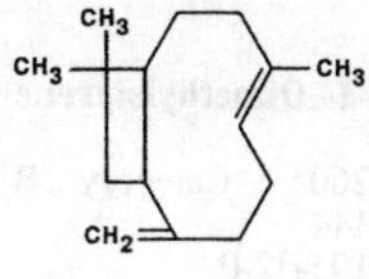

CE No. : 2118 Category : B Structural formula :
FEMA No. : 2252
CAS No. : 87-44-5 Isomer : YES

Upper level (mg/kg) Bev : — Food : — Except : a : 5

Main nat food occ in mg/kg : grapefruit juice : 5.3-32 other fruits : up to 2 ; carrot : 1.2-47.1 ; other veg. : up to 4 ; nutmeg : trace-20,000 ; pepper : 2,300-10,000 ; tea (green) : 2.8

Main tox data for classification :

Tox data needed : 28-d oral study

Refs. :

Main name : **Myrcene**

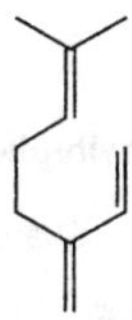

CE No. : 2197 Category : B Structural formula :
FEMA No. : 2762
CAS No. : 123-35-3 Isomer :

Upper level (mg/kg) Bev : — Food : 5 Except : —

Main nat food occ in mg/kg : mango : 0.006-24 ; other fruits : up to 1 ; carrot 0.1-4.7 ; other veg. : up to 4 ; coffee : 0.67 ; nutmeg oil 16,000-40,000

Main tox data for classification :

Tox data needed : 28-d oral study ; mutagenicity study

Refs. :

Main name : **Camphene**

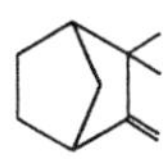

CE No. : 2227 Category : B Structural formula :
FEMA No. : 2229
CAS No. : 79-92-5 Isomer : YES

Upper level (mg/kg) Bev : — Food : 20 Except : —

Main nat food occ in mg/kg : black currant : 0.05 ; mango : 0-0.3 ; carrot 0.03-9.3 ; pepper : 15-360 ; nutmeg oil 2,000-100,000

Main tox data for classification : metabolism study (ref. 1)

Tox data needed : 28-d oral study

Refs. : (1) Williams, 1965

Main name : **p-£- Dimethylstyrene**

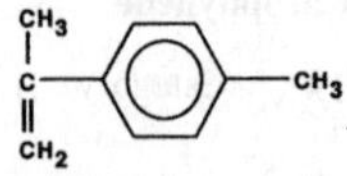

CE No. : **2260** Category : **B** Structural formula :
FEMA No. : **3144**
CAS No. : **1195-32-0** Isomer :

Upper level (mg/kg) Bev : **0,15** Food : **1** Except : **a : 2.5**
Main nat food occ in mg/kg : **grapefruit juice : 0.03 ; black currant : 0.04 ; other fruits : traces**

Main tox data for classification : **90-d oral rat study, 1 dose : NEL > 0.6 mg/kg bw/d (ref. 1)**
Tox data needed : **mutagenicity studies**

Refs. : **(1) Confidential data**

Main name : **4-Methylbiphenyl**

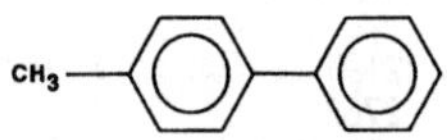

CE No. : **2292** Category : **B** Structural formula :
FEMA No. : **3186**
CAS No. : **644-08-6** Isomer :

Upper level (mg/kg) Bev : **5** Food : **5** Except : —
Main nat food occ in mg/kg : **no data found**

Main tox data for classification : **90-d oral rat study, 1 dose : NEL > 8.7 mg/kg bw/d (ref. 1)**
Tox data needed : **mutagenicity studies**

Refs. : **(1) Confidential data**

GROUP SUMMARY

Group: 2.1.1.1. Aliphatic alcohols, straight chain, saturated, primary

Substances included in the group:

CE No	Cat.	Main name
50	A	Propyl alcohol
52	A	Butyl alcohol
53	A	Hexyl alcohol
54	A	1-Octanol
55	A	Nonyl alcohol
56	A	Lauryl alcohol
57	A	1-Hexadecanol
70	A	Heptyl alcohol
73	A	1-Decanol
514	A	Amyl alcohol
751	A	Undecyl alcohol

CE Nos. considered as sub-group: 50, 52, 53, 54, 55, 56, 57, 70, 73, 514, 751

Main toxicological tests available for the evaluation of substances:

Subchronic toxicity	: 50, 53, 55, 514
Chronic toxicity	: 50
Mutagenicity	: 52, 57
Reproduction	: 53
Metabolism	: 50, 52, 53, 54, 55, 57, 70, 73, 514
Inhalation	: 52, 73

Main name : **Propyl alcohol**

CE No. : 50 Category : A Structural :
FEMA No. : 2928 formula : $CH_3CH_2CH_2OH$
CAS No. : 71-23-8 Isomer :

Upper level (mg/kg) Bev : 5 Food : 0.5 Except : —
Main nat food occ in mg/kg : apple juice : 0.4-15.2 ; other fruits : up to 0.5 ; tomato : 1.2-2.4 ; other veg. : up to 0.4 ; white bread : 1.7 ; cheeses : 0.5-11 ; beer : 2-47 ; other alcohols : up to 1,000

Main tox data for classification :
: 2-m oral rat study (ref. 1)
: 4-m oral rat study (ref. 2)
: metabolism study (ref. 3)

Tox data needed :

Refs. : (1) Arokoru Kenky, 9,101, 1974 ; (2) Am. J. Physiol., 100, 74, 1931 ; (3) Williams, 1959

Main name : **Butyl alcohol**

CE No. : 52 Category : A Structural :
FEMA No. : 2178 formula : $CH_3CH_2CH_2CH_2OH$
CAS No. : 71-36-3 Isomer :

Upper level (mg/kg) Bev : 30 Food : 30 Except : —
Main nat food occ in mg/kg : apple : 56.7 ; other fruits : up to 40 ; chicken (heated) : 1.3 ; Swiss cheese : 0.6-1.1 ; cider : 1.4-32 ; other alcohols up to 40 ; tea, black : 12-89 ; other foods : up to 15

Main tox data for classification :
: mutagenicity studies (ref. 1, 2, 3, 4, 5)
: metabolism study (ref. 3)
: inhalation study (ref. 4)
: oral administration (ref. 5)

Tox data needed :

Refs. : (1) Proc. Natl. Acad. Sci. 72, 5735, 1975 ; (2) Mutat. Res. 55, 211, 1977 ; (3) Toxicol. Appl. Pharmacol. 48, 317, 1979 ; (4) Gig. I. Sanit; 11, 12, 1976

Main name : **Hexyl alcohol**

CE No. : 53 Category : A Structural :
FEMA No. : 2567 formula : $CH_3(CH_2)_4CH_2OH$
CAS No. : 111-27-3 Isomer :

Upper level (mg/kg) Bev : 5 Food : 30 Except : —
Main nat food occ in mg/kg : apple juice : 0.9-18.2 ; other fruits : up to 14 ; asparagus (cooked) : 8.4 ; other veg. : up to 3 ; wine : 1-12 ; other alcohol : up to 110 ; other foods ; up to 17

Main tox data for classification :
: 3-w oral rat study : NEL 2 % in diet (ref. 1)
: tests for tumour promoting effect (ref 2)
: metabolism study (ref. 3)

Tox data needed :

Refs. : (1) Toxicol. Appl. Pharmacol. 45, 497, 1978 ; (2) Toxicol. Appl. Pharmacol. 9, 70, 1966 ; (3) Williams, 1959

Main name : **1-Octanol**

CE No. : 54 Category : A Structural formula : $CH_3(CH_2)_6CH_2OH$
FEMA No. : 2800
CAS No. : 111-87-5 Isomer :

Upper level (mg/kg) Bev : 5 Food : 5 Except : —
Main nat food occ in mg/kg : no data found

Main tox data for classification : metabolism study (ref. 1)
Tox data needed :

Refs. : (1) Williams, 1959

Main name : **Nonyl alcohol**

CE No. : 55 Category : A Structural formula : $CH_3(CH_2)_7CH_2OH$
FEMA No. : 2789
CAS No. : 143-08-8 Isomer :

Upper level (mg/kg) Bev : 1 Food : 2 Except : —
Main nat food occ in mg/kg : grape (muscat) : 0.1-0.2 ; other fruits : up to 0.1 ; mushroom (dried) : 0.2 ; other veg. ; up to 0.1 ; cognac : 0.05 ; tea (green) : 0.6 ; peanuts (roasted) : 0.001-0.002

Main tox data for classification : 3-m oral rabbit study : NEL 0.148 g/kg bw/d (ref. 1)
metabolism study (ref. 2)
Tox data needed :

Refs. : (1) Patty, F.A.; 1981 ; (2) Williams, 1959

Main name : **Lauryl alcohol**

CE No. : 56 Category : A Structural formula : $CH_3(CH_2)_{10}CH_2OH$
FEMA No. : 2617
CAS No. : 112-53-8 Isomer :

Upper level (mg/kg) Bev : 2 Food : 10 Except : —
Main nat food occ in mg/kg : whisky : 0.001-0.3

Main tox data for classification :
Tox data needed :

Refs. :

Main name : **1-Hexadecanol**

CE No. : 57 Category : **A** Structural formula : $CH_3(CH_2)_{14}CH_2OH$
FEMA No. : 2554
CAS No. : 36653-82-4 Isomer :

Upper level (mg/kg) Bev : — Food : 5 Except : —

Main nat food occ in mg/kg : mango : 0.01-0.5 ; butter : trace ; whisky : 0.01-0.6

Main tox data for classification : cytotoxicity study (ref. 1) ; metabolism study (ref. 2)

Tox data needed :

Refs. : (1) Biochem. Biophys. res. Comm. 62, 983, 1975 ; (2) Williams, 1959

Main name : **Heptyl alcohol**

CE No. : 70 Category : **A** Structural formula : $CH_3(CH_2)_5CH_2OH$
FEMA No. : 2548
CAS No. : 111-70-6 Isomer :

Upper level (mg/kg) Bev : 1 Food : 5 Except : —

Main nat food occ in mg/kg : grape (muscat) : 0.1-0.3 ; other fruits : up to 0,2 ; soyabean : 0.9-1.2 ; asparagus : 0.02 ; rice (cooked) : trace ; alcohol : up to 0.9

Main tox data for classification : metabolism study (ref. 1)

Tox data needed :

Refs. : (1) Williams, 1959

Main name : **1-Decanol**

CE No. : 73 Category : **A** Structural formula : $CH_3(CH_2)_8CH_2OH$
FEMA No. : 2365
CAS No. : 112-30-1 Isomer :

Upper level (mg/kg) Bev : 2 Food : 10 Except : —

Main nat food occ in mg/kg : apple juice : 0.2-4.3 ; other fruits : up to 0.1 ; asparagus (cooked) : trace ; cognac : 0.2-0.3 ; whisky : up to 0.3

Main tox data for classification : metabolism study (ref. 1) ; inhalation studies (ref. 2)

Tox data needed :

Refs. : (1) Williams, 1959 ; (2) Toksikol. Novykh. Peom Khom. Veschchestv. 5,51, 1963

Group 2.1.1.1

Main name : **Amyl alcohol**

CE No. : **514** Category : **A** Structural formula : $CH_3(CH_2)_3CH_2OH$
FEMA No. : **2056**
CAS No. : **71-41-0** Isomer :

Upper level (mg/kg) Bev : **20** Food : **50** Except : —

Main nat food occ in mg/kg : **apple juice : 0.05-3 ; other fruits : up to 0.8 ; asparagus : 2.3 ; other veg. : up to 0.2 ; wine (red) : 0.1-5.1 ; other alcohol : up to 2.5 ; vinegar : 34-380 ; other foods : up to 22**

Main tox data for classification : **3-m oral rat study : NEL 1000 mg/kg bw/d (ref. 1)**
: **metabolism study (ref. 2)**

Tox data needed :

Refs. : **(1) Food Cosmet. Toxicol. 16, 203, 1978 ; (2) Williams, 1959**

Main name : **Undecyl alcohol**

CE No. : **751** Category : **A** Structural formula : $CH_3(CH_2)_9CH_2OH$
FEMA No. : **3097**
CAS No. : **112-42-5** Isomer :

Upper level (mg/kg) Bev : **3** Food : **15** Except : —

Main nat food occ in mg/kg : **bilberry : 0.0002**

Main tox data for classification :

Tox data needed :

Refs. :

GROUP SUMMARY

Group: 2.1.1.2 Aliphatic alcohols, straight chain, saturated, secondary

Substances included in the group:

CE No	Cat.	Main name
71	B	2-Octanol
544	B	3-Heptanol
554	B	2-Heptanol
555	B	Heptan-4-ol
2349	B	Pentan-3-ol

CE Nos. considered as sub-group: 71, 544, 554, 555, 2349

Main toxicological tests available for the evaluation of substances:

Metabolism : 71, 544, 554, 555, 2349

Main name : **2-Octanol**

CE No. : 71 Category : B Structural formula : $CH_3(CH_2)_5CH(OH)CH_3$
FEMA No. : 2801
CAS No. : 123-96-6 Isomer : YES

Upper level (mg/kg) Bev : — Food : 5 Except : —
Main nat food occ in mg/kg : asparagus (cooked) : trace ; beer : trace ; wine (white) : trace — 0.06

Main tox data for classification : metabolism study (ref. 1)
Tox data needed : 90-d oral study

Refs. : (1) Williams, 1959

Main name : **3-Heptanol**

CE No. : 544 Category : B Structural formula : $CH_3CH_2CH(OH)CH_2(CH_2)_2CH_3$
FEMA No. : 3547
CAS No. : 589-82-2 Isomer : YES

Upper level (mg/kg) Bev : 5 Food : 20 Except : —
Main nat food occ in mg/kg : banana ; cranberry ; papaya ; strawberry ; mint ; butter ; beef (heated) ; cognac ; pealed malt

Main tox data for classification : metabolism study (ref. 1)
Tox data needed : 90-d oral study

Refs. : (1) Williams, 1959

Main name : **2-Heptanol**

CE No. : 554 Category : B Structural formula : $CH_3(CH_2)_4CH(OH)CH_3$
FEMA No. : 3288
CAS No. : 543-49-7 Isomer : YES

Upper level (mg/kg) Bev : 1 Food : 1 Except : —
Main nat food occ in mg/kg : strawberry : 001-0.2 ; blue cheese : 3-9.8 ; butter : trace ; beer : 0.02 ; cognac : 0.5 ; cocoa : 0.1

Main tox data for classification : metabolism study (ref. 1)
Tox data needed : 90-d oral study

Refs. : (1) Biochem. J. 53, 129, 1953 Williams, 1959

Main name : **Heptan-4-ol**

CE No. : **555** Category : **B**
FEMA No. : **—**
CAS No. : **589-55-9**
Structural formula : $CH_3(CH_2)_2CH(OH)(CH_2)_2CH_3$
Isomer :

Upper level (mg/kg) Bev : **—** Food : **—** Except : **a : 5**

Main nat food occ in mg/kg : **tomato ; beef (heated) ; cognac ; Bandu beer ; bonito (dried)**

Main tox data for classification : **metabolism study (ref. 1)**

Tox data needed : **90-d oral study**

Refs. : **(1) Williams, 1959**

Main name : **Pentan-3-ol**

CE No. : **2349** Category : **B**
FEMA No. : **—**
CAS No. : **584-02-1**
Structural formula : $CH_3CH_2-CH(OH)-CH_2CH_3$
Isomer :

Upper level (mg/kg) Bev : **—** Food : **25** Except : **—**

Main nat food occ in mg/kg : **grape (muscat) : 0.060.09 ; other fruits : up to 0.007 ; tomato : 1.2 ; butter : trace ; rum : 0.1**

Main tox data for classification : **metabolism study (ref. 1)**

Tox data needed : **90-d oral study**

Refs. : **(1) Williams, 1959**

GROUP SUMMARY

Group: 2.1.2 Aliphatic alcohols, straight chain, unsaturated

Substances included in the group:

CE No	Cat.	Main name
72	A	1-Octen-3-ol
750	A	3-Hexen-1-ol
69	B	2-Hexen-1-ol
589	B	2,6-Nonadien-1-ol
665	B	2-Penten-1-ol
2136	B	Allyl alcohol
2295	B	4-Hexen-1-ol

Main toxicological tests available for the evaluation of substances:

Subchronic toxicity : 72, 750, 2136
Mutagenicity : 2136

Group 2.1.2

Main name : **2-Hexen-1-ol**

CE No. : 69 Category : B
FEMA No. : 2562
CAS No. : 2305-21-7 Isomer : YES

Structural formula : $CH_3(CH_2)_2CH=CHCH_2OH$

Upper level (mg/kg) Bev : 1 Food : 5 Except : —

Main nat food occ in mg/kg : asparagus (cooked) : 0.2 ; beer : 0.02

Main tox data for classification :

Tox data needed : 28-d oral study

Refs. :

Main name : **1-Octen-3-ol**

CE No. : 72 Category : A
FEMA No. : 2805
CAS No. : 3391-86-4 Isomer : YES

Structural formula : $CH_3(CH_2)_4CHOHCH=CH_2$

Upper level (mg/kg) Bev : 0.2 Food : 10 Except : —

Main nat food occ in mg/kg : mushroom (fresh) : 3.3-100 ; other veg. : up to 0.4 ; chicken (heated) : 0.006-0.146 ; beer : 0.03 ; cognac : 0.1 ; other foods : up to 0.1

Main tox data for classification : 90-d oral rat study : NEL > 11 mg/kg bw/d (ref. 1)

Tox data needed :

Refs. : (1) Food Cosmet. Toxicol. 7, 405, 1969

Main name : **2,6 Nonadien-1-ol**

CE No. : 589 Category : B
FEMA No. : 2780
CAS No. : 7786-44-9 Isomer : YES

Structural formula : $CH_3CH_2CH=CH(CH_2)_2-CH=CHCH_2OH$

Upper level (mg/kg) Bev : 0.01 Food : 0.05 Except : —

Main nat food occ in mg/kg : melon ; cucumber ; prickly pear

Main tox data for classification : 620

Tox data needed : 28-d oral study

Refs. :

Main name : **2-Penten-1-ol**

CE No. : 665 Category : B
FEMA No. : —
CAS No. : 20273-24-9
Structural formula : $CH_3CH_2CH{=}CHCH_2OH$
Isomer : YES

Upper level (mg/kg) Bev : 0.1 Food : 0.1 Except : a : 0.5
Main nat food occ in mg/kg : bilberry : 0.001 ; asparagus (cooked) : 0.1

Main tox data for classification :
Tox data needed : 28-d oral rat study

Refs. :

Main name : **3-Hexen-1-ol**

CE No. : 750 Category : A
FEMA No. : 2563
CAS No. : 544-12-7
Structural formula : $CH_3CH_2CH{=}CHCH_2CH_2OH$
Isomer : YES

Upper level (mg/kg) Bev : 5 Food : 20 Except : —
Main nat food occ in mg/kg : tomato : 0.001-3 ; beer : 0.03

Main tox data for classification : 90 d oral rat study : NEL 63 mg/kg bw/d (ref. 1)
Tox data needed :

Refs. : (1) Food Cosmet. Toxicol. 7, 451, 1969

Main name : **Allyl alcohol**

CE No. : 2136 Category : B
FEMA No. : —
CAS No. : 107-18-6
Structural formula : $CH_2{=}CHCH_2OH$
Isomer :

Upper level (mg/kg) Bev : 1 Food : 1 Except : a : 25 d : 25
Main nat food occ in mg/kg : cognac : 1 ; whisky : up to 0.8

Main tox data for classification :
13-w oral rat study, 7 doses : NEL > 12 mg/kg bw/d (ref. 1)
15-w oral rat study, 4 doses : NEL > 5 mg/kg bw/d (ref. 2)
mutagenicity study : Ames neg. (ref. 3,4), Ames pos. (ref. 5)

Tox data needed : oral carcinogenicity study and long term toxicity study

Refs. : (1) AMA Arch. Ind. Health 18, 303, 1958 ; (2) Toxicol. 9, 29, 1978 ; (3) J. Sci. Food Agric. 32, 826, 1981 ; (4) Mutat. Res. 78, 113, 1980 ; (5) Mutat. Res. 93, 305, 1982

Group 2.1.2

Main name : **4-Hexen-1-ol**			
CE No. : **2295**	Category : **B**	Structural :	
FEMA No. : **3430**		formula :	$CH_3-CH=CH-(CH_2)_2CH_2OH$
CAS No. : **6126-50-7**		Isomer : **YES**	
Upper level (mg/kg)	Bev : —	Food : **5**	Except : —
Main nat food occ in mg/kg : **butter ; passion fruit ; beans**			
Main tox data for classification :			
Tox data needed : **28-d oral study**			
Refs. :			

GROUP SUMMARY

Group: 2.1.3 Aliphatic alcohols, branched chain

Substances included in the group:

CE No	Cat.	Main name
49	A	Isobutyl alcohol
51	A	Isoamyl alcohol
515	B	2-Methylbutan-2-ol
543	B	2-Ethylbutan-1-ol
698	B	2-Methyl-propan-2-ol
702	B	3,5,5-Trimethyl-1-hexanol
2346	B	2-Methyl butan-1-ol

Main toxicological tests available for the evaluation of substances:

Chronic toxicity	: 49, 51
Carcinogenicity	: 49, 51
Mutagenicity	: 49
Metabolism	: 2346, 51, 543

Main name : **Isobutyl alcohol**

CE No. : 49 Category : A Structural formula : $(CH_3)_2CHCH_2OH$
FEMA No. : 2179
CAS No. : 78-83-1 Isomer :

Upper level (mg/kg) Bev : 25 Food : 25 Except : —

Main nat food occ in mg/kg	apple juice : trace — 20 ; other fruits : up to 2.2 ; white bread : 8.1 ; lentils : 0.1 ; wine (white) : 9.8 — 146.7 ; other alcohol up to 700 ; other foods : up to 90
Main tox data for classification	16-w oral rat study (ref. 1) mutagenicity study (ref. 2) carcinogenicity study (ref. 3)
Tox data needed	
Refs.	(1) Jpn. J. Stud. Alcohol. 9, 101, 1974 ; (2) Acta Biol. Med. Germ. 23, 843, 1969 ; (3) Arch. Geschwulstforsch. 45, 19, 1975

Main name : **Isoamyl alcohol**

CE No. : 51 Category : A Structural formula : $(CH_3)_2CHCH_2CH_2OH$
FEMA No. : 2057
CAS No. : 123-51-3 Isomer :

Upper level (mg/kg) Bev : 20 Food : 50 Except : —

Main nat food occ in mg/kg	apple juice : 0.3-20.3 ; other fruits : up to 7 ; mushroom (fresh) : trace-1.7 ; other veg. : up to 2 ; beer : 27-76 ; other alcohol : up to 1,700 ; olive oil : 0.1-0.2 ; other foods : up to 130
Main tox data for classification	17-w oral rat study : NEL 500 mg/kg bw/d (ref. 1) carcinogenicity study (ref. 2) metabolism study (ref. 3)
Tox data needed	
Refs.	(1) Food Cosmet. Toxicol. 11, 713, 1973 ; (2) Arch. Geschwulstforsch. 45, 19, 1975 ; (3) Browning, 1965

Main name : **2-Methylbutan-2-ol**

CE No. : 515 Category : B Structural formula : $CH_3CH_2C(OH)(CH_3)_2$
FEMA No. : —
CAS No. : 75-85-4 Isomer :

Upper level (mg/kg) Bev : — Food : 30 Except : —

Main nat food occ in mg/kg	apple juice : 0.04-0.05 ; chicken (heated) : 0.0007 ; rum : 0.2
Main tox data for classification	
Tox data needed	28-d oral study
Refs.	

Group 2.1.3

Main name : **2-Ethylbutan-1-ol**

CE No. : 543 Category : B Structural formula : $(CH_3CH_2)_2CHCH_2OH$
FEMA No. : —
CAS No. : 97-95-0 Isomer :

Upper level (mg/kg) Bev : — Food : — Except : a : 10
Main nat food occ in mg/kg : black currant, sherry ; wine (white)

Main tox data for classification : metabolism (ref. 1)
Tox data needed : 28-d oral study

Refs. : (1) Biochem. J, 53, 137, 1953

Main name : **2-Methyl-propan-2-ol**

CE No. : 698 Category : B Structural formula :
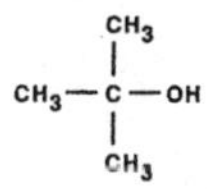
FEMA No. : —
CAS No. : 75-65-0 Isomer :

Upper level (mg/kg) Bev : — Food : — Except : a : 30
Main nat food occ in mg/kg : grape (muscat) : 0.25 ; beans 0.02

Main tox data for classification :
Tox data needed : 28-d oral study

Refs. :

Main name : **3,5,5-Trimethyl-1-hexanol**

CE No. : 702 Category : B Structural formula :
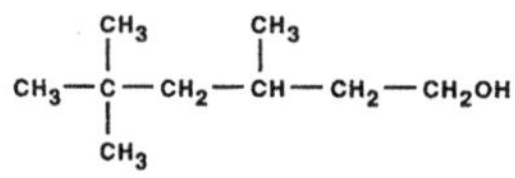
FEMA No. : 3324
CAS No. : 3452-97-9 Isomer :

Upper level (mg/kg) Bev : — Food : 5 Except : —
Main nat food occ in mg/kg : black currant

Main tox data for classification :
Tox data needed : 28-d oral rat study

Refs. :

Group 2.1.3

Main name : **2-Methylbutan-1-ol**

CE No. : 2346 Category : B Structural formula : $CH_3CH_2CH—CH_2OH$ (with CH_3 on the CH)
FEMA No. : —
CAS No. : 137-32-6 Isomer : YES

Upper level (mg/kg) Bev : — Food : 5 Except : —

Main nat food occ in mg/kg : apple juice : 0.02-3.3 ; other fruits : up to 0.6 ; tomato : 0.8 ; beer : 8-35 ; other alcohol : up to 1,400

Main tox data for classification : metabolism (ref. 1)

Tox data needed : 28-d oral study

Refs. : (1) Biochem. J, 53, 129, 1953

GROUP SUMMARY

Group: 2.1.4 Acyclic terpene alcohols

Substances included in the group:

CE No	Cat.	Main name
59	A	d,l-Citronellol
60	A	Geraniol
61	A	Linalool
559	A	Hydroxycitronellol
67	B	Nerolidol
75	B	3,7-Dimethyl-1-octanol
77	B	Tetrahydrolinalool
78	B	Farnesol
2018	B	Nerol

CE Nos. considered as sub-group: 75, 77

Main toxicological tests available for the evaluation of substances:

Mutagenicity : 78

Main name : **d,l-Citronellol**

CE No. : 59 Category : A
FEMA No. : 2309
CAS No. : 106-22-9

Structural formula :

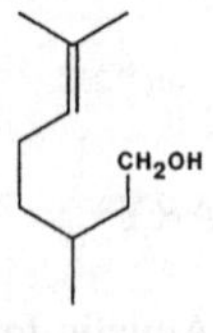

Isomer : YES

Upper level (mg/kg) Bev : Food : Except :

Main nat food occ in mg/kg : black currant : 0.1 ; other fruits : up to 0.08 ; beer : 0.001 ; tea (black) : 2-10

Main tox data for classification : JECFA : 0.5 mg/kg bw/d (ref. 1)

Tox data needed :

Refs. : (1) 23rd session, 1979

Main name : **Geraniol**

CE No. : 60 Category : A
FEMA No. : 2507
CAS No. : 106-24-1

Structural formula :

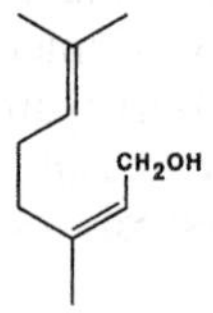

Isomer : YES

Upper level (mg/kg) Bev : Food : Except :

Main nat food occ in mg/kg : apple juice : 0.2-1.2 ; other fruits : up to 1.1 ; wine : 0.002-0.2 ; beer : trace ; tea (black) : 4-18 ; tea (green) : 0.2-13.8

Main tox data for classification : JECFA : 0.5 mg/kg bw/d (ref. 1)

Tox data needed :

Refs. : (1) 23rd session, 1979

Main name : **Linalool**

CE No. : 61 Category : A
FEMA No. : 2635
CAS No. : 126-90-9

Structural formula :

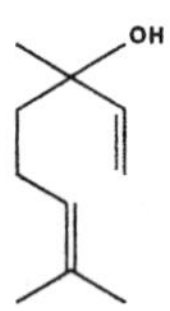

Isomer : YES

Upper level (mg/kg) Bev : Food : Except :

Main nat food occ in mg/kg : orange juice : 0.15-4.7 ; other fruits : up to 4 ; carrot : 37.6 ; tea (green) : 0.4-50 ; tea (black) : 1-29 ; pepper : 65-140 : other foods : up to 0.3

Main tox data for classification : JECFA : 0.5 mg/kg bw/d (ref. 1)

Tox data needed :

Refs. : (1) 23rd session, 1979

Group 2.1.4

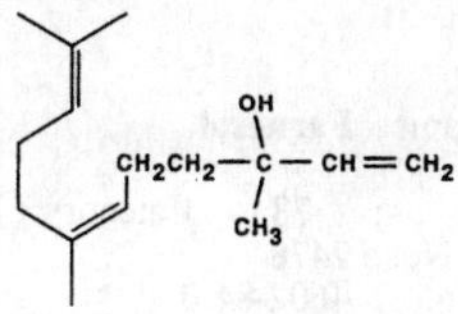

Main name : **Nerolidol**

CE No. : 67 Category : B Structural formula :
FEMA No. : 2772
CAS No. : 142-50-7 Isomer : YES

Upper level (mg/kg) Bev : 1 Food : 10 Except : —
Main nat food occ in mg/kg : strawberry : 0.1-2 ; other fruits : up to 0.04 ; beer : 0.03-0.08 ; tea (green) : 1.2-10

Main tox data for classification :
Tox data needed : 28-d oral rat study

Refs. :

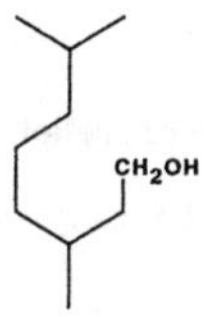

Main name : **3,7-Dimethyl-1-octanol**

CE No. : 75 Category : B Structural formula :
FEMA No. : 2391
CAS No. : 106-21-8 Isomer : YES

Upper level (mg/kg) Bev : 5 Food : 40 Except : —
Main nat food occ in mg/kg : lemon oil : 1,000

Main tox data for classification :
Tox data needed : 28-d oral rat study

Refs. :

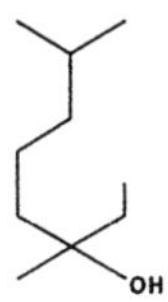

Main name : **Tetrahydrolinalool**

CE No. : 77 Category : B Structural formula :
FEMA No. : 3060
CAS No. : 78-69-3 Isomer : YES

Upper level (mg/kg) Bev : 1 Food : 5 Except : —
Main nat food occ in mg/kg : no data found

Main tox data for classification :
Tox data needed : 28-d oral study

Refs. :

Main name : **Farnesol**

CE No. : **78** Category : **B**
FEMA No. : **2478**
CAS No. : **4602-84-0**

Structural formula :

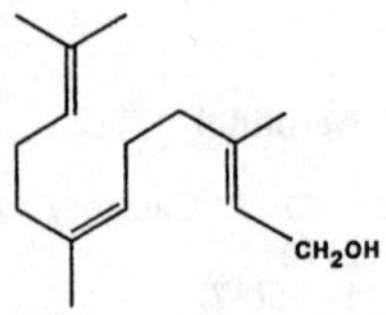

Isomer : **YES**

Upper level (mg/kg) Bev : **1** Food : **2** Except : **—**
Main nat food occ in mg/kg : **grapefruit juice : 0.003**

Main tox data for classification : **mutagenicity study : Ames neg. (ref. 1)**
Tox data needed : **28-d oral study**

Refs. : **(1) Toxicology 15, 219, 1980**

Main name : **Hydroxycitronellol**

CE No. : **559** Category : **A**
FEMA No. : **2586**
CAS No. : **107-74-4**

Structural formula :

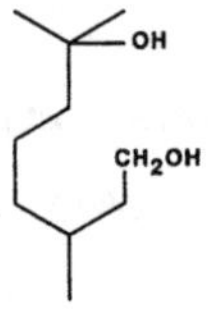

Isomer : **YES**

Upper level (mg/kg) Bev : **2** Food : **3** Except : **—**
Main nat food occ in mg/kg : **wine (white)**

Main tox data for classification :
Tox data needed :

Refs. :

Main name : **Nerol**

CE No. : **2018** Category : **B**
FEMA No. : **2770**
CAS No. : **106-25-2**

Structural formula :

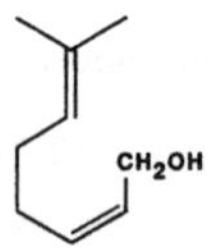

Isomer : **YES**

Upper level (mg/kg) Bev : **10** Food : **15** Except : **—**
Main nat food occ in mg/kg : **grape (muscat) : 0.04-3.8 ; other fruits : up to 0.6 ; wine (white) : 0.001-0.014 ; tea (green) : 0.1-1.4**

Main tox data for classification :
Tox data needed : **28-d oral study**

Refs. :

GROUP SUMMARY

Group: 2.1.5 Cyclic terpene alcohols

Substances included in the group:

CE No	Cat.	Main name
62	A	£-Terpineol
63	A	Menthol
701	A	Terpin hydrate
2028	A	d-neo-Menthol
64	B	Borneol
74	B	Santalol (£ and ß)
87	B	Fenchyl alcohol
2020	B	Isoborneol
2024	B	p-Mentha-1,8-dien-7-ol
2025	B	Dihydrocarveol
2027	B	Carveol
2033	B	Isopulegol
2228	B	p-Menthan-2-ol
2229	B	4-Carvomenthenol
2296	B	Neo-p-menth-8-en-2-ol

CE Nos. considered as sub-group: 64, 2020

Main toxicological tests available for the evaluation of substances:

Subchronic toxicity	:	62
Mutagenicity	:	62
Metabolism	:	64, 87, 2025, 2028

Group 2.1.5

Main name : **£-Terpineol**

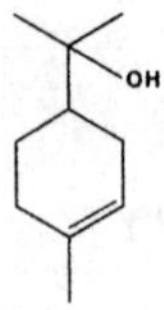

CE No. : 62 Category : A Structural formula :
FEMA No. : 3045
CAS No. : 10482-56-1 Isomer : YES

Upper level (mg/kg) Bev : — Food : 40 Except : —
Main nat food occ in mg/kg : grapefruit juice : 0.13-6-2 ; other fruits : up to 7 ; carrot : 0.28-2.6 ; other veg. : up to 2.5 ; wine (white) : 0.03-0.34 ; other alcohol : up to 0.3 ; tea : up to 8

Main tox data for classification : 90-d oral rat study : NEL 100 mg/kg bw/d (ref. 1)
: mutagenicity study : Ames neg. (ref. 2)
Tox data needed :

Refs. : (1) Vers. Med. Volksgez. (G. Van Esch, 1955) (2) Toxicology 15, 219, 1980

Main name : **Menthol**

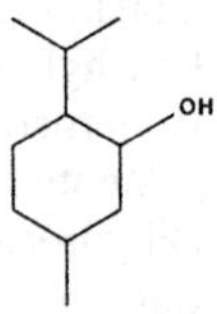

CE No. : 63 Category : A Structural formula :
FEMA No. : 2665
CAS No. : 89-78-1 Isomer : YES

Upper level (mg/kg) Bev : — Food : — Except : —
Main nat food occ in mg/kg : rum : 0.5

Main tox data for classification : JECFA : 0.2 mg/kg bw/d (ref. 1)
Tox data needed :

Refs. : (1) 20th session, 1976

Main name : **Borneol**

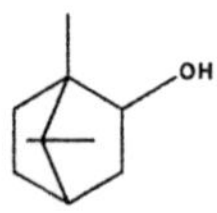

CE No. : 64 Category : B Structural formula :
FEMA No. : 2157
CAS No. : 507-70-0 Isomer : YES

Upper level (mg/kg) Bev : 2 Food : B : 5 Except : B : 10
Main nat food occ in mg/kg : bilberry : 0.002 ; carrot : 1.12 ; nutmeg oil : trace

Main tox data for classification : metabolism study (ref. 1)
Tox data needed : 28-d oral study

Refs. : (1) Williams, 1959

Group 2.1.5

Main name : **Santalol (£ and ß)**

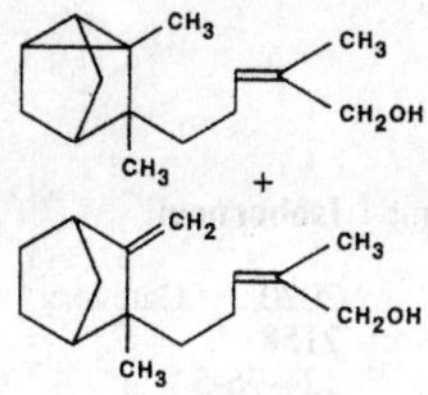

CE No. : 74 Category : B
FEMA No. : 3006
CAS No. : 115-71-9
Structural formula :
Isomer : YES

Upper level (mg/kg) Bev : 2 Food : 2 Except : a : 10
Main nat food occ in mg/kg : celery seed oil

Main tox data for classification :
Tox data needed : 28-d oral study

Refs. :

Main name : **Fenchyl alcohol**

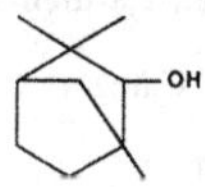

CE No. : 87 Category : B
FEMA No. : 2480
CAS No. : 1632-73-1
Structural formula :
Isomer : YES

Upper level (mg/kg) Bev : 2 Food : 2 Except : a : 5
Main nat food occ in mg/kg : grapefruit juice : 0.03 ; nutmeg oil : trace ; beer 0.04

Main tox data for classification : metabolism study (ref. 1)
Tox data needed : 28-d oral study

Refs. : (1) Williams, 1959

Main name : **Terpin hydrate**

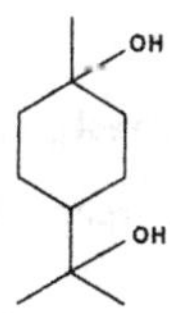

CE No. : 701 Category : A
FEMA No. : —
CAS No. : 2451-01-6
Structural formula :
Isomer : YES

Upper level (mg/kg) Bev : Food : Except : a : 5
Main nat food occ in mg/kg : cranberry : 0.02

Main tox data for classification : metabolism study (ref. 1)
cranberry : 0.02
Tox data needed :

Refs. :

Group 2.1.5

Main name : **Isoborneol**

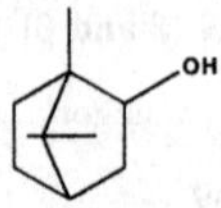

CE No. : **2020** Category : **B** Structural formula :
FEMA No. : **2158**
CAS No. : **124-76-5** Isomer : **YES**

Upper level (mg/kg) Bev : **5** Food : **25** Except : **—**
Main nat food occ in mg/kg : **apple juice : trace**

Main tox data for classification :
Tox data needed : **28-d oral study on CE No 64**

Refs. :

Main name : **p-Mentha-1,8-dien-7-ol**

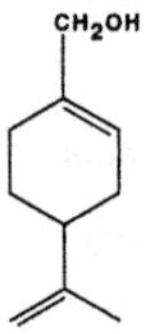

CE No. : **2024** Category : **B** Structural formula :
FEMA No. : **2664**
CAS No. : **536-59-4** Isomer : **YES**

Upper level (mg/kg) Bev : **1** Food : **5** Except : **—**
Main nat food occ in mg/kg : **bilberry : 0.007**

Main tox data for classification :
Tox data needed : **28-d oral study**

Refs. :

Main name : **Dihydrocarveol**

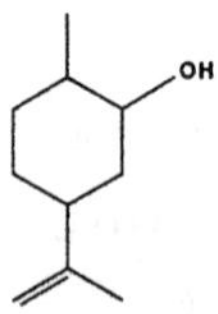

CE No. : **2025** Category : **B** Structural formula :
FEMA No. : **2379**
CAS No. : **38049-26-2** Isomer : **YES**

Upper level (mg/kg) Bev : **65** Food : **200** Except : **c : 500**
Main nat food occ in mg/kg : **celery (leaf) ; mint ; dill ; caraway**

Main tox data for classification : **metabolism study (ref. 1)**
Tox data needed : **28-d oral study**

Refs. : **(1) Parke, 1968**

Group 2.1.5

Main name : **Carveol**

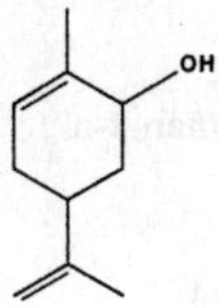

CE No. : **2027** Category : **B** Structural formula :
FEMA No. : **2247**
CAS No. : **39-48-9** Isomer : **YES**

Upper level (mg/kg) Bev : **20** Food : **25** Except : —
Main nat food occ in mg/kg : **grapefruit juice : 0.11**

Main tox data for classification :
Tox data needed : **28-d oral study**

Refs. :

Main name : **d-neo-Menthol**

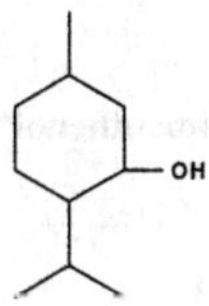

CE No. : **2028** Category : **A** Structural formula :
FEMA No. : **2666**
CAS No. : **20752-34-5** Isomer : **YES**

Upper level (mg/kg) Bev : **10** Food : **5** Except :
Main nat food occ in mg/kg : **mint ; rum ; buchu oil**

Main tox data for classification : **metabolism study (ref. 1)**
Tox data needed :

Refs. : **(1) Williams, 1959**

Main name : **Isopulegol**

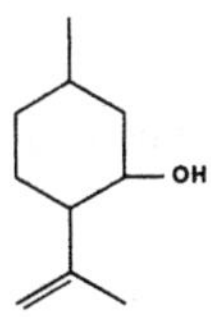

CE No. : **2033** Category : **B** Structural formula :
FEMA No. : **2962**
CAS No. : **89-79-2** Isomer : **YES**

Upper level (mg/kg) Bev : **10** Food : **30** Except : —
Main nat food occ in mg/kg : **orange ; mandarin ; kumquat ; mint ; cognac ; rum ; buchu oil ; lemon balm**

Main tox data for classification :
Tox data needed : **28-d oral study**

Refs. :

Main name : **p-Menthan-2-ol**

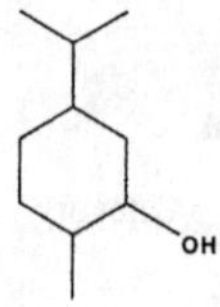

CE No. : 2228 Category : B Structural :
FEMA No. : 3562 formula :
CAS No. : 499-69-4 Isomer : YES

Upper level (mg/kg) Bev : — Food : 50 Except :
Main nat food occ in mg/kg : no data found

Main tox data for classification :
Tox data needed : 28-d oral study

Refs. :

Main name : **4-Carvomenthenol**

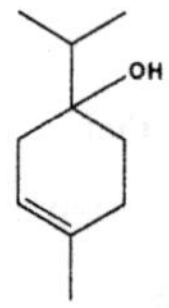

CE No. : 2229 Category : B Structural :
FEMA No. : 2248 formula :
CAS No. : 562-74-3 Isomer : YES

Upper level (mg/kg) Bev : — Food : 50 Except : —
Main nat food occ in mg/kg : black currant : 0.1-8 ; other fruits ; up to 1.1 ; carrot : 0.28-0,5 ; celery (root) : 0.4 ; pepper : 30-85 ; cognac

---

Main tox data for classification :
Tox data needed : 28-d oral study

Refs. :

Main name : **Neo-p-menth-8-en-2-ol**

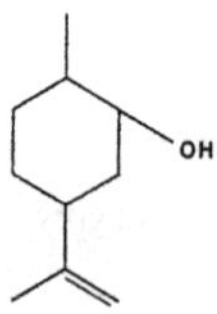

CE No. : 2296 Category : B Structural :
FEMA No. : — formula :
CAS No. : 18675-34-8 Isomer : YES

Upper level (mg/kg) Bev : — Food : 5 Except : —
Main nat food occ in mg/kg : mint ; dill

Main tox data for classification :
Tox data needed : 28-d oral study

Refs. :

GROUP SUMMARY

Group: 2.1.6 Cycloaliphatic alcohols

Substances included in the group:

CE No	Cat.	Main name
2138	B	Cyclohexanol

Group 2.1.6

Main name : **Cyclohexanol**

CE No. : 2138 Category : **B** Structural formula : 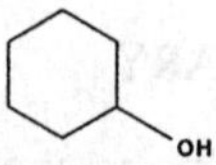
FEMA No. : —
CAS No. : 108-93-0 Isomer :

Upper level (mg/kg) Bev : — Food : 25 Except : —

Main nat food occ in mg/kg : kumquat ; black currant ; blackberry ; potato (baked) ; butter ; chicken (heated) ; rum ; wine (white) ; peanut (roasted) ; kumazasa

Main tox data for classification :

Tox data needed : 90-d oral study ; reproduction study

Refs. :

GROUP SUMMARY

Group: 2.2 Aromatic alcohols

Substances included in the group:

CE No	Cat.	Main name
58	A	Benzyl alcohol
66	A	Anisyl alcohol
79	A	£-Amylcinnamyl alcohol
84	A	£, £-Dimethylphenethyl alcohol
690	A	Vanillyl alcohol
2031	A	£-Isobutylphenethyl alcohol
65	B	Cinnamyl alcohol
68	B	Phenethyl alcohol
80	B	3-Phenyl-1-propanol
82	B	1-Phenyl-1-propanol
83	B	1-Propylphenethyl alcohol
85	B	4-Phenyl-2-butanol
86	B	1-Phenyl-3-methyl-3-pentanol
88	B	p-Isopropylbenzyl alcohol
530	B	p-£, £-Trimethylbenzyl alcohol
674	B	5-Phenylpentanol
699	B	4-Phenylbutan-1-ol
2032	B	4-Phenyl-3-buten-2-ol
2257	B	ß-Methylphenethyl alcohol

CE Nos. considered as sub-group: 68, 82, 674, 699

Main toxicological tests available for the evaluation of substances:

Chronic toxicity : 84, 2031
Mutagenicity : 68
Metabolism : 68

Group 2.2

Main name : **Benzyl alcohol**

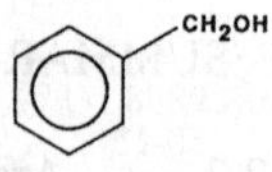

CE No. : **58** Category : **A** Structural formula :
FEMA No. : **2137**
CAS No. : **100-51-6** Isomer :

Upper level (mg/kg) Bev : Food : Except :
Main nat food occ in mg/kg : **apple juice : 0.002 ; other fruits : up to 5 ; mushroom (fresh) : 0.02-3.7 ; asparagus : 0.4 ; tea (green) : 1-30 ; tea (black) : 1-15 ; alcohol : up to 0.8**

Main tox data for classification : **JECFA : 5 mg/kg bw/d (ref. 1)**
Tox data needed :

Refs. : **23rd session, 1979**

Main name : **Cinnamyl alcohol**

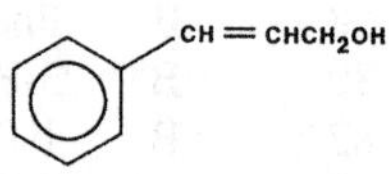

CE No. : **65** Category : **B** Structural formula :
FEMA No. : **2294**
CAS No. : **104-54-1** Isomer : **YES**

Upper level (mg/kg) Bev : **10** Food : **30** Except :
Main nat food occ in mg/kg : **bilberry : 0.005 ; cranberry : 0.01**

Main tox data for classification :
Tox data needed : **28-d oral study**

Refs. :

Main name : **Anisyl alcohol**

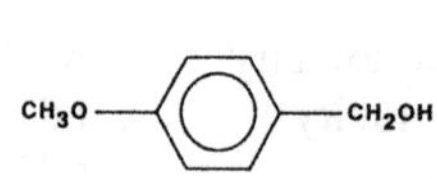

CE No. : **66** Category : **A** Structural formula :
FEMA No. : **2099**
CAS No. : **1331-81-3** Isomer : **YES**

Upper level (mg/kg) Bev : **10** Food : **20** Except : —
Main nat food occ in mg/kg : **tomato ; aniseed ; honey ; vanilla**

Main tox data for classification :
Tox data needed :

Refs. : **(1) Williams, 1965**

Group 2.2

Main name : **Phenethyl alcohol**

CE No. : 68 Category : **B**
FEMA No. : 2858
CAS No. : 60-12-8
Structural formula :
Isomer :

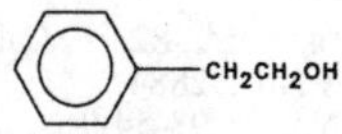

Upper level (mg/kg) Bev : 2 Food : 20 Except : —
Main nat food occ in mg/kg : apple juice : trace — 5 ; other fruits : up to 3 ; chicken (heated) : 0.0001 — 0.107 ; beer 1.8-59 ; other alcohol : up to 200 ; other foods : up to 16

Main tox data for classifi--cation : metabolism (ref. 1) ; mutagenicity study (ref. 2)
Tox data needed : 28-d oral study

Refs. : (1) Williams, 1959 (2) Toxicol., 18, 219, 1980

Main name : **£-Amylcinnamyl alcohol**

CE No. : 79 Category : **A**
FEMA No. : 2065
CAS No. : 101-85-9
Structural formula :
Isomer : YES

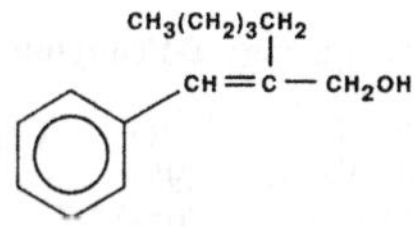

Upper level (mg/kg) Bev : 0.5 Food : 5 Except : —
Main nat food occ in mg/kg : no data found

Main tox data for classifi-cation :
Tox data needed :

Refs. :

Main name : **3-Phenyl-1-propanol**

CE No. : 80 Category : **B**
FEMA No. : 2885
CAS No. : 122-97-4
Structural formula :
Isomer :

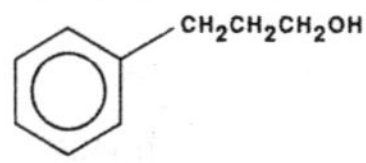

Upper level (mg/kg) Bev : 1 Food : 5 Except : —
Main nat food occ in mg/kg : bilberry : 0.003-0.01 ; cranberry : trace

Main tox data for classifi-cation :
Tox data needed : 28-d oral study

Refs. :

Group 2.2

Main name : **1-Phenyl-1-propanol**

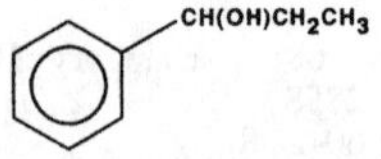

CE No. : 82 Category : **B** Structural formula :
FEMA No. : 2884
CAS No. : 93-54-9 Isomer : **YES**

Upper level (mg/kg) Bev : **0.5** Food : **2** Except : —
Main nat food occ in mg/kg : **chicken (heated) ; bandu beer**

Main tox data for classification :
Tox data needed : **28-d oral study ; reproduction study**

Refs. :

Main name : **£-Propylphenethyl alcohol**

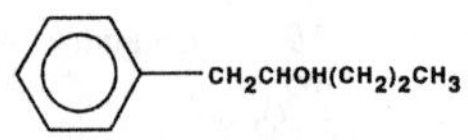

CE No. : 83 Category : **B** Structural formula :
FEMA No. : 2953
CAS No. : 705-73-7 Isomer : **YES**

Upper level (mg/kg) Bev : **1** Food : **5** Except : —
Main nat food occ in mg/kg : **honey**

Main tox data for classification :
Tox data needed : **28-d oral study**

Refs. :

Main name : **£, £-Dimethylphenethyl alcohol**

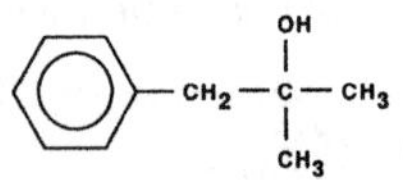

CE No. : 84 Category : **A** Structural formula :
FEMA No. : 2393
CAS No. : 100-86-7 Isomer :

Upper level (mg/kg) Bev : **3** Food : **5** Except : —
Main nat food occ in mg/kg : **cocoa**

Main tox data for classification :
16-w oral rat study : NEL > 500 mg/kg bw/d (ref. 1)
28-w oral rat study : NEL > 50 mg/kg bw/d (ref. 1)
Tox data needed :

Refs. : **(1) Food Cosmet. Toxicol. 5, 141, 1967**

Group 2.2

Main name : **4-Phenyl-2-butanol**

CE No. : **85** Category : **B**
FEMA No. : **2879**
CAS No. : **2344-70-9**

Structural formula :

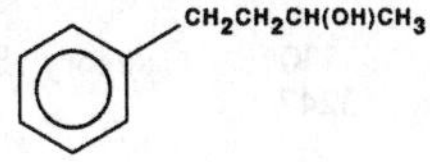

Isomer : **YES**

Upper level (mg/kg) Bev : **1** Food : **5** Except : —

Main nat food occ in mg/kg : **no data found**

Main tox data for classification :

Tox data needed : **28-d oral study**

Refs. :

Main name : **1-Phenyl-3-methyl-3-pentanol**

CE No. : **86** Category : **B**
FEMA No. : **2883**
CAS No. : **10415-87-9**

Structural formula :

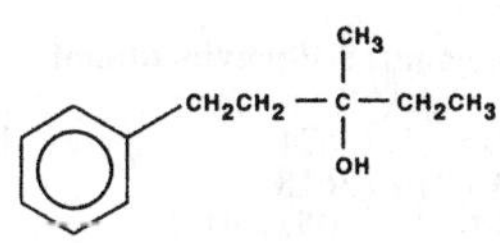

Isomer : **YES**

Upper level (mg/kg) Bev : **0.2** Food : **1** Except : —

Main nat food occ in mg/kg : **no data found**

Main tox data for classification :

Tox data needed : **28-d oral study**

Refs. :

Main name : **p-Isopropylbenzyl alcohol**

CE No. : **88** Category : **B**
FEMA No. : **2933**
CAS No. : **536-60-7**

Structural formula :

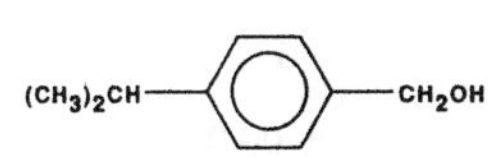

Isomer :

Upper level (mg/kg) Bev : **10** Food : **20** Except : —

Main nat food occ in mg/kg : **cranberry ; cowberry ; black currant ; tomato ; cuminseed ; mint ; cognac ; dill ; cherimoya ; wild tumeric**

Main tox data for classification :

Tox data needed : **28-d oral study**

Refs. :

Group 2.2

Main name : **p-£, £-Trimethylbenzyl alcohol**

CE No. : 530 Category : B Structural formula :

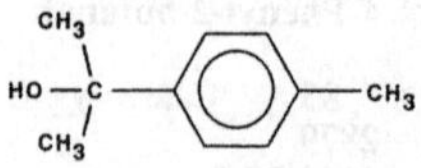

FEMA No. : 3242
CAS No. : —
Isomer : N

Upper level (mg/kg) Bev : 2 Food : 12 Except : —
Main nat food occ in mg/kg : mango : 0-1.5 ; black currant : 0.3 ; grapefruit juice : 0.12 ; nutmeg oil : trace

Main tox data for classification :
Tox data needed : 28-d oral study

Refs. :

Main name : **5-Phenylpentanol**

CE No. : 674 Category : B Structural formula :

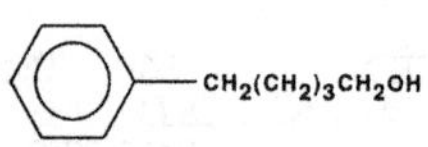

FEMA No. : 3618
CAS No. : 10521-91-2
Isomer :

Upper level (mg/kg) Bev : 0.1 Food : 0.1 Except : a : 0.5
Main nat food occ in mg/kg : no data found

Main tox data for classification :
Tox data needed : 28-d oral study ; reproduction study

Refs. :

Main name : **Vanillyl alcohol**

CE No. : 690 Category : A Structural formula :

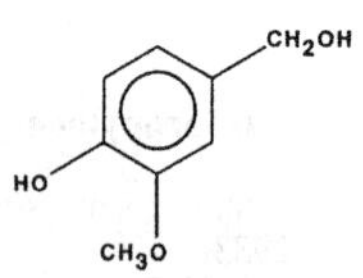

FEMA No. : 3737
CAS No. : 498-00-0
Isomer :

Upper level (mg/kg) Bev : 0.5 Food : 5 Except : —
Main nat food occ in mg/kg : no data found

Main tox data for classification : JECFA : 10 mg/kg bw/d (ref. 1)
Tox data needed :

Refs. : (1) 17th session, 1969

Main name : **4-Phenylbutan-1-ol**

CE No. : 699 Category : B Structural formula :
FEMA No. : —
CAS No. : — Isomer :

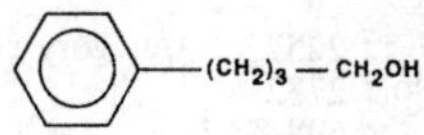

Upper level (mg/kg) Bev : — Food : — Except : a : 50
Main nat food occ in mg/kg :

Main tox data for classification :
Tox data needed : 28-d oral study reproduction study

Refs. :

Main name : **£-Isobutylphenethyl alcohol**

CE No. : 2031 Category : A Structural formula :
FEMA No. : 2208
CAS No. : 7779-78-4 Isomer : YES

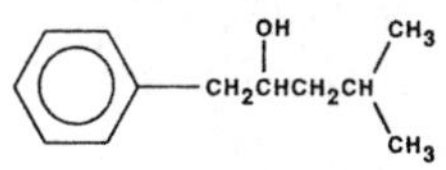

Upper level (mg/kg) Bev : 10 Food : 10 Except : —
Main nat food occ in mg/kg : no data found

Main tox data for classification : 13-w oral rat study, 3 doses : NEL 10 mg/kg bw/d (ref. 1)
Tox data needed :

Refs. : (1) Food Chem. Toxicol. 21, 441, 1983

Main name : **4-Phenyl-3-buten-2-ol**

CE No. : 2032 Category : B Structural formula :
FEMA No. : 2880
CAS No. : 17488-65-2 Isomer : YES

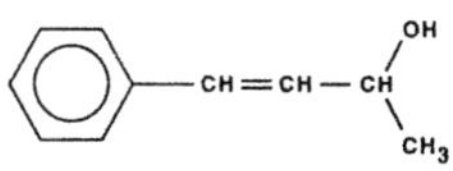

Upper level (mg/kg) Bev : 2 Food : 20 Except : —
Main nat food occ in mg/kg : no data found

Main tox data for classification :
Tox data needed : 28-d oral study

Refs. :

Group 2.2

Main name : **ß-Methylphenethyl alcohol**

CE No. : **2257**	Category : **B**	Structural formula :	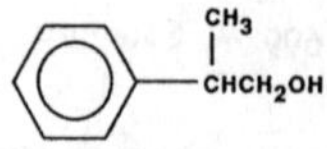
FEMA No. : **2732**			
CAS No. : **698-87-3**		Isomer : **YES**	

Upper level (mg/kg)	Bev : **1**	Food : **1**	Except : **—**

Main nat food occ in mg/kg : **no data found**

Main tox data for classification :

Tox data needed : **28-d oral study**

Refs. :

GROUP SUMMARY

Group: 3 Ethers

Substances included in the group:

CE No	Cat.	Main name
182	B	Eucalyptol

Main toxicological tests available for the evaluation of substances:

Metabolism : 182

Group 3

Main name : **Eucalyptol**

CE No. : 182 Category : B

FEMA No. : 2465

CAS No. : 470-82-6

Isomer : YES

Structural formula :

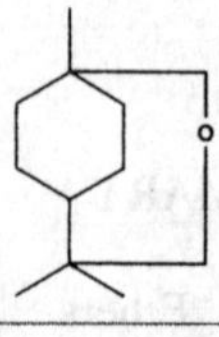

Upper level (mg/kg) Bev : 0.1 Food : 5 Except : a : 15 c : 50

Main nat food occ in mg/kg : grapefruit juice : 0.09 ; black currant : 0.1 ; cranberry : trace 0.2 ; biberry : trace 0.005 ; nutmeg oil : 20,000-40,000

Main tox data for classification : metabolism study (ref. 1)

Tox data needed : carcinogenicity study ongoind (ref. 2)

Refs. : (1) Food Cosmet. Toxicol. 13, 105, 1975 ; (2) Tox Tips, Sept. 29, 64, 1981

GROUP SUMMARY

Group: 4 Phenols and phenolic ethers

Substances included in the group:

CE No	Cat.	Main name
170	A	Propenylguaethol
171	A	Eugenol
172	A	Isoeugenol
183	A	Anethole
189	A	m-Dimethoxybenzene
617	A	m-Cresol
618	A	o-Cresol
619	A	p-Cresol
680	A	Catechol
2058	A	ß-Naphthyl ethyl ether
2059	A	p-Dimethoxybenzene
173	B	Guaiacol
174	B	Thymol
175	B	2-Methoxy-4-methylphenol
176	B	4-Ethylguaiacol
186	B	Isoeugenyl methyl ether
188	B	p-Methylanisole
190	B	Isoeugenyl ethyl ether
522	B	Isoeugenyl benzyl ether
550	B	p-Ethylphenol
2055	B	Carvacrol
2056	B	Anisole
2201	B	Diphenyl ether
2233	B	2,6-Dimethoxyphenol
2258	B	Hydroquinone monoethyl ether

CE Nos. considered as sub-group: 175, 176, 186, 190, 617, 618, 619

Main toxicological tests available for the evaluation of substances:

Subchronic toxicity : 172, 189, 550, 2058, 2059, 2233, 2258
Chronic toxicity : 170, 174
Mutagenicity : 173, 617, 618, 619
Metabolism : 172, 173, 174, 186, 188, 617, 618, 619, 2056, 2201

Group 4

Main name : **Propenylguaethol**

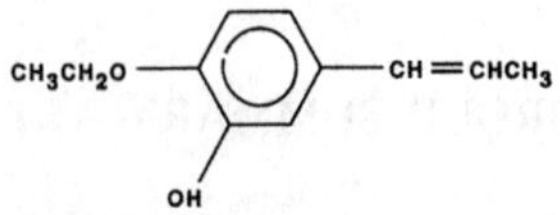

CE No. : 170 Category : **A** Structural formula :
FEMA No. : 2922
CAS No. : 94-86-0 Isomer : **YES**

Upper level (mg/kg) Bev : 15 Food : 20 Except :

Main nat food occ in mg/kg : no data found

Main tox data for classification : 15-w oral rat study : NEL > 500 mg/kg bw/d (ref. 1)

Tox data needed :

Refs. : (1) Lab. Ind. Hyg., unpubl., 1951

Main name : **Eugenol**

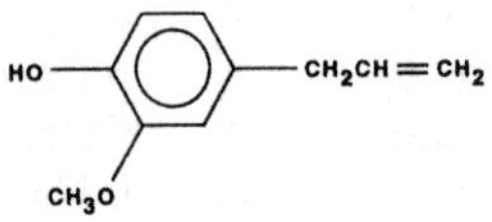

CE No. : 171 Category : **A** Structural formula :
FEMA No. : 2467
CAS No. : 97-53-0 Isomer :

Upper level (mg/kg) Bev : Food : Except :

Main nat food occ in mg/kg : strawberry : 0.02-0.05 ; other fruits ; up to 0.02 ; rum : 0.8-1.4 ; other alcohol : up to 0.1 ; nutmeg oil : 0-7,000

Main tox data for classification : JECFA : 2.5 mg/kg bw/d (ref. 1)

Tox data needed :

Refs. : (1) 26th session, 1982

Main name : **Isoeugenol**

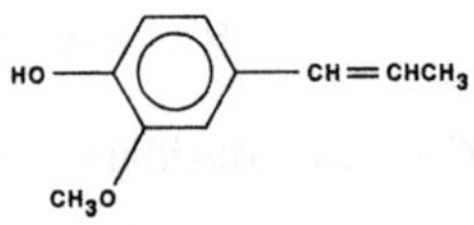

CE No. : 172 Category : **A** Structural formula :
FEMA No. : 2468
CAS No. : 97-54-1 Isomer : **YES**

Upper level (mg/kg) Bev : 40 Food : 30 Except : —

Main nat food occ in mg/kg : beer : 0.01-0.03 ; rum : 0.08 ; coffee : 0.1 ; nutmeg oil : trace-7,000

Main tox data for classification : 90-d oral rat study, 1 dose : NEL > 500 mg/kg bw/d (ref. 1)
: metabolism study (ref. 2)

Tox data needed :

Refs. : (1) Food Cosmet. Toxicol. 5, 141, 1967 ; (2) Food Cosmet. Toxicol. 13, 815, 1975

Group 4

Main name : **Guaiacol**

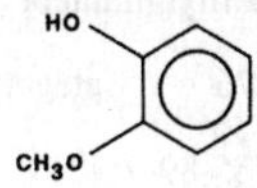

CE No. : 173 Category : B Structural :
FEMA No. : 2532 formula :
CAS No. : 90-05-1 Isomer :

Upper level (mg/kg) Bev : 1 Food : 1 Except : b : 5
Main nat food occ in mg/kg : asparagus (cooked) : 0.05 ; butter ; 0.002-0.009 ; beer : 0.01-0.05 ; other alcohol : up to 0.8 ; coffee : 2.7-10.6 ; cocoa : 0.2

Main tox data for classification : mutagenicity study : Ames neg. (ref. 1)
: metabolism study (ref. 1)
Tox data needed : 28-d oral study

Refs. : (1) Food Cosmet. Toxicol. 20, 697, 1982

Main name : **Thymol**

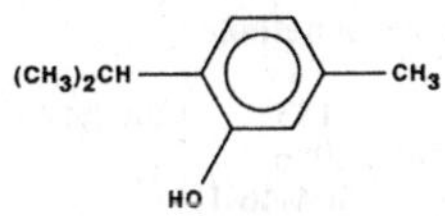

CE No. : 174 Category : B Structural :
FEMA No. : 3066 formula :
CAS No. : 89-83-8 Isomer :

Upper level (mg/kg) Bev : 10 Food : 50 Except : —
Main nat food occ in mg/kg : mandarin oil : 1,800 ; bilberry : 0.001 ; cranberry : trace

Main tox data for classification : 19-w oral rat study : NEL > 500 mg/kg bw/d (ref. 1)
: metabolism study (ref. 1)
Tox data needed : 28-d oral study

Refs. : (1) Food Cosmet. Toxicol. 5, 141, 1967

Main name : **2-Methoxy-4-methylphenol**

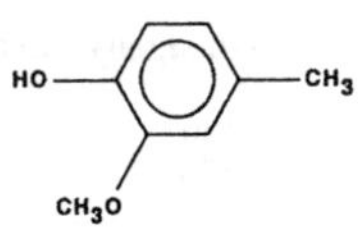

CE No. : 175 Category : B Structural :
FEMA No. : 2671 formula :
CAS No. : 93-51-6 Isomer :

Upper level (mg/kg) Bev : 1 Food : 1 Except : —
Main nat food occ in mg/kg : beer : trace ; rum : 0.05 ; whisky (malt) : 0.005 ; coffee : 0.1

Main tox data for classification :
Tox data needed : 28-d oral study

Refs. :

Main name : **4-Ethylguaiacol**

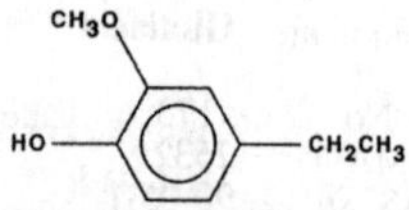

CE No. : 176 Category : B Structural :
FEMA No. : 2436 formula :
CAS No. : 2785-89-9 Isomer :

Upper level (mg/kg) Bev : 0.1 Food : 1 Except : —
Main nat : bilberry : 0.01 ; grapefruit juice : 0.001 ; cider : 1 ; other alcohol : up to
food occ : 1.8 ; coffee : 0.3-2.4 ; olive : 3
in mg/kg :

Main tox :
data for :
classifi- :
cation :
Tox data : 28-d oral study
needed :

Refs. :
:

Main name : **Anethole**

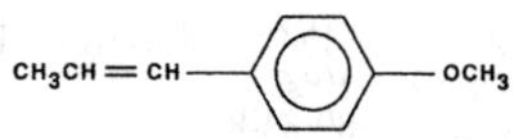

CE No. : 183 Category : A Structural :
FEMA No. : 2086 formula :
CAS No. : 104-46-1 Isomer : YES

Upper level (mg/kg) Bev : Food : Except :
Main nat : aniseed ; basil ; fennel
food occ :
in mg/kg :

Main tox : JECFA : 2.5 mg/kg bw/d (ref. 1)
data for :
classifi- :
cation :
Tox data :
needed :

Refs. : (1) 23rd session, 1979
:

Main name : **Isoeugenyl methyl ether**

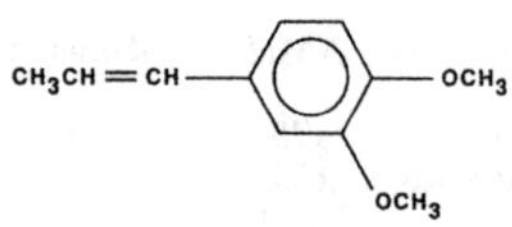

CE No. : 186 Category : B Structural :
FEMA No. : 2476 formula :
CAS No. : 93-16-3 Isomer : YES

Upper level (mg/kg) Bev : 4 Food : 30 Except :
Main nat : orange juice : 0.03 ; nutmeg oil : trace
food occ :
in mg/kg :

Main tox : metabolism study (ref. 1)
data for :
classifi- :
cation :
Tox data : 28-d oral study
needed :

Refs. : (1) Xenobiotica 6, 137, 1976
:

Main name : **p-Methylanisole**

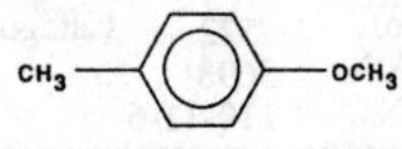

CE No. : 188 Category : B Structural : formula :
FEMA No. : 2681
CAS No. : 104-93-8 Isomer :

Upper level (mg/kg) Bev : 2 Food : 5 Except : —
Main nat food occ in mg/kg : tomato ; cheese

Main tox data for classification : metabolism study (ref. 1)
Tox data needed : 28-d oral study

Refs. : (1) J. Biochem. 60, 225, 1955

Main name : **m-Dimethoxybenzene**

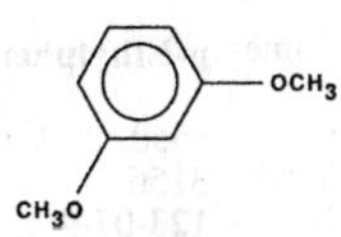

CE No. : 189 Category : A Structural : formula :
FEMA No. : 2385
CAS No. : 151-10-0 Isomer :

Upper level (mg/kg) Bev : 2 Food : 5 Except : —
Main nat food occ in mg/kg : cheese ; cognac

Main tox data for classification : 90 d oral rat study, 1 dose : NEL > 10 mg/kg bw/d (ref. 1)
Tox data needed :

Refs. : (1) Food Cosmet. Toxicol. 3, 563, 1965

Main name : **Isoeugenyl ethyl ether**

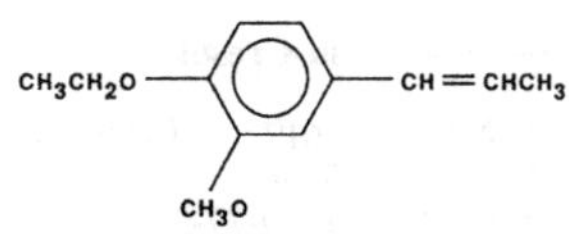

CE No. : 190 Category : B Structural : formula :
FEMA No. : 2472
CAS No. : 7784-67-0 Isomer : YES

Upper level (mg/kg) Bev : 5 Food : 5 Except : a : 20
Main nat food occ in mg/kg : no data found

Main tox data for classification :
Tox data needed : 28-d oral study

Refs. :

Main name : **Isoeugenyl benzyl ether**

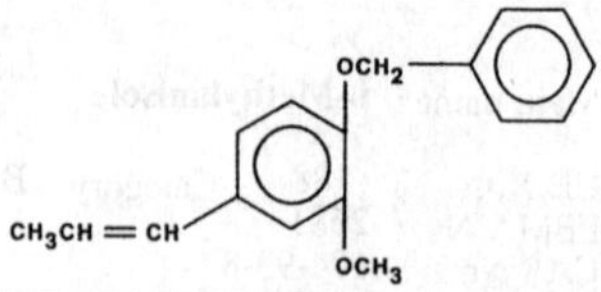

CE No. : 522 Category : B Structural formula :
FEMA No. : 3698
CAS No. : 110-11-6 Isomer : YES

Upper level (mg/kg) Bev : 15 Food : 15 Except : a : 50
Main nat food occ in mg/kg : no data found

Main tox data for classification :
Tox data needed : 28-d oral study

Refs. :

Main name : **p-Ethylphenol**

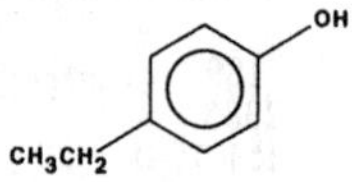

CE No. : 550 Category : B Structural formula :
FEMA No. : 3156
CAS No. : 123-07-9 Isomer :

Upper level (mg/kg) Bev : — Food : 0.2 Except : —
Main nat food occ in mg/kg : cranberry : 0.01 ; wine (red) : 0.2-1.8 ; other alcohol : up to 2 ; olive oil : 3.8

Main tox data for classification : 90-d oral rat study, 1 dose : NEL > 0.2 mg/kg bw/d (ref. 1)
Tox data needed : mutagenicity studies

Refs. : (1) Confidential data

Main name : **m-Cresol**

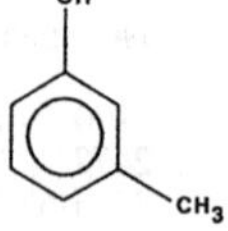

CE No. : 617 Category : A Structural formula :
FEMA No. : 3530
CAS No. : 1319-77-3 Isomer :

Upper level (mg/kg) Bev : — Food : 1 Except : —
Main nat food occ in mg/kg : grape (muscat) : 0.01-0.11 ; mushroom (dried) : 0.1 ; asparagus : 0.02 ; coffee : 0.7-7.4 ; other alcohol : up to 0.04

Main tox data for classification : mutagenicity study : Ames neg. (ref. 1, 2)
metabolism study (ref. 1)
Tox data needed :

Refs. : (1) Food Chem. Toxicol. 20, 383, 1982 ; (2) Detoxication Mechan. Chapman and Hall Ltd, London, 1959

Group 4

Main name : **o-Cresol**

CE No. : 618 Category : A Structural formula :
FEMA No. : 3480
CAS No. : 95-48-7 Isomer :

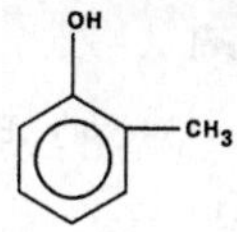

Upper level (mg/kg) Bev : — Food : 1 Except : —
Main nat food occ in mg/kg : mushroom (dried) : 0.7 ; asparagus : 0.01 ; coffee : 0.7-12.4 ; alcohol : up to 0.1

Main tox data for classification : metabolism study (ref. 1)
mutagenicity study : Ames neg. (ref. 2)
Tox data needed :

Refs. : (1) Detoxication Mechanisms, Chapman and Hall Ltd, London, 1959 ;
(2) Food Chem. Toxicol. 20, 383, 1982

Main name : **p-Cresol**

CE No. : 619 Category : A Structural formula :
FEMA No. : 2337
CAS No. : 106-44-5 Isomer :

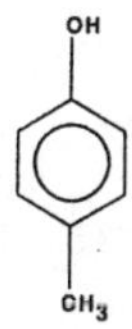

Upper level (mg/kg) Bev : 1 Food : 1 Except : —
Main nat food occ in mg/kg : cranberry : 0.01 ; bilberry : 0.001 ; coffee : 0.3-13.2 ; tea (green) : 0.1 ;
other alcohol : up to 0.2 ; olive oil : 0.2

Main tox data for classification : metabolism study (ref. 1)
mutagenicity study : Ames neg. (ref. 2)
Tox data needed :

Refs. : (1) Detoxication mechanisms, Chapman and Hall Ltd, London, 1959 ;
(2) Food Chem. Toxicol. 20, 383, 1982

Main name : **Catechol**

CE No. : 680 Category : A Structural formula :
FEMA No. : —
CAS No. : — Isomer :

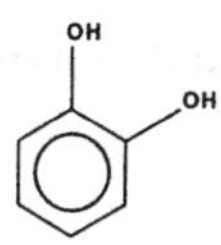

Upper level (mg/kg) Bev : — Food : 0.5 Except : —
Main nat food occ in mg/kg : coffee : 60-120

Main tox data for classification :
Tox data needed :

Refs. :

Group 4

Main name : **Carvacrol**

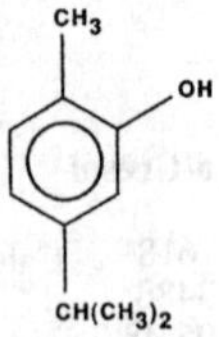

CE No. : 2055 Category : B Structural formula :
FEMA No. : 2245
CAS No. : 499-75-2 Isomer :

Upper level (mg/kg) Bev : 2 Food : 5 Except : a : 50
Main nat food occ in mg/kg : cranberry : trace ; beer : 0.2-2

Main tox data for classification :
Tox data needed : 28-d oral study

Refs. :

Main name : **Anisole**

CE No. : 2056 Category : B Structural formula :

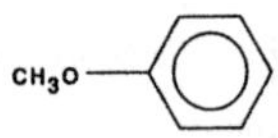

FEMA No. : 2097
CAS No. : 100-66-3 Isomer :

Upper level (mg/kg) Bev : 20 Food : 50 Except : —
Main nat food occ in mg/kg : apple juice : trace

Main tox data for classification : metabolism study (ref. 1)
Tox data needed : 28-d oral study

Refs. : (1) F.A. Parry, Inc. Hyg. Toxicol., 1963

Main name : **ß-Naphthyl ethyl ether**

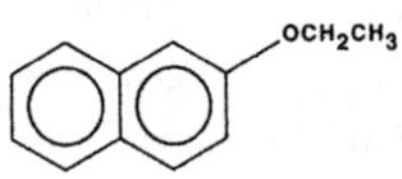

CE No. : 2058 Category : A Structural formula :
FEMA No. : 2768
CAS No. : 93-18-5 Isomer :

Upper level (mg/kg) Bev : 1 Food : 5 Except : —
Main nat food occ in mg/kg : no data found

Main tox data for classification :
: 90-d oral rat study : NEL > 5 mg/kg bw/d (ref. 1)
: 90-d oral rat study : NEL > 5.5 mg/kg bw/d (ref. 2)
Tox data needed :

Refs. : (1) Food and Drug Res. Lab. Inc. Rep. No 83524, 2/3, 1963 ; (2) Food Cosmet. Toxicol. 3, 563, 1965

Group 4

Main name : **p-Dimethoxybenzene**

CE No. : 2059 Category : A
FEMA No. : 2386
CAS No. : 150-78-7

Structural formula :

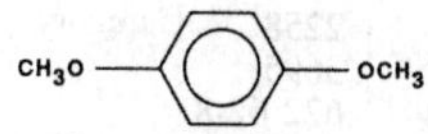

Isomer :

Upper level (mg/kg) Bev : — Food : 5 Except : —

Main nat food occ in mg/kg : papaya ; mint ; tea (green) ; cherimoya

Main tox data for classification : 7-w oral rat, 9-w oral rabbit and 12-w oral dog studies : NEL around 250 mg/kg bw/d (ref. 1)

Tox data needed :

Refs. : (1) J. Ind. Hyg. Toxicol. 31, 79, 1949

Main name : **Diphenyl ether**

CE No. : 2201 Category : B
FEMA No. : 3667
CAS No. : 101-84-8

Structural formula :

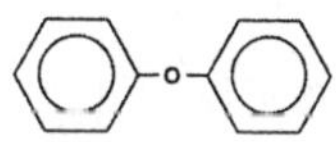

Isomer :

Upper level (mg/kg) Bev : 5 Food : 2 Except : —

Main nat food occ in mg/kg : no data found

Main tox data for classification : metabolism study (ref. 1)

Tox data needed : 28-d oral study

Refs. : (1) F.A. Patty, Ind. Hyg. Toxicol. 1963

Main name : **2,6-Dimethoxyphenol**

CE No. : 2233 Category : B
FEMA No. : 3137
CAS No. : 91-10-1

Structural formula :

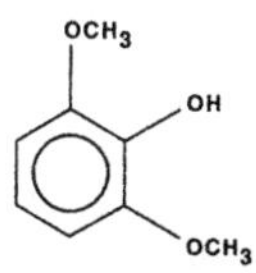

Isomer :

Upper level (mg/kg) Bev : Food : 5 Except : —

Main nat food occ in mg/kg : rum ; whisky ; wine (red) ; tea (partially fermented) ; shoyer (fermented soya hydrolysate) ; bonito (dried)

Main tox data for classification : 90-d oral rat study, 1 dose : NEL > 6.5 mg/kg bw/d (ref. 1)

Tox data needed : mutagenicity studies

Refs. : (1) Confidential data

Group 4

Main name : **hydroquinone monoethyl ether**			
CE No. : **2258**	Category : **B**	Structural : formula :	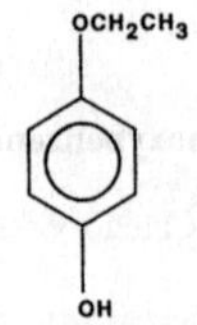
FEMA No. : **3695**			
CAS No. : **622-62-8**		Isomer :	

Upper level (mg/kg)	Bev : **0.5**	Food : **1**	Except : —

Main nat food occ in mg/kg : **no data found**

Main tox data for classification : **7-w oral rat study : NEL > 100 mg/kg bw/d (ref. 1)**

Tox data needed : **28-d oral study**

Refs. : **(1) J. Ind. Hyg. Toxicol. 31, 79, 1949**

GROUP SUMMARY

Group: 5.1.1 Aliphatic aldehydes, straight chain, saturated

Substances included in the group:

CE No	Cat.	Main name
89	A	Acetaldehyde
90	A	Propionaldehyde
91	A	Butyraldehyde
93	A	Valeraldehyde
96	A	Hexanal
97	A	Octanal
98	A	Decanal
99	A	Lauric aldehyde
114	A	Nonanal
117	A	Heptanal
118	A	Myristaldehyde
121	A	Undecanal
594	A	Paraldehyde

CE Nos. considered as sub-group: 89, 90, 91, 93, 96, 97, 98, 99, 114, 117, 118, 121, 594

Main toxicological tests available for the evaluation of substances:

Subchronic toxicity	: 98, 99, 117
Mutagenicity	: 89, 91, 96
Metabolism	: 594
Inhalation	: 89, 90

Group 5.1.1

Main name : **Acetaldehyde**

CE No. : 89	Category : A	Structural formula :	CH_3CHO
FEMA No. : 2003			
CAS No. : 75-07-0		Isomer : N	

Upper level (mg/kg) Bev : 23 Food : 20 Except : c : 25

Main nat food occ in mg/kg : grapefruit juice : 0.3-50 ; other fruits : up to 10 ; peas : 1.2-400 ; other veg. : up to 22 ; bread : 4.2-9.96 ; cereals : up to 3.5 ; yoghurt : 0.7-76 ; other milk products : up to 8 ; wine (white) : 7.3-142

Main tox data for classification : mutagenicity study : Ames neg. (ref. 1)
: inhalation study in hamster : tumours in nose and larynx (ref. 2)

Tox data needed :

Refs. : (1) Mut. Res. 148, 25, 1985
: (2) Arch. Ind. Hyg. Occ. Med. 4, 119, 1951

Main name : **Propionaldehyde**

CE No. : 90	Category : A	Structural formula :	CH_3CH_2CHO
FEMA No. : 2923			
CAS No. : 123-38-6		Isomer :	

Upper level (mg/kg) Bev : 6 Food : 18 Except : —

Main nat food occ in mg/kg : grape (muscat) : 0.4-2.8 ; other fruits : up to 0.03 ; cucumber : 0.2-2 ; other veg. : up to 1 ; bread : 0.24-30.9 ; rice (cooked) : 0.03 ; cheddar cheese : 2.6 ; other milk products : up to 0.3 ; fish : 1.2 ; pork (heated) : 0.00045-0.13

Main tox data for classification : inhalation study on rat : severe irritation (ref. 1)

Tox data needed :

Refs. : (1) Ind. Hyg. and Toxicol. Intersci. Publ., N.Y., 1963

Main name : **Butyraldehyde**

CE No. : 91	Category : A	Structural formula :	$CH_3(CH_2)_2CHO$
FEMA No. : 2219			
CAS No. : 123-72-8		Isomer : N	

Upper level (mg/kg) Bev : 2 Food : 10 Except : —

Main nat food occ in mg/kg : carrot : 0.1-0.2 ; potato (cooked) : 0.008-0.016 ; white bread : 0.6-51 ; rice (cooked) : 0.2 ; butter : 0.03-0.06 ; olive oil : 0.002 ; other food and beverage : up to 1.4

Main tox data for classification : mutagenicity study : micronucleus pos., (ref. 1)

Tox data needed :

Refs. : (1) Mut. Res. 29, 205, 1975

Group 5.1.1

Main name : **Valeraldehyde**

CE No. : 93 Category : **A** Structural formula : $CH_3(CH_2)_3CHO$
FEMA No. : 3098
CAS No. : 110-62-3 Isomer : **N**

Upper level (mg/kg) Bev : 3 Food : 6 Except : —
Main nat food occ in mg/kg : apple juice : 0.005-4.1 ; other fruits : up to 0.05 ; white bread : 1.2 ; rice (cooked) : 0.1 ; butter : 0.04-0.6 ; milk : 0.0003 ; fish : 0.4 ; other foods : up to 0.4

Main tox data for classification :
Tox data needed :

Refs. :

Main name : **Hexanal**

CE No. : 96 Category : **A** Structural formula : $CH_3(CH_2)_4CHO$
FEMA No. : 2557
CAS No. : 66-25-1 Isomer : **N**

Upper level (mg/kg) Bev : 3 Food : 10 Except : —
Main nat food occ in mg/kg : banana : 5 ; other fruits : up to 3 ; cucumber : 0.3-3 ; other veg. : up to 3 ; white bread : 2-20 ; rice (cooked) : 1 ; tea (black) : 0.6-57 ; many other foods : up to 0.4

Main tox data for classification : mutagenicity study : Ames neg. (ref. 1)
Tox data needed :

Refs. : (1) Mut. Res. 148, 25, 1985

Main name : **Octanal**

CE No. : 97 Category : **A** Structural formula : $CH_3(CH_2)_6CHO$
FEMA No. : 2797
CAS No. : 124-13-0 Isomer :

Upper level (mg/kg) Bev : Food : Except :
Main nat food occ in mg/kg : orange juice : 0.01-0.3 ; other fruits : up to 0.2 ; butter : 0.12 ; milk : 0.002 ; beer : 0.004-0.2 ; and many other foods : up to 0.4

Main tox data for classification : JECFA : 0.06 mg/kg bw/d (ref. 1)
Tox data needed :

Refs. : (1) 23rd session, 1979

Group 5.1.1

Main name : **Decanal**

CE No. : 98 Category : A
FEMA No. : 2362
CAS No. : 112-31-2
Structural formula : $CH_3(CH_2)_8CHO$
Isomer : N

Upper level (mg/kg) Bev : 14 Food : 43 Except : —
Main nat food occ in mg/kg : strawberry : 0.1-1.4 ; other fruits : up to 0.4 ; tomato : 1.1 ; milk : 0.0003 ; butter : 0.01-0.09 ; almond (roasted) : 4 ; other foods : up to 0.3

Main tox data for classification : 12-w oral rat study : NEL 6.2 mg/kg bw/d (ref. 1)
Tox data needed :

Refs. : (1) Confidential data

Main name : **Lauric aldehyde**

CE No. : 99 Category : A
FEMA No. : 2615
CAS No. : 112-54-9
Structural formula : $CH_3(CH_2)_{10}CHO$
Isomer : N

Upper level (mg/kg) Bev : 2 Food : 7 Except : —
Main nat food occ in mg/kg : grapefruit juice : 0.05 ; bilberry : 0.002 ; tomato : 8 ; carrot ; 0.008-2.36 ; beer : 0.0001-0.01 ; peanut (roasted) : 0.03-0.04

Main tox data for classification : 12-w oral rat study : NEL 17 mg/kg bw/d (ref. 1)
Tox data needed :

Refs. : (1) Confidential data

Main name : **Nonanal**

CE No. : 114 Category : A
FEMA No. : 2782
CAS No. : 124-19-6
Structural formula : $CH_3(CH_2)_7CHO$
Isomer :

Upper level (mg/kg) Bev : Food : Except :
Main nat food occ in mg/kg : black currant : 0.04 ; other fruits : up to 0.04 ; carrot : 0.08-6.2 ; other veg. : up to 1.5 ; white bread : 31.8 ; rice (cooked) : 0.03 ; chicken (heated) : 0.04-0.28 ; other fodds : up to 1.2

Main tox data for classification : JECFA : 0.06 mg/kg bw/d (ref. 1)
Tox data needed :

Refs. : (1) 23rd session, 1979

Main name : **Heptanal**

CE No. : 117 Category : A Structural :
FEMA No. : 2540 formula : $CH_3(CH_2)_5CHO$
CAS No. : 111-71-7 Isomer : N

Upper level (mg/kg) Bev : 5 Food : 12 Except : —
Main nat food occ in mg/kg : apple juice : 0.2-1 ; other fruits : up to 0.1 ; carrot : 0.02-0.1 ; celery root : 0.009 ; white bread : 2.9 ; rice (cooked) : 0.02 ; butter : 0.03-1.1 ; other foods : up to 3

Main tox data for classification : 4-w oral rabbit study : effect on blood pressure (ref. 1)
Tox data needed :

Refs. : (1) Food Cosmet. Toxicol. 13, 701, 1975

Main name : **Myristaldehyde**

CE No. : 118 Category : A Structural :
FEMA No. : 2763 formula : $CH_3(CH_2)_{12}CHO$
CAS No. : 124-25-4 Isomer : N

Upper level (mg/kg) Bev : 2 Food : 8 Except : —
Main nat food occ in mg/kg : mango : 0-0.3 ; strawberry : trace ; chicken (heated) : 0.0005 ; cocoa : 0.1 ; tea (green) : 0.1 ; coconut : trace

Main tox data for classification :
Tox data needed :

Refs. :

Main name : **Undecanal**

CE No. : 121 Category : A Structural :
FEMA No. : 3092 formula : $CH_3(CH_2)_9CHO$
CAS No. : 112-44-7 Isomer : N

Upper level (mg/kg) Bev : 2 Food : 15 Except : —
Main nat food occ in mg/kg : grapefruit juice : 0.03 ; bilberry : 0.005 ; carrot : 0.01-0.02 ; butter : 0.08 ; milk : 0.0002 ; chicken (heated) : 0.005 ; peanut (roasted) : trace 0.7

Main tox data for classification :
Tox data needed :

Refs. :

Group 5.1.1

Main name : **Paraldehyde**

CE No. : 594 Category : A Structural : formula :

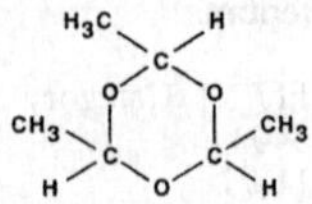

FEMA No. : —
CAS No. : 123-63-7 Isomer : N

Upper level (mg/kg) Bev : 5 Food : 20 Except : —

Main nat food occ in mg/kg : cognac : 0.02

Main tox data for classification : metabolism study in man (ref. 1, 2, 3)

Tox data needed :

Refs. : (1) Toxicol. Appl. Pharmacol. 15, 269, 1969 ; (2) Clin. Toxicol. 6, 91, 1973 ; (3) Hosp. Pharm. 8, 263, 1973

GROUP SUMMARY

Group: 5.1.2 Aliphatic aldehydes, straight chain, unsaturated

Substances included in the group:

CE No	Cat.	Main name
123	A	9-Undecenal
124	A	2-Dodecenal
663	A	2-Octenal
730	A	trans-2-Heptenal
733	A	2-Nonenal
748	A	2-Hexenal
2009	A	2-Decenal
2011	A	2-Tridecenal
2128	A	cis Hex-2-en-1-al
122	B	10-Undecenal
640	B	trans, trans-2,4-Hexadienal
659	B	Nona-2-trans, 6-cis-dienal
661	B	cis-6-Nonenal
664	B	6-Octenal
684	B	Trideca-4,7-dienal
685	B	2-trans-4-cis-7-cis-Tridecatrienal
687	B	2,5-Undecadienal
729	B	2,4-Heptadienal
732	B	2,4-Nonadienal
2008	B	cis-3-Hexenal
2120	B	2-trans, 4-trans-Decadienal
2121	B	Dodeca-3,6-dienal
2122	B	Heptadeca-2,5,8,11-tetraenal
2124	B	4-Heptenal
2125	B	trans-4-Heptenal
2126	B	Hexadeca-2,4,7,10-tetraenal
2127	B	Hexadeca-4,7,10-trienal
2132	B	Pentadeca-3,6,9-trienal
2134	B	Tetradeca-2,5,8-trienal
2297	B	cis 4-Decenal

CE Nos. considered as sub-group: 124, 663, 730, 733, 748, 2009, 2011, 2128, 2124, 2125, 2297, 661, 664, 640, 729, 732, 2120

Main toxicological tests available for the evaluation of substances:

Subchronic toxicity : 748, 123
Mutagenicity : 733, 663

Main name : **10-Undecenal**

CE No. : 122 Category : B Structural formula : $CH_2=CH(CH_2)_8CHO$
FEMA No. : 3095
CAS No. : 112-45-8 Isomer :

Upper level (mg/kg) Bev : 0.1 Food : 5 Except : —
Main nat food occ in mg/kg : no data found

Main tox data for classification :
Tox data needed : 28-d oral study

Refs. :

Main name : **9-Undecenal**

CE No. : 123 Category : A Structural formula : $CH_3CH=CH(CH_2)_7CHO$
FEMA No. : 3094
CAS No. : 143-14-6 Isomer : YES

Upper level (mg/kg) Bev : 5 Food : 5 Except : —
Main nat food occ in mg/kg : no data found

Main tox data for classification : 90-d oral rat study : NEL > 17 mg/kg bw/d (ref. 1)
Tox data needed :

Refs. : (1) Confidential data

Main name : **2-Dodecenal**

CE No. : 124 Category : A Structural formula : $CH_3(CH_2)_8CH=CHCHO$
FEMA No. : 2402
CAS No. : 4826-62-4 Isomer : YES

Upper level (mg/kg) Bev : 3 Food : 5 Except : —
Main nat food occ in mg/kg : milk : 0.0006 ; peanut (roasted) : 0.02-0.11

Main tox data for classification :
Tox data needed :

Refs. :

Main name : **trans, trans-2,4-Hexadienal**

CE No. : 640 Category : B Structural formula : $CH_3CH{=}CHCH{=}CHCHO$
FEMA No. : 3429
CAS No. : 142-83-6 Isomer : YES

Upper level (mg/kg) Bev : 0.02 Food : 0.02 Except : a : 1
Main nat food occ in mg/kg : peanut (roasted) 0.001-0,003 ; kiwi fruit 0.0004

Main tox data for classifi-- cation :
Tox data needed : 28-d oral study

Refs. :

Main name : **Nona-2-trans, 6-cis-dienal**

CE No. : 659 Category : B Structural formula : $CH_3CH_2CH{=}CHCH_2CH_2CH{=}CHCHO$
FEMA No. : 3377
CAS No. : 557-48-2 Isomer : YES

Upper level (mg/kg) Bev : 0.2 Food : 0.2 Except : —
Main nat food occ in mg/kg : mango : 0-0.006

Main tox data for classifi- cation : 90-d oral rat study : NEL > 17 mg/kg bw/d (ref. 1)
Tox data needed : 28-d oral study

Refs. :

Main name : **cis-6-Nonenal**

CE No. : 661 Category : B Structural formula : $CH_3CH_2CH{=}CH(CH_2)_4CHO$
FEMA No. : 3580
CAS No. : 2277-19-2 Isomer : YES

Upper level (mg/kg) Bev : 0.5 Food : 0.5 Except : —
Main nat food occ in mg/kg : melon ; cucumber

Main tox data for classifi- cation :
Tox data needed : 28-d oral study

Refs. :

Group 5.1.2

Main name : **2-Octenal**

CE No. : 663 Category : A Structural formula : $CH_3(CH_2)_4CH=CHCHO$
FEMA No. : 3215
CAS No. : 2363-89-5 Isomer : YES

Upper level (mg/kg) Bev : 1 Food : 1 Except : —
Main nat food occ in mg/kg : cranberry : 0.1 ; tomato : 0.05 ; asparagus : trace ; potato chips : 0.01 ; peanut (roasted) : 0.1-0.2 ; olive oil : 0.1

Main tox data for classification : mutagenicity study : Ames neg. (ref. 1)
Tox data needed :

Refs. : (1) Mut. Res. 148, 25, 1985

Main name : **6-Octenal**

CE No. : 664 Category : B Structural formula : $CH_3CH=CH(CH_2)_4CHO$
FEMA No. : —
CAS No. : 63826-25-5 Isomer : YES

Upper level (mg/kg) Bev : 0.1 Food : 0.5 Except : —
Main nat food occ in mg/kg : no data found

Main tox data for classification :
Tox data needed : 28-d oral study

Refs. :

Main name : **Trideca-4,7-dienal**

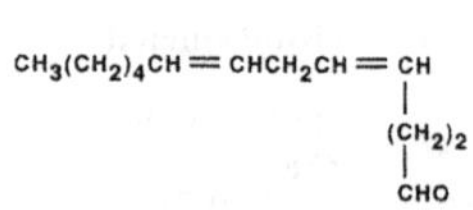

CE No. : 684 Category : B Structural formula :
FEMA No. : —
CAS No. : — Isomer : YES

Upper level (mg/kg) Bev : — Food : 0.01 Except : —
Main nat food occ in mg/kg : no data found

Main tox data for classification :
Tox data needed : 28-d oral study

Refs. :

Group 5.1.2

Main name : **2-trans-4-cis-7-cis-Tridecatrienal**

CE No. : 685 Category : B
FEMA No. : 3638
CAS No. : 13552-96-0

Structural formula : $CH_3(CH_2)_4CH=CHCH_2(CH=CH)_2CHO$
Isomer : YES

Upper level (mg/kg) Bev : — Food : 0.05 Except : —

Main nat food occ in mg/kg : chicken (heated)

Main tox data for classification :

Tox data needed : 28-d oral study

Refs. :

Main name : **2,5-Undecadienal**

CE No. : 687 Category : B
FEMA No. : —
CAS No. : —

Structural formula : $CH_3(CH_2)_4CH=CHCH_2CH=CHCHO$
Isomer : YES

Upper level (mg/kg) Bev : — Food : 0.5 Except : —

Main nat food occ in mg/kg : autoxidized fats

Main tox data for classification :

Tox data needed : 28-d oral study

Refs. :

Main name : **2,4-Heptadienal**

CE No. : 729 Category : B
FEMA No. : 3164
CAS No. : 4313-03-5

Structural formula : $CH_3CH_2CH=CHCH=CHCHO$
Isomer :

Upper level (mg/kg) Bev : 1 Food : 1 Except : —

Main nat food occ in mg/kg : cranberry : 0.06 ; bilberry : 0.005 ; peanut (roasted) : 0.002-0.007

Main tox data for classification :

Tox data needed : 28-d oral study

Refs. :

Main name : **trans-2-Heptenal**

CE No. : 730 Category : A
FEMA No. : 3165
CAS No. : 2463-63-0
Structural formula : $CH_3-(CH_2)_3-CH=CH-CHO$ (trans)
Isomer : YES

Upper level (mg/kg) Bev : — Food : 5 Except : —

Main nat food occ in mg/kg : cranberry : 0.1 ; asparagus (cooked) : 0.03 ; peanut (roasted) : 0.1 ; potato chips : 0.01 ; soybean (defatted) : trace ; olive oil : 0.2

Main tox data for classification :

Tox data needed : 28-d oral study

Refs. :

Main name : **2.4-Nonadienal**

CE No. : 732 Category : B
FEMA No. : 3212
CAS No. : 6750-03-4
Structural formula : $CH_3-(CH_2)_3-CH=CH-CH=CH-CHO$
Isomer : YES

Upper level (mg/kg) Bev : — Food : 5 Except :

Main nat food occ in mg/kg : cranberry : 0.02 ; asparagus (cooked) : trace ; peanut (roasted) : 0.02-0.08

Main tox data for classification : mutagenicity study : Ames neg. (ref. 1)

Tox data needed : 28-d oral study

Refs. : (1) Mut. Res. 148, 25, 1985

Main name : **2-Nonenal**

CE No. : 733 Category : A
FEMA No. : 3213
CAS No. : 2463-53-8
Structural formula : $CH_3-(CH_2)_5-CH=CH-CHO$
Isomer : YES

Upper level (mg/kg) Bev : — Food : 5 Except : —

Main nat food occ in mg/kg : carrot : 0.12-6.61 ; asparagus (cooked) : 0.01 ; beer : 0.05 ; peanut (roasted) : 0.3 ; potato chips : 0.01

Main tox data for classification : mutagenicity study : Ames neg. (ref. 1)

Tox data needed :

Refs. : (1) Mut. Res. 148, 25, 1985

Main name : **2-Hexenal**

CE No. : 748 Category : A Structural formula : $CH_3CH_2CH_2CH=CHCHO$
FEMA No. : 2560
CAS No. : 505-57-7 Isomer : YES

Upper level (mg/kg) Bev : 10 Food : 10 Except : —
Main nat food occ in mg/kg : banana : 18-76 ; other fruits : up to 15 ; tomato : 0.01-10 ; cucumber : 0.3-3 ; tea : 1.6-25 ; other foods : up to 0.2

Main tox data for classification : 90-d oral rat study : NEL 80 mg/kg bw/d (ref. 1)
Tox data needed :

Refs. : (1) Food Cosmet. Toxicol. 13, 453, 1975

Main name : **cis-3-Hexenal**

CE No. : 2008 Category : B Structural formula : $CH_3CH_2CH=CHCH_2CHO$
FEMA No. : 2561
CAS No. : 6789-80-6 Isomer : YES

Upper level (mg/kg) Bev : 0.01 Food : 1 Except : —
Main nat food occ in mg/kg : trans : kiwi fruit : 0.001 ; cis : mango : 1 ; raspberry : 0.005-0.05 ; kiwi fruit : 0.002 ; tomato : 0.1-0.2

Main tox data for classification :
Tox data needed : 28-d oral study

Refs. :

Main name : **2-Decenal**

CE No. : 2009 Category : A Structural formula : $CH_3(CH_2)_6CH=CHCHO$
FEMA No. : 2366
CAS No. : 3913-71-1 Isomer : YES

Upper level (mg/kg) Bev : 5 Food : 10 Except : —
Main nat food occ in mg/kg : carrot : trace-0.7 ; olive oil : 0.2-15 ; milk products : 0.00006 ; beef (heated) : 0.06 ; peanut (roasted) : 0.1-0.2 ; potato chips : 0.02

Main tox data for classification :
Tox data needed :

Refs. :

Main name : **2-Tridecenal**

CE No. : 2011	Category : A	Structural formula :	$CH_3(CH_2)_9CH=CHCHO$
FEMA No. : 3082			
CAS No. : 7774-82-5		Isomer : YES	

Upper level (mg/kg) Bev : 0.3 Food : 1 Except : —

Main nat food occ in mg/kg : beef (heated) ; lamb (heated) ; coriander seed

Main tox data for classification :

Tox data needed :

Refs. :

Main name : **2-trans, 4-trans-Decadienal**

CE No. : 2120	Category : B	Structural formula :	$CH_3(CH_2)_4(CH=CH)_2CHO$ (all - *trans* isomer)
FEMA No. : 3135			
CAS No. : 25152-84-5		Isomer : YES	

Upper level (mg/kg) Bev : 10 Food : 10 Except : —

Main nat food occ in mg/kg : trans-2-cis 4 : bilberry : 0.0005 ; fish : 0.00003 ; potato chips : 0.1-0.3 ; trans-2-trans-4 : orange juice : 0.05 ; bilberry : 0.002 ; carrot : 0.004 ; rice (cooked) : 0.2 ; potato chips : 0.8-2.3

Main tox data for classification :

Tox data needed : 28-d oral study

Refs. :

Main name : **Dodeca-3,6-dienal**

CE No. : 2121	Category : B	Structural formula :	$CH_3(CH_2)_4CH=CHCH_2CH=CH-CH_2CHO$
FEMA No. : —			
CAS No. : —		Isomer : YES	

Upper level (mg/kg) Bev : — Food : 5— Except : a : 5

Main nat food occ in mg/kg : autoxidized fats

Main tox data for classification :

Tox data needed : 28-d oral study

Refs. :

Main name : **Heptadeca-2,5,8,11-tetraenal**

CE No. : 2122 Category : B Structural formula : $CH_3(CH_2)_4CH{=}CHCH_2CH$ ‖ $CHO{-}CH{=}CHCH_2CH{=}CHCH_2CH$
FEMA No. : —
CAS No. : — Isomer : YES

Upper level (mg/kg) Bev : — Food : 1 Except : —
Main nat food occ in mg/kg : no data found

Main tox data for classification :
Tox data needed : 28-d oral study

Refs. :

Main name : **4-Heptenal**

CE No. : 2124 Category : B Structural formula : $CH_3CH_2CH{=}CHCH_2CH_2CHO$
FEMA No. : 3289
CAS No. : 6728-31-0 Isomer : YES

Upper level (mg/kg) Bev : 1 Food : 1 Except : —
Main nat food occ in mg/kg : butter : 0.0015 ; fish : 0.0002

Main tox data for classification :
Tox data needed : 28-d oral study

Refs. :

Main name : **trans-4-Heptenal**

CE No. : 2125 Category : B Structural formula : $CH_3CH_2CH{=}CHCH_2CH_2CHO$
FEMA No. : 3289
CAS No. : 929-22-6 Isomer : YES

Upper level (mg/kg) Bev : 1 Food : 1 Except : —
Main nat food occ in mg/kg : no data found

Main tox data for classification :
Tox data needed : 28-d oral study

Refs. :

Group 5.1.2

Main name : **Hexadeca-2,4,7,10-tetraenal**

CE No. : 2126 Category : B Structural formula : $CH_3(CH_2)_4CH{=}CHCH_2$ / $CHO{-}(CH{=}CH)_2CH_2CH{=}CH$
FEMA No. : —
CAS No. : — Isomer : YES

Upper level (mg/kg) Bev : 1 Food : 1 Except : —
Main nat food occ in mg/kg : autoxidized fats

Main tox data for classification :
Tox data needed : 28-d oral study

Refs. :

Main name : **Hexadeca-4,7,10-trienal**

CE No. : 2127 Category : B Structural formula : $CH_3(CH_2)_4CH{=}CHCH_2CH$ ‖ $CHO{-}CH_2CH_2CH{=}CHCH_2CH$
FEMA No. : —
CAS No. : — Isomer : YES

Upper level (mg/kg) Bev : 1 Food : 1 Except : —
Main nat food occ in mg/kg : no data found

Main tox data for classification :
Tox data needed : 28-d oral study

Refs. :

Main name : **cis Hex-2-en-1-al**

CE No. : 2128 Category : A Structural formula : $CH_3(CH_2)_2CH{=}CHCHO$ (*cis* form)
FEMA No. :
CAS No. : — Isomer : YES

Upper level (mg/kg) Bev : 10 Food : 5 Except : —
Main nat food occ in mg/kg : kiwi fruit : 0.4

Main tox data for classification :
Tox data needed :

Refs. :

Main name : **Pentadeca-3,6,9-trienal**

CE No. : 2132 Category : **B** Structural formula : 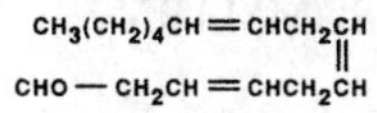
FEMA No. : —
CAS No. : — Isomer : **YES**

Upper level (mg/kg) Bev : — Food : — Except : **d : 1**
Main nat food occ in mg/kg : **no data found**

Main tox data for classification :
Tox data needed : **28-d oral study**

Refs. :

Main name : **Tetradeca-2,5,8-trienal**

CE No. : 2134 Category : **A** Structural formula : 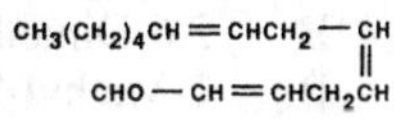
FEMA No. : —
CAS No. : — Isomer : **YES**

Upper level (mg/kg) Bev : — Food : — Except : **d : 1**
Main nat food occ in mg/kg : **autoxidized fats**

Main tox data for classification :
Tox data needed : **28-d oral study**

Refs. :

Main name : **cis 4-Decenal**

CE No. : 2297 Category : **B** Structural formula : 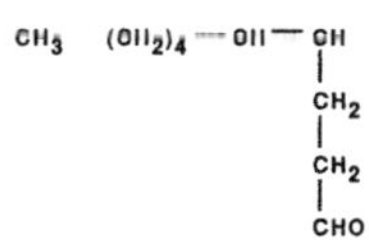
FEMA No. : 3264
CAS No. : 21662-09-9 Isomer : **YES**

Upper level (mg/kg) Bev : — Food : 1 Except : —
Main nat food occ in mg/kg : **chicken (heated)**

Main tox data for classification :
Tox data needed : **28-d oral study**

Refs. :

GROUP SUMMARY

Group: 5.1.3 Aliphatic aldehydes, branched chain

Substances included in the group:

CE No	Cat.	Main name
92	A	Isobutyraldehyde
94	A	3-Methylbutyraldehyde
113	A	2-Methyloctanal
575	A	Methylbutyraldehyde
706	A	2-methylpentanal
2010	A	2-Methylundecanal
95	B	2-Ethylbutyraldehyde
120	B	2-Ethyl-2-heptenal
2006	B	2,6-Dimethyl-5-heptenal
2129	B	2-Methyl-2-pentenal
2281	B	2-Methyl crotonaldehyde

CE Nos. considered as sub-group: 92, 113, 575, 706, 2010

Main toxicological tests available for the evaluation of substances:

Subchronic toxicity : 2010
Chronic toxicity : 92
Mutagenicity : 2006

Group 5.1.3

Main name : **Isobutyraldehyde**

CE No. : 92 Category : A Structural :
FEMA No. : 2220 formula : $(CH_3)_2CHCHO$
CAS No. : 78-84-2 Isomer :

Upper level (mg/kg) Bev : 0,3 Food : 1 Except : c : 5
Main nat food occ in mg/kg : black currant : 0.01 ; apple juice : 0.003 ; carrot : 0.03-0.1 ; other veg. : up to 0.064 ; fish : 2.4 ; pork (heated) : 0.015-0.046 ; bread : 0.26-6.7 ; other food and beverages : up to 15

Main tox data for classification : 2-y oral rat and mice studies ongoing (ref. 1)
Tox data needed :

Refs. : (1) Confidential data

Main name : **3-Methylbutyraldehyde**

CE No. : 94 Category : A Structural :
FEMA No. : 2692 formula : $(CH_3)_2CHCH_2CHO$
CAS No. : 590-86-3 Isomer :

Upper level (mg/kg) Bev : 0,6 Food : 3 Except : —
Main nat food occ in mg/kg : tomato : 0.4-2 ; other veg. : up to 0.2 ; bread (white) : 0.13-9.5 ; rice (cooked) trace ; beef (heated) : 0.16 ; pork (heated) : 0.0019-0.0045 ; cocoa : 21-73 ; other food and beverages : up to 30

Main tox data for classification :
Tox data needed :

Refs. :

Main name : **2-Ethylbutyraldehyde**

CE No. : 95 Category : B Structural :
FEMA No. : 2426 formula : $CH_3CH_2CH(C_2H_5)CHO$
CAS No. : 97-96-1 Isomer :

Upper level (mg/kg) Bev : 10 Food : 40 Except : —
Main nat food occ in mg/kg : orange juice ; wheat bread ; maize

Main tox data for classification :
Tox data needed : 90-d oral study

Refs. :

Main name : **2-Methyloctanal**

CE No. : 113	Category : A	Structural formula :	$CH_3(CH_2)_5CH(CH_3)CHO$
FEMA No. : 2727			
CAS No. : 7786-29-0		Isomer : YES	

Upper level (mg/kg) Bev : 1 Food : 2 Except : —

Main nat food occ in mg/kg : no data found

Main tox data for classification :

Tox data needed :

Refs. :

Main name : **2-Ethyl-2-heptenal**

CE No. : 120	Category : B	Structural formula :	$CH_3(CH_2)_3CH{=}C(CH_2CH_3){-}CHO$
FEMA No. : 2438			
CAS No. : 10031-88-6		Isomer : YES	

Upper level (mg/kg) Bev : 0.4 Food : — Except : a : 1

Main nat food occ in mg/kg : no data found

Main tox data for classification :

Tox data needed : 28-d oral study

Refs. :

Main name : **2-Methylbutyraldehyde**

CE No. : 575	Category : A	Structural formula :	$CH_3CH_2CH(CH_3)CHO$
FEMA No. : 2691			
CAS No. : 96-17-3		Isomer : YES	

Upper level (mg/kg) Bev : 2 Food : 10 Except : —

Main nat food occ in mg/kg : black currant : 0.01 ; olive oil : 0.015 ; potato cooked) : 0.052-0.50 ; Swiss cheese : 0.06-0.3 ; tea (black) : 0.2-1.6 ; other food and beverages : up to 3

Main tox data for classification :

Tox data needed :

Refs. :

Main name : **2-Methylpentanal**

CE No. : 706 Category : A Structural formula : $CH_3CH_2CH_2-CH(CH_3)-CHO$
FEMA No. : 3413
CAS No. : 123-15-9 Isomer : YES

Upper level (mg/kg) Bev : 2 Food : 2 Except : —
Main nat food occ in mg/kg : onion ; wheat bread ; crisp bread ; chicken and turkey (raw) ; beef (heated) ; beer ; coffee ; peanut (roasted) ; leek (heated) ; rice

---

Main tox data for classification :
Tox data needed :

Refs. :

Main name : **2,6-Dimethyl-5-heptenal**

CE No. : 2006 Category : B Structural formula : $(CH_3)_2C=CH(CH_2)_2CH(CH_3)CHO$
FEMA No. : 2389
CAS No. : 106-72-9 Isomer : YES

Upper level (mg/kg) Bev : 5 Food : 10 Except : —
Main nat food occ in mg/kg : no data found

Main tox data for classification : mutagenicity studies : Ames, Drosophila and micronucleus neg. (ref. 1)
Tox data needed : 28-d oral study ; metabolism study

Refs. : (1) Food Chem. Toxicol. 6, 707, 1983

Main name : **2-Methylundecanal**

CE No. : 2010 Category : A Structural formula : $CH_3(CH_2)_8CH(CH_3)CHO$
FEMA No. : 2749
CAS No. : 110-41-8 Isomer :

Upper level (mg/kg) Bev : 1 Food : 5 Except : —
Main nat food occ in mg/kg : kumquat

Main tox data for classification : 90-d oral rat study : NEL 23 mg/kg bw/d (ref. 1)
Tox data needed :

Refs. : (1) Confidential data

Main name : **2-Methyl-2-pentenal**

CE No. : **2129** Category : **B**
FEMA No. : **3194**
CAS No. : **623-36-9**
Structural formula :

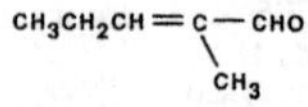

Isomer : **YES**

Upper level (mg/kg) Bev : — Food : — Except : **d : 25**

Main nat food occ in mg/kg : **onion : 0.03-1.4**

Main tox data for classification :

Tox data needed : **28-d oral study**

Refs. :

Main name : **2-Methyl crotonaldehyde**

CE No. : **2281** Category : **B**
FEMA No. : —
CAS No. : **11156-11-3**
Structural formula : $CH_3CH{=}C(CH_3)CHO$
Isomer : **YES**

Upper level (mg/kg) Bev : — Food : **1** Except : —

Main nat food occ in mg/kg : **onion : 0.015 ; beef (heated) : 0.48**

Main tox data for classification :

Tox data needed : **28-d oral study ; metabolism study**

Refs. :

GROUP SUMMARY

Group: 5.1.4 Acyclic terpene aldehydes

Substances included in the group:

CE No	Cat.	Main name
100	A	Hydroxycitronellal
109	A	Citral
110	A	Citronellal
112	B	2,6-Dimethyloctanal
2012	B	Citronelloxyacetaldehyde

Main toxicological tests available for the evaluation of substances:

Chronic toxicity : 100
Mutagenicity : 100

Group 5.1.4

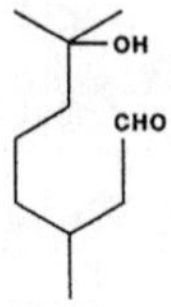

Main name : **Hydroxycitronellal**

CE No. : 100 Category : A Structural formula :
FEMA No. : 2583
CAS No. : 107-75-5 Isomer : YES

Upper level (mg/kg) Bev :— Food :— Except :—
Main nat food occ in mg/kg : no data found

Main tox data for classification : 2-y oral rat study : NEL 250 mg/kg bw/d (ref. 1)
: mutagenicity studies : Ames, Drosophila and micronucleus neg. (ref. 2)
Tox data needed :

Refs. : (1) Med. Ernähr. 8, 244, 1967 ; (2) Food Cosmet Toxicol. 12, 921, 1974

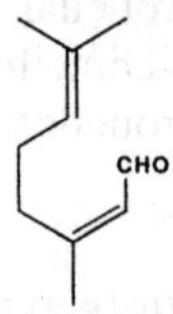

Main name : **Citral**

CE No. : 109 Category : A Structural formula :
FEMA No. : 2303
CAS No. : 5392-40-5 Isomer : YES

Upper level (mg/kg) Bev :— Food :— Except :—
Main nat food occ in mg/kg : orange juice : 0.05 ; lemon oil : 40,000-134,000 ; mango : trace

Main tox data for classification : JECFA : 0.5 mg/kg bw/d (ref. 1)
Tox data needed :

Refs. : (1) 23rd session, 1979

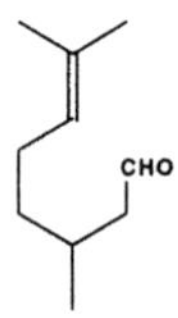

Main name : **Citronellal**

CE No. : 110 Category : A Structural formula :
FEMA No. : 2307
CAS No. : 106-23-0 Isomer : YES

Upper level (mg/kg) Bev :— Food :— Except :—
Main nat food occ in mg/kg : lemon oil : 300-2,000 ; grapefruit juice : 1,300-1,400 ; mango : 4

Main tox data for classification : JECFA : 0.5 mg/kg bw/d (ref. 1)
Tox data needed :

Refs. : (1) 23rd session, 1979

Group 5.1.4

Main name : **2,6-Dimethyloctanal**

CE No. : 112 Category : B
FEMA No. : 2390
CAS No. : 1321-89-7
Structural formula : $CH_3CH_2CH(CH_3)-(CH_2)_3-CH(CH_3)-CHO$
Isomer : YES

Upper level (mg/kg) Bev : 0.5 Food : 5 Except : —
Main nat food occ in mg/kg : no data found

Main tox data for classification :
Tox data needed : 28-d oral study

Refs. :

Main name : **Citronelloxyacetaldehyde**

CE No. : 2012 Category : B
FEMA No. : 2310
CAS No. : 7492-67-3
Structural formula :

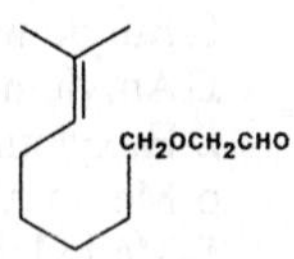

Isomer : YES

Upper level (mg/kg) Bev : 1 Food : 5 Except : —
Main nat food occ in mg/kg : no data found

Main tox data for classification :
Tox data needed : 28-d oral study ; metabolism study

Refs. :

GROUP SUMMARY

Group: 5.2 Aromatic aldehydes

Substances included in the group:

CE No	Cat.	Main name
101	A	Benzaldehyde
102	A	Cinnamaldehyde
103	A	p-Methoxybenzaldehyde
104	A	Piperonal
106	A	Veratraldehyde
107	A	Vanillin
108	A	Ethyl vanillin
115	A	Tolualdehydes (mixed o, m, p)
126	A	2-Phenylpropionaldehyde
127	A	£-Butylcinnamaldehyde
128	A	£-Amylcinnamaldehyde
129	A	£-Hexylcinnamaldehyde
571	A	o-Methoxycinnamaldehyde
578	A	£-Methylcinnamaldehyde
584	A	p-Methoxy-£-methyl cinnamaldehyde
587	A	2-Methyl-3-tolylpropionaldehyde (mixed o, m, p)
703	A	4-Ethoxy-3-methoxy benzaldehyde
704	A	2-Ethyl benzaldehyde
705	A	4-Ethyl benzaldehyde
111	B	Cuminaldehyde
116	B	Phenylacetaldehyde
130	B	p-Tolyl acetaldehyde
131	B	2-(p-Tolyl)-propionaldehyde
132	B	p-Isopropylphenylacetaldehyde
133	B	2-Methyl-3-(p-isopropylphenyl)propionaldehyde
134	B	2-Methyl-4-phenylbutyraldehyde
558	B	4-Hydroxy benzaldehyde
605	B	Salicylaldehyde
626	B	p-Ethoxybenzaldehyde
670	B	2-Phenyl-2-butenal
2013	B	3-Phenylpropionaldehyde
2130	B	2-Hydroxy-4-methylbenzaldehyde
2261	B	3-(p-Isopropylphenyl)propionaldehyde

CE Nos. considered as sub-group: 127, 128, 129, 578, 130, 131

Main toxicological tests available for the evaluation of substances:

Subchronic toxicity	: 115, 128, 132, 571, 584, 587
Chronic toxicity	: 103, 126
Mutagenicity	: 103, 127, 128, 129, 578, 584, 626
Reproduction	: 578
Metabolism	: 103, 128
Acute	: 605

Group 5.2

Main name : **Benzaldehyde**

CE No. : 101 Category : A Structural formula :
FEMA No. : 2127
CAS No. : 100-52-7 Isomer :

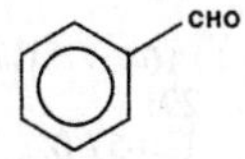

Upper level (mg/kg) Bev : Food : Except :
Main nat food occ in mg/kg : peach : 1.15 ; other fruits : up to 0.6 ; mushroom (fresh) : 0.02-15-8 ; other veg. : up to 1.2 ; white bread : 5.3-9.7 ; rice (cooked) : 0.02 ; tea (green) : 0.17-4 ; other food and beverages : up to 4

Main tox data for classification : JECFA : 5 mg/kg bw/d (ref. 1)
Tox data needed :

Refs. : (1) 11th session, 1967

Main name : **Cinnamaldehyde**

CE No. : 102 Category : A Structural formula :
FEMA No. : 2286
CAS No. : 104-55-2 Isomer : YES

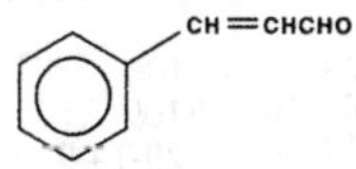

Upper level (mg/kg) Bev : Food : Except :
Main nat food occ in mg/kg : cranberry : 0.01 ; bilberry 0.0002

Main tox data for classification : JECFA : 0.7 mg/kg bw/d (ref. 1)
Tox data needed :

Refs. : (1) 23rd session, 1979

Main name : **p-Methoxybenzaldehyde**

CE No. : 103 Category : A Structural formula :
FEMA No. : 2670
CAS No. : 123-11-5 Isomer :

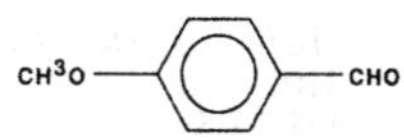

Upper level (mg/kg) Bev : 5 Food : 50 Except : —
Main nat food occ in mg/kg : cranberry : 0.1

Main tox data for classification :
15-w oral rat study : NEL > 500 mg/kg bw/d (ref. 1)
28-w oral rat study : NEL > 50 mg/kg bw/d (ref.1)
mutagenicity studies : Ames neg., CH cells pos. (ref. 2)
metabolism study (ref. 3)
Tox data needed :

Refs. : (1) Food Cosmet. Toxicol. 5, 141, 1967 ; (2) Mutat. Res. 105, 387, 1982 ; (3) Toxicol. Appl. Pharmacol. 6, 378, 1964

Group 5.2

Main name : **Piperonal**

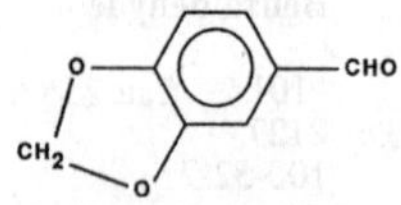

CE No. : 104 Category : A Structural formula :
FEMA No. : 2911
CAS No. : 120-57-0 Isomer :

Upper level (mg/kg) Bev : Food : Except :
Main nat food occ in mg/kg : pepper ; chicken (heated) ; sherry ; dill ; vanilla

Main tox data for classification : JECFA : 2.5 mg/kg bw/d (ref. 1)
Tox data needed :

Refs. : (1) 11th session, 1967

Main name : **Veratraldehyde**

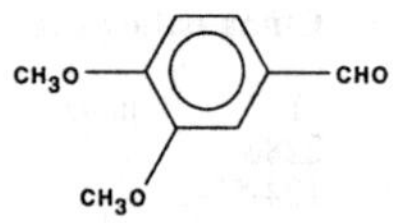

CE No. : 106 Category : A Structural formula :
FEMA No. : 3109
CAS No. : 120-14-9 Isomer :

Upper level (mg/kg) Bev : 10 Food : 30 Except : —
Main nat food occ in mg/kg : raspberry : trace

Main tox data for classification :
Tox data needed :

Refs. :

Main name : **Vanillin**

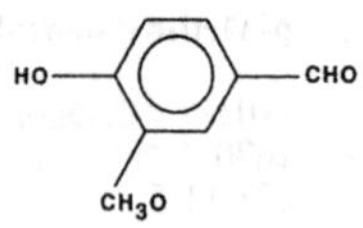

CE No. : 107 Category : A Structural formula :
FEMA No. : 3107
CAS No. : 121-33-5 Isomer :

Upper level (mg/kg) Bev : Food : Except :
Main nat food occ in mg/kg : bilberry : 0.01 ; raspberry : trace ; asparagus (cooked) : 1.2 ; rum : 0.25-9.6 ; other alcohol : up to 2 ; coffee : 2-3 ; vanilla : 12,000-23,000

Main tox data for classification : JECFA : 10 mg/kg bw/d (ref. 1)
Tox data needed :

Refs. : (1) 11th session, 1967

Main name : **Ethyl vanillin**

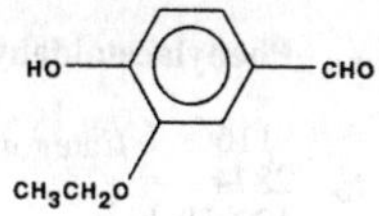

CE No. : 108 Category : A Structural formula :
FEMA No. : 2464
CAS No. : 121-32-4 Isomer :

Upper level (mg/kg) Bev : Food : Except :
Main nat food occ in mg/kg : no data found

Main tox data for classification : JECFA : 10 mg/kg bw/d (ref. 1)
Tox data needed :

Refs. : (1) 11th session, 1967

Main name : **Cuminaldehyde**

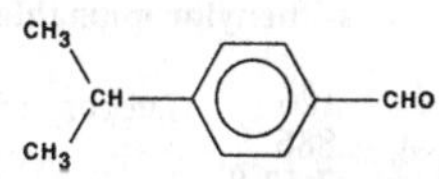

CE No. : 111 Category : B Structural formula :
FEMA No. : 2341
CAS No. : 122-03-2 Isomer :

Upper level (mg/kg) Bev : 15 Food : 15 Except : —
Main nat food occ in mg/kg : mandarin ; black currant ; mango ; cinnamon ; cloves ; cumin seed ; parsley ; thyme ; oregano ; majorana and vulgare ; beef (heated) ; cognac ; bonito (dried)

Main tox data for classification :
Tox data needed : 28-d oral study

Refs. :

Main name : **Tolualdehydes (mixed o, m, p)**

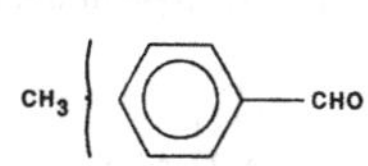

CE No. : 115 Category : A Structural formula :
FEMA No. : 3068
CAS No. : 1334-78-7 Isomer : YES

Upper level (mg/kg) Bev : 10 Food : 30 Except : —
Main nat food occ in mg/kg : unknown structure : beef (heated) ; cider ; coffee

Main tox data for classification : 90-d oral rat studies : NEL > 36, > 40, 250 mg/kg bw/d (ref. 1)
Tox data needed :

Refs. : (1) Food Cosmet. Toxicol. 14, 885, 1976

Group 5.2

Main name : **Phenylacetaldehyde**

CE No. : 116 Category : B Structural : formula :
FEMA No. : 2874
CAS No. : 122-78-1 Isomer :

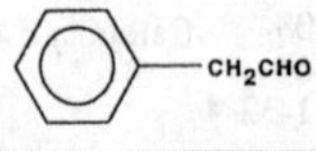

Upper level (mg/kg) Bev : 1 Food : 5 Except : —

Main nat food occ in mg/kg : mushroom (fresh) : 0.1-0.3 ; other veg. : up to 0.1 ; white bread : 0.8-1.5 ; rice : trace ; cider : 0.2 ; other alcohol : up to 0.12 ; cocoa : 0.5-10.2 ; other foods : up to 5.4

Main tox data for classification :

Tox data needed : 28-d oral study

Refs. :

Main name : **2-Phenylpropionaldehyde**

CE No. : 126 Category : A Structural : formula :
FEMA No. : 2886
CAS No. : 93-53-8 Isomer : YES

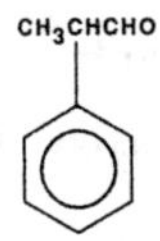

Upper level (mg/kg) Bev : 1 Food : 1 Except : —

Main nat food occ in mg/kg : no data found

Main tox data for classification : 15-w oral rat study : 3 doses : NEL > 10 mg/kg bw/d (ref. 1)

Tox data needed :

Refs. : (1) Food Cosmet. Toxicol. 14, 249, 1976

Main name : **£-Butylcinnamaldehyde**

CE No. : 127 Category : A Structural : formula :
FEMA No. : 2191
CAS No. : 7492-44-6 Isomer : YES

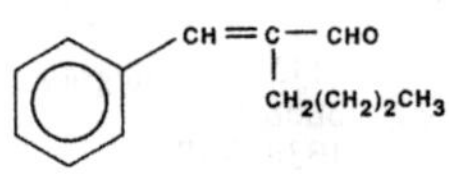

Upper level (mg/kg) Bev : 0.5 Food : 2 Except : —

Main nat food occ in mg/kg : no data found

Main tox data for classification : mutagenicity studies : Ames Drosophila and micronucleus neg. (ref. 1)

Tox data needed :

Refs. : (1) Food Chem. Toxicol. 6, 707, 1983

Group 5.2

Main name : **£-Amylcinnamaldehyde**

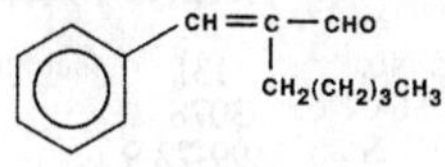

CE No. : 128 Category : A Structural formula :
FEMA No. : 2061
CAS No. : 122-40-7 Isomer : YES

Upper level (mg/kg) Bev : 2 Food : 5 Except : —
Main nat food occ in mg/kg : soybean

Main tox data for classification : 90-d oral rat studies : NEL 200 mg/kg bw/d (ref. 1)
: mutagenicity studies : Ames and micronucleus neg. (ref. 2)
: metabolism study (ref. 3)
Tox data needed :

Refs. : (1) Food Cosmet. Toxicol. 11, 725, 855, 1973 ; (2) Food Chem. Toxicol. 6, 707, 1983 ; (3) Food Cosmet. Toxicol. 3, 565, 1965

Main name : **£-Hexylcinnamaldehyde**

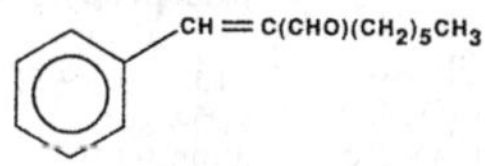

CE No. : 129 Category : A Structural formula :
FEMA No. : 2569
CAS No. : 101-86-0 Isomer : YES

Upper level (mg/kg) Bev : 1 Food : 2 Except : a : 5
Main nat food occ in mg/kg : rice (cooked)

Main tox data for classification : mutagenicity studies : Ames, Drosophila and micronucleus neg. (ref. 1)
Tox data needed :

Refs. : (1) Food Chem. Toxicol. 6, 707, 1973

Main name : **p-Tolyl acetaldehyde**

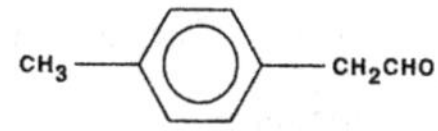

CE No. : 130 Category : B Structural formula :
FEMA No. : 3071
CAS No. : 104-09-6 Isomer : YES

Upper level (mg/kg) Bev : — Food : 2 Except : —
Main nat food occ in mg/kg : no data found

Main tox data for classification :
Tox data needed : 28-d oral study

Refs. :

Group 5.2

Main name : **2-(p-Tolyl)-propionaldehyde**

CE No. : 131	Category : B	Structural formula :	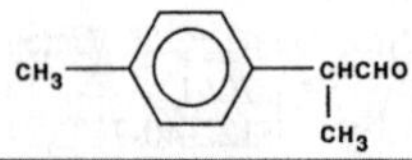
FEMA No. : 3078			
CAS No. : 99-72-9		Isomer : YES	

Upper level (mg/kg)	Bev : 0.1	Food : 0.2	Except : —

Main nat food occ in mg/kg : parsley

Main tox data for classification :

Tox data needed : 28-d oral study

Refs. :

Main name : **p-Isopropylphenylacetaldehyde**

CE No. : 132	Category : B	Structural formula :	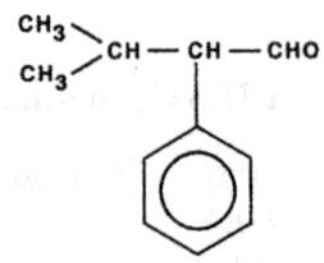
FEMA No. : 2954			
CAS No. : 4395-92-0		Isomer : YES	

Upper level (mg/kg)	Bev : 0.1	Food : 0.5	Except : —

Main nat food occ in mg/kg : no data found

Main tox data for classification : 90-d oral rat study : 1 dose : NEL > 18 mg/kg bw/d (ref. 1)

Tox data needed : mutagenicity studies

Refs. : (1) Confidential data

Main name : **2-Methyl-3-(p-isopropylphenyl)propionaldehyde**

CE No. : 133	Category : B	Structural formula :	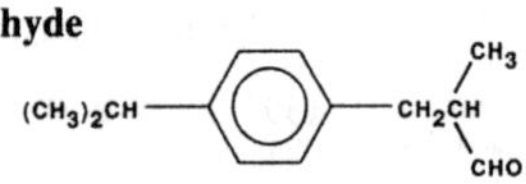
FEMA No. : 2743			
CAS No. : 103-95-7		Isomer : YES	

Upper level (mg/kg)	Bev : 0.5	Food : 1	Except : —

Main nat food occ in mg/kg : no data found

Main tox data for classification :

Tox data needed : 28-d oral study

Refs. :

Main name : **2-Methyl-4-phenylbutyraldehyde**

CE No. : 134 Category : B Structural formula :
FEMA No. : 2737
CAS No. : 40654-82-8 Isomer : YES

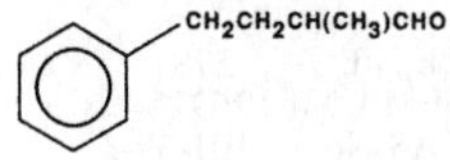

Upper level (mg/kg) Bev : 0.1 Food : 0.5 Except : —
Main nat food occ in mg/kg : no data found

Main tox data for classification :
Tox data needed : 28-d oral study ; mutagenicity studies

Refs. :

Main name : **4-Hydroxy benzaldehyde**

CE No. : 558 Category : B Structural formula :
FEMA No. : —
CAS No. : 123-08-0 Isomer :

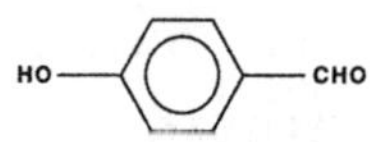

Upper level (mg/kg) Bev : 5 Food : 5 Except : —
Main nat food occ in mg/kg : asparagus (cooked) : 0.04 ; beer : 0.02 ; vanilla : 1,517-2,000

Main tox data for classification :
Tox data needed : 28-d oral study ; metabolism study

Refs. :

Main name : **o-Methoxycinnamaldehyde**

CE No. : 571 Category : A Structural formula :
FEMA No. : 3181
CAS No. : 1504-74-1 Isomer :

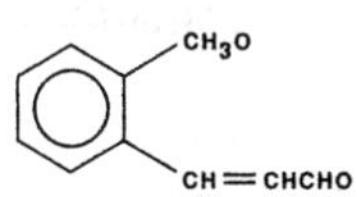

Upper level (mg/kg) Bev : 10 Food : 10 Except : a : 100
Main nat food occ in mg/kg : cinnamon

Main tox data for classification : 90-d oral rat study : NEL > 50 mg/kg bw/d (ref. 1)
Tox data needed :

Refs. : (1) Food Cosmet. Toxicol. 7, 405, 1969

Group 5.2

Main name : **£-Methylcinnamaldehyde**

CE No. : 578 Category : A Structural formula :
FEMA No. : 2697
CAS No. : 101-39-3 Isomer : YES

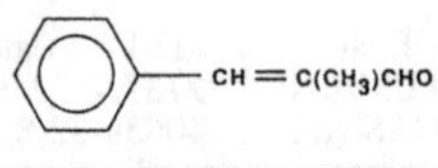

Upper level (mg/kg) Bev : 10 Food : 30 Except : —
Main nat food occ in mg/kg : no data found

Main tox data for classification : mutagenicity studies : Ames Drosophila and micronucleus neg. (ref. 1)
: teratogenicity study : chicken embryo neg. (ref. 2)
Tox data needed :

Refs. : (1) Food Chem. Toxicol. 6, 707 1983 ; (2) Toxicol. Appl. Pharmacol. 56, 265, 1980

Main name : **p-Methoxy-£-methyl cinnamaldehyde**

CE No. : 584 Category : A Structural formula :
FEMA No. : 3192
CAS No. : 65405-67-6 Isomer : YES

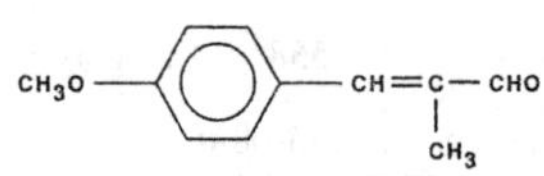

Upper level (mg/kg) Bev : — Food : — Except : b : 10
Main nat food occ in mg/kg : no data found

Main tox data for classification : 90-d oral rat study : NEL > 2.6 mg/kg bw/d (ref. 1)
: mutagenicity study : Ames neg. (ref. 2)
Tox data needed :

Refs. : (1) Food Chem. Toxicol. 7, 405, 1969 ; (2) Food Chem. Toxicol. 6, 707, 1983

Main name : **2-Methyl-3-tolylpropionaldehyde (mixed o, m, p)**

CE No. : 587 Category : A Structural formula :
FEMA No. : 2748
CAS No. : — Isomer : YES

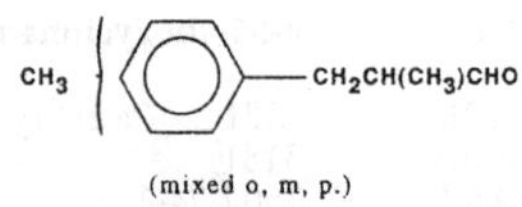

Upper level (mg/kg) Bev : 0.05 Food : 1 Except : —
Main nat food occ in mg/kg : no data found

Main tox data for classification : 90-d oral rat study : NEL > 13 mg/kg bw/d (ref. 1)
Tox data needed :

Refs. : (1) Food Cosmet. Toxicol. 7, 405, 1969

Main name : **Salicylaldehyde**

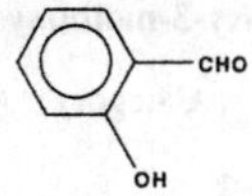

CE No. : 605	Category : B	Structural formula :	
FEMA No. : 3004			
CAS No. : 90-02-8		Isomer :	

Upper level (mg/kg) Bev : 1 Food : 5 Except : —

Main nat food occ in mg/kg : grape (muscat) : 0.14-0.25 ; whisky : 0.001

Main tox data for classification : 13-d oral rat study : 2 % in diet (ref. 1)

Tox data needed : 28-d oral study

Refs. : (1) Food Cosmet. Toxicol. 17, 903, 1979

Main name : **p-Ethoxybenzaldehyde**

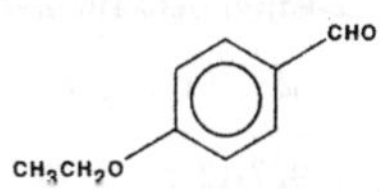

CE No. : 626	Category : B	Structural formula :	
FEMA No. : 2413			
CAS No. : 10031-82-0		Isomer :	

Upper level (mg/kg) Bev : 0.1 Food : 0.5 Except : —

Main nat food occ in mg/kg : no data found

Main tox data for classification : mutagenicity studies : Ames, Drosophila and micronucleus neg. (ref. 1)

Tox data needed : 28-d oral study

Refs. : (1) Food Chem. Toxicol. 6, 707, 1983

Main name : **2-Phenyl-2-butenal**

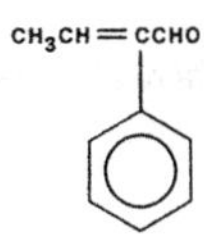

CE No. : 670	Category : B	Structural formula :	
FEMA No. : 3224			
CAS No. : 4411-89-6		Isomer : YES	

Upper level (mg/kg) Bev : 0.1 Food : 0.5 Except : —

Main nat food occ in mg/kg : mushroom (fresh) : 0.1 ; asparagus (cooked) : 0.01 ; coffee : 0.6 ; almond (roasted) : 1 ; peanut (roasted) : 0.1

Main tox data for classification :

Tox data needed : 28-d oral study

Refs. :

Main name : **4-Ethoxy-3-methoxy benzaldehyde**

CE No. : 703 Category : A Structural formula :

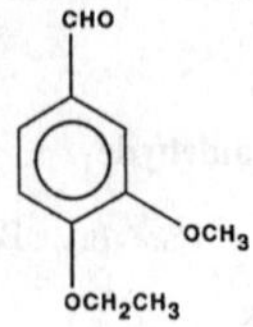

FEMA No. : —
CAS No. : 120-25-2 Isomer :

Upper level (mg/kg) Bev : — Food : — Except : a : 30
Main nat food occ in mg/kg : cognac ; vanilla

Main tox data for classification :
Tox data needed :

Refs. :

Main name : **2-Ethyl benzaldehyde**

CE No. : 704 Category : A Structural formula :

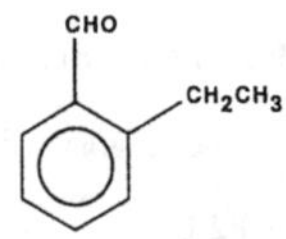

FEMA No. : —
CAS No. : 22927-13-5 Isomer :

Upper level (mg/kg) Bev : — Food : — Except : a : 30
Main nat food occ in mg/kg : peanut (roasted)

Main tox data for classification :
Tox data needed :

Refs. :

Main name : **4-Ethyl benzaldehyde**

CE No. : 705 Category : A Structural formula :

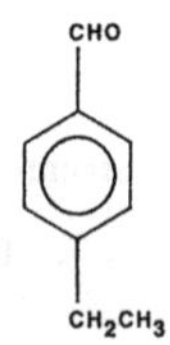

FEMA No. : —
CAS No. : 4748-78-1 Isomer :

Upper level (mg/kg) Bev : — Food : — Except : a : 30
Main nat food occ in mg/kg : chicken (heated) ; cider ; tea (black) ; peanut (roasted) ; trassi (cooked)

Main tox data for classification :
Tox data needed :

Refs. :

Main name : **3-Phenylpropionaldehyde**

CE No. : 2013 Category : B Structural :
FEMA No. : 2887 formula :
CAS No. : 104-53-0 Isomer :

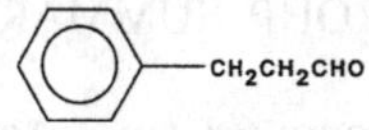

Upper level (mg/kg) Bev : 1 Food : 5 Except : —
Main nat food occ in mg/kg : tomato ; cinnamon ; chicken (heated) ; beer

Main tox data for classification :
Tox data needed : 28-d oral study

Refs. :

Main name : **2-Hydroxy-4-methylbenzaldehyde**

CE No. : 2130 Category : B Structural :
FEMA No. : 3697 formula :
CAS No. : 698-27-1 Isomer :

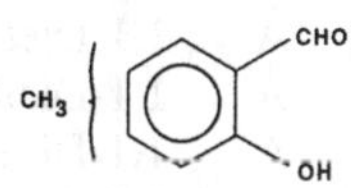

Upper level (mg/kg) Bev : 1 Food : 1 Except : —
Main nat food occ in mg/kg : no data found

Main tox data for classification :
Tox data needed : 28-d oral study

Refs. :

Main name : **3-(p-Isopropylphenyl)propionaldehyde**

CE No. : 2261 Category : B Structural :
FEMA No. : 2957 formula :
CAS No. : 7775-00-0 Isomer :

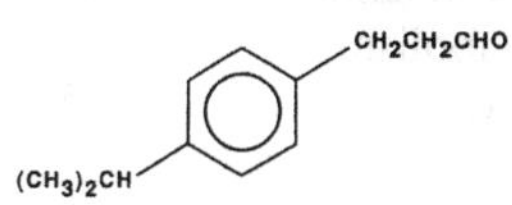

Upper level (mg/kg) Bev : 1 Food : 5 Except : —
Main nat food occ in mg/kg : no data found

Main tox data for classification :
Tox data needed : 28-d oral study

Refs. :

GROUP SUMMARY

Group: 6.1 Acetals of aliphatic aldehydes

Substances included in the group:

CE No	Cat.	Main name
35	A	Acetal
38	A	Citral diethyl acetal
39	A	Citral dimethyl acetal
42	A	Octanal dimethyl acetal
44	A	Hydroxycitronellal diethyl acetal
45	A	Hydroxycitronellal dimethyl acetal
510	A	1,1-Dimethoxyethane
511	A	Acetaldehyde phenylethyl propyl acetal
531	A	1,1-Diethoxydecane
553	A	1,1-Diethoxyheptane
556	A	1,1-Dihexyloxyhexane
557	A	1,1-Diethoxyhexane
2015	A	Heptanal dimethyl acetal
2135	A	1,1-Diethoxy hex-2-ene
2341	A	Acetaldehyde dibutylacetal
2342	A	Acetaldehyde dipropyl acetal
2343	A	Citral propylene glycol acetal
43	B	Decanal dimethyl acetal
523	B	Benzyl methoxyethyl acetal
660	B	2,6-Nonadienal diethyl acetal
2016	B	Heptanal glyceryl acetal (mixed 1,2 and 1,3 acetals)

Main toxicological tests available for the evaluation of substances:

Reproduction	: 523
Metabolism	: 35, 45, 523
Acute	: 35

Group 6.1

Main name : **Acetal**

CE No. : 35 Category : A Structural formula : $CH_3CH(OCH_2CH_3)_2$
FEMA No. : 2002
CAS No. : 105-57-7 Isomer :

Upper level (mg/kg) Bev : 23 Food : 20 Except : c : 25
Main nat food occ in mg/kg : cognac : 14-60 ; rum : 320 ; whisky : 3.6-48 ; cider : 0.1-29

Main tox data for classification : 6-d oral rat study : NEL > 2500 mg/kg bw/d (ref. 1)
6-d oral chicken study : NEL > 2500 mg/kg bw/d (ref. 1)
metabolism study (ref. 1)
Tox data needed :

Refs. : (1) Food Cosmet. Toxicol. 13, 688, 1975

Main name : **Citral diethyl acetal**

CE No. : 38 Category : A Structural formula :
FEMA No. : 2304
CAS No. : 7492-66-2 Isomer : YES

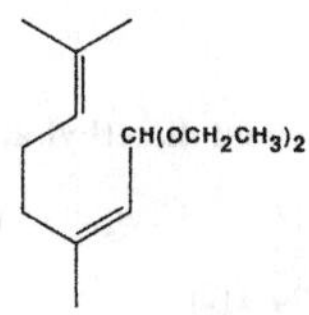

Upper level (mg/kg) Bev : — Food : — Except : a : 1.0, b : 1
Main nat food occ in mg/kg : no data found

Main tox data for classification : JECFA : 0.5 mg/kg bw/d (ref. 1)
Tox data needed :

Refs. : (1) 23rd session, 1979

Main name : **Citral dimethyl acetal**

CE No. : 39 Category : A Structural formula :
FEMA No. : 2305
CAS No. : 7549-37-3 Isomer : YES

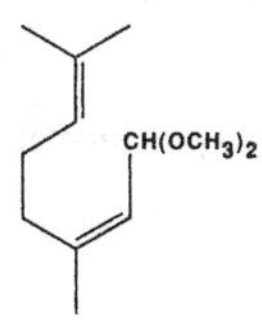

Upper level (mg/kg) Bev : 5 Food : 60 Except : —
Main nat food occ in mg/kg : no data found

Main tox data for classification : JECFA : 0.5 mg/kg bw/d (ref. 1)
Tox data needed :

Refs. : (1) 23rd session, 1979

Group 6.1

Main name : **Octanal dimethyl acetal**

CE No. : 42 Category : A Structural formula : $CH_3(CH_2)_6CH(OCH_3)_2$
FEMA No. : 2798
CAS No. : 10022-28-3 Isomer :

Upper level (mg/kg) Bev : 0.7 Food : 3 Except : c : 3

Main nat food occ in mg/kg : no data found

Main tox data for classification : JECFA : 0.1 mg/kg bw/d (ref. 1)

Tox data needed :

Refs. : (1) 28th session, 1984

Main name : **Decanal dimethyl acetal**

CE No. : 43 Category : B Structural formula : $CH_3(CH_2)_8CH(OCH_3)_2$
FEMA No. : 2363
CAS No. : 7779-41-1 Isomer : N

Upper level (mg/kg) Bev : 10 Food : 25 Except : c : 5

Main nat food occ in mg/kg : no data found

Main tox data for classification :

Tox data needed : hydrolysis study

Refs. :

Main name : **Hydroxycitronellal diethyl acetal**

CE No. : 44 Category : B Structural formula :

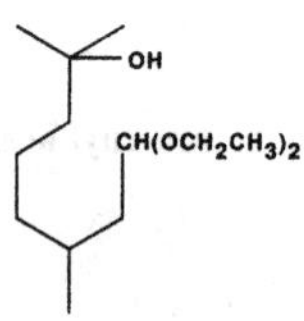

FEMA No. : 2584
CAS No. : 7779-94-4 Isomer : YES

Upper level (mg/kg) Bev : 3 Food : 2 Except : a : 5

Main nat food occ in mg/kg : no data found

Main tox data for classification :

Tox data needed :

Refs. :

Group 6.1

Main name : **Hydroxycitronellal dimethyl acetal**

CE No. : 45 Category : A Structural formula :

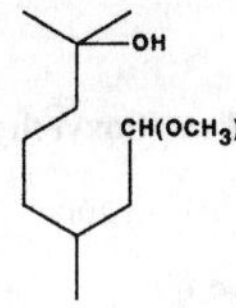

FEMA No. : 2585
CAS No. : 141-92-4 Isomer : YES

Upper level (mg/kg) Bev : 10 Food : 20 Except : —
Main nat food occ in mg/kg : no data found

Main tox data for classification : metabolism study (ref. 1)
Tox data needed :

Refs. : (1) Food and Drug Res. Lab. Rep. 83179, 7/8/62

Main name : **1,1-Dimethoxyethane**

CE No. : 510 Category : A Structural formula : $CH_3CH(OCH_3)_2$
FEMA No. : 3426
CAS No. : 534-15-6 Isomer : N

Upper level (mg/kg) Bev : 3 Food : 6 Except : —
Main nat food occ in mg/kg : blackberry ; strawberry ; peas ; hop oil ; cognac ; wine (white) ; coffee ; tea (black) ; figs

Main tox data for classification :
Tox data needed :

Refs. :

Main name : **Acetaldehyde phenethyl propyl acetal**

CE No. : 511 Category : B Structural formula :

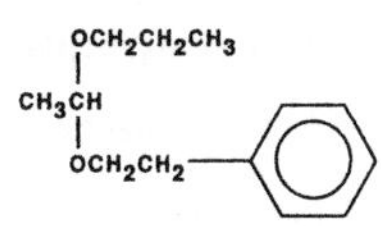

FEMA No. : 2004
CAS No. : 7493-57-4 Isomer : YES

Upper level (mg/kg) Bev : — Food : — Except : a : 3
Main nat food occ in mg/kg : no data found

Main tox data for classification :
Tox data needed :

Refs. :

Group 6.1

Main name : **Benzyl methoxyethyl acetal**

CE No. : 523 Category : B Structural formula :
FEMA No. : 2148
CAS No. : 7492-39-9 Isomer : YES

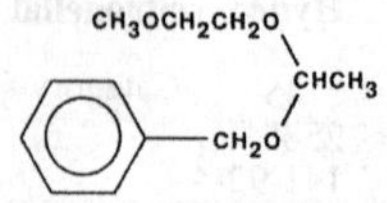

Upper level (mg/kg) Bev : 1 Food : 1 Except : —
Main nat food occ in mg/kg : no data found

Main tox data for classification : metabolism study (ref. 1)
: teratogenicity study (ref. 2, 3)
Tox data needed : 28-d oral study

Refs. : (1) Arzneim. Forsch. 21, 880, 1971 ; (2) Scand. J. Work. Environ. Health 7, 66, 1981 ; (3) Neurotoxicol. 2, 231, 1981

Main name : **1,1-Diethoxydecane**

CE No. : 531 Category : A Structural formula : $CH_3(CH_2)_8CH(OCH_2CH_3)_2$
FEMA No. : —
CAS No. : — Isomer :

Upper level (mg/kg) Bev : 10 Food : 10 Except : a : 25
Main nat food occ in mg/kg : no data found

Main tox data for classification :
Tox data needed :

Refs. :

Main name : **1,1-Diethoxyheptane**

CE No. : 553 Category : A Structural formula : $CH_3(CH_2)_5CH(OCH_2CH_3)_2$
FEMA No. : —
CAS No. : — Isomer :

Upper level (mg/kg) Bev : 1 Food : 25 Except : —
Main nat food occ in mg/kg : rum

Main tox data for classification :
Tox data needed :

Refs. :

Main name : **1,1-Dihexyloxyhexane**

CE No. : **556** Category : **A** Structural formula : $CH_3(CH_2)_4CH[O(CH_2)_5CH_3]_2$
FEMA No. : —
CAS No. : —
Isomer :

Upper level (mg/kg) Bev : — Food : **5** Except : —
Main nat food occ in mg/kg : **no data found**

Main tox data for classification :
Tox data needed :

Refs. :

Main name : **1,1-Diethoxyhexane**

CE No. : **557** Category : **A** Structural formula : $CH_3(CH_2)_4CH(OCH_2CH_3)_2$
FEMA No. : —
CAS No. : —
Isomer :

Upper level (mg/kg) Bev : — Food : — Except : **a : 1**
Main nat food occ in mg/kg : **cranberry : 0.02 ; cognac : 0.03**

Main tox data for classification :
Tox data needed :

Refs. :

Main name : **2,6-Nonadienal diethyl acetal**

CE No. : **660** Category : **B** Structural formula : $C_8H_{14}(OCH_2CH_3)_2$
FEMA No. : **3378**
CAS No. : **67674-36-6**
Isomer :

Upper level (mg/kg) Bev : **0.1** Food : **0.5** Except : **b : 10**
Main nat food occ in mg/kg : **no data found**

Main tox data for classification :
Tox data needed : **hydrolysis study**

Refs. :

Main name : **Heptanal dimethyl acetal**

CE No. : 2015 Category : A Structural formula : $CH_3(CH_2)_5CH(OCH_3)_2$
FEMA No. : 2541
CAS No. : 10032-05-0 Isomer :

Upper level (mg/kg) Bev : 0.1 Food : 0.2 Except : b : 1
Main nat food occ in mg/kg : no data found

Main tox data for classification :
Tox data needed :

Refs. :

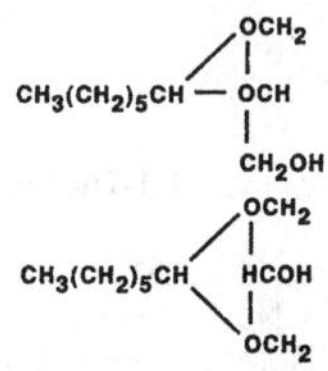

Main name : **Heptanal glyceryl acetal (mixed 1,2 and 1,3 acetals)**

CE No. : 2016 Category : B Structural formula :
FEMA No. : 2542
CAS No. : 18445-08-4 Isomer :

Upper level (mg/kg) Bev : 5 Food : 10 Except : b : 100
Main nat food occ in mg/kg :

Main tox data for classification :
Tox data needed : hydrolysis study

Refs. :

Main name : **1,1-Diethoxy hex-2-ene**

CE No. : 2135 Category : A Structural formula :
FEMA No. : —
CAS No. : 67746-30-9 Isomer : YES

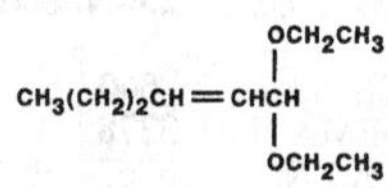

Upper level (mg/kg) Bev : 10 Food : 5 Except : —
Main nat food occ in mg/kg : no data found

Main tox data for classification :
Tox data needed :

Refs. :

Main name : **Acetaldehyde dibutylacetal**

CE No. : **2341** Category : **A** Structural formula : 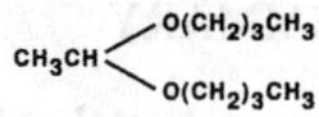
FEMA No. : —
CAS No. : **871-22-7** Isomer :

Upper level (mg/kg) Bev : — Food : **10** Except : —
Main nat food occ in mg/kg : **apple juice : trace ; cider : 0.05**

Main tox data for classification :
Tox data needed :

Refs. :

Main name : **Acetaldehyde dipropyl acetal**

CE No. : **2342** Category : **A** Structural formula : 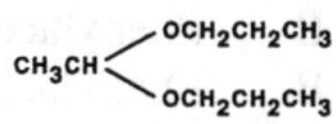
FEMA No. : —
CAS No. : **105-82-8** Isomer :

Upper level (mg/kg) Bev : — Food : **10** Except : —
Main nat food occ in mg/kg : **rum : 0.25**

Main tox data for classification :
Tox data needed :

Refs. :

Main name : **Citral propylene glycol acetal**

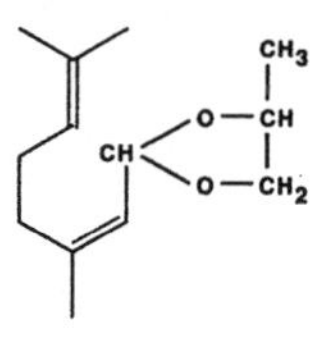

CE No. : **2343** Category : **A** Structural formula :
FEMA No. : —
CAS No. : **10444-50-5** Isomer : **YES**

Upper level (mg/kg) Bev : **3** Food : **10** Except : —
Main nat food occ in mg/kg : **no data found**

Main tox data for classification :
Tox data needed :

Refs. :

GROUP SUMMARY

Group: 6.2 Acetals of aromatic aldehydes

Substances included in the group:

CE No	Cat.	Main name
36	A	Benzaldehyde glyceryl acetal
37	A	Benzaldehyde dimethyl acetal
46	A	Tolualdehyde glyceryl acetal
47	A	£-Amylcinnamaldehyde dimethyl acetal
48	A	Cinnamaldehyde ethylene glycol acetal
517	A	£-£-Diethoxy-toluene
518	A	£-Ethoxy £-methoxy-toluene
2226	A	Benzaldehyde propylene glycerol acetal
40	B	Phenylacetaldehyde dimethyl acetal
41	B	Phenylacetaldehyde glyceryl acetal
595	B	Phenylacetaldehyde diisobutyl acetal
2017	B	2-Phenylpropionaldehyde dimethyl acetal

Main toxicological tests available for the evaluation of substances:

Hydrolysis : 2017
Metabolism : 46, 47, 2226

Main name : **Benzaldehyde glyceryl acetal**

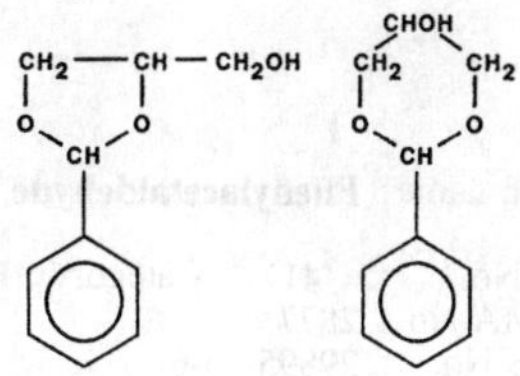

CE No. : 36 Category : **A** Structural : formula :
FEMA No. : 2129
CAS No. : 1708-39-0 Isomer : **YES**

Upper level (mg/kg) Bev : 20 Food : 100 Except : —
Main nat food occ in mg/kg : no data found

Main tox data for classification :
Tox data needed :

Refs. :

Main name : **Benzaldehyde dimethyl acetal**

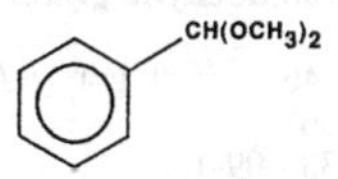

CE No. : 37 Category : **A** Structural : formula :
FEMA No. : 2128
CAS No. : 1125-88-8 Isomer :

Upper level (mg/kg) Bev : 30 Food : 30 Except : d : 60
Main nat food occ in mg/kg : no data found

Main tox data for classification :
Tox data needed :

Refs. :

Main name : **Phenylacetaldehyde dimethyl acetal**

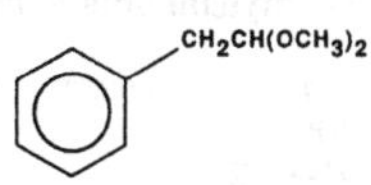

CE No. : 40 Category : **B** Structural : formula :
FEMA No. : 2876
CAS No. : 101-48-4 Isomer :

Upper level (mg/kg) Bev : 0.5 Food : 10 Except : —
Main nat food occ in mg/kg : cocoa

Main tox data for classification :
Tox data needed : Hydrolysis study

Refs. :

Group 6.2

Main name : **Phenylacetaldehyde glyceryl acetal**

CE No. : **41** Category : **B**
FEMA No. : **2877**
CAS No. : **29895-73-6**

Structural formula :

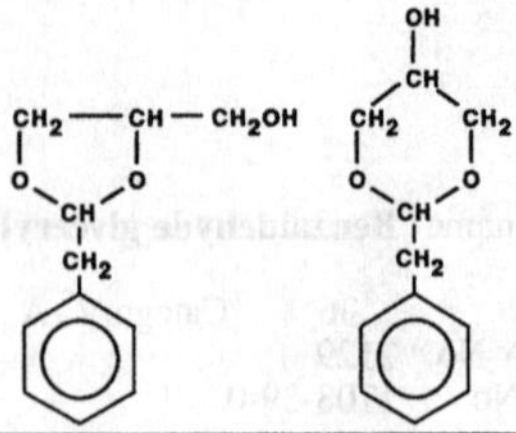

Isomer : **YES**

Upper level (mg/kg) Bev : **5** Food : **20** Except : —
Main nat food occ in mg/kg : **no data found**

Main tox data for classification :
Tox data needed : **hydrolysis study**

Refs. :

Main name : **Tolualdehyde glyceryl acetal**

CE No. : **46** Category : **A**
FEMA No. : **3067**
CAS No. : **1333-09-1**

Structural formula :

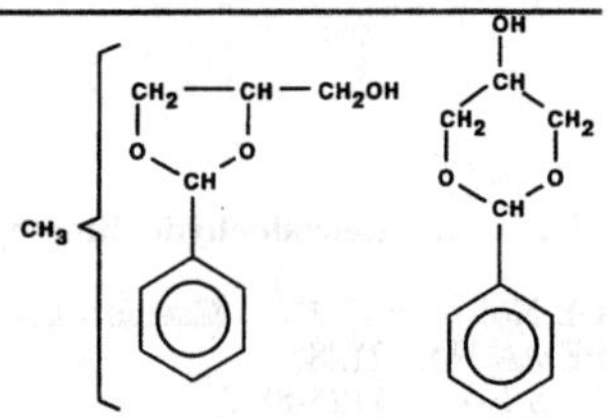

Isomer : **YES**

Upper level (mg/kg) Bev : **5** Food : **15** Except : —
Main nat food occ in mg/kg : **no data found**

Main tox data for classification : **metabolism study (ref. 1)**
Tox data needed :

Refs. : **(1) Food Cosmet. Toxicol. 14, 887, 1976**

Main name : **£-Amylcinnamaldehyde dimethyl acetal**

CE No. : **47** Category : **A**
FEMA No. : **2062**
CAS No. : **91-87-2**

Structural formula :

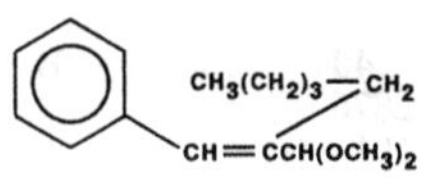

Isomer : **YES**

Upper level (mg/kg) Bev : **1** Food : **5** Except : —
Main nat food occ in mg/kg : **no data found**

Main tox data for classification : **metabolism study (ref. 1)**
Tox data needed :

Refs. : **(1) Food Cosmet. Toxicol. 13, 711, 1975**

Group 6.2

Main name : **Cinnamaldehyde ethylene glycol acetal**

CE No. : **48** Category : **A** Structural formula :
FEMA No. : **2287**
CAS No. : **4364-06-1** Isomer : **YES**

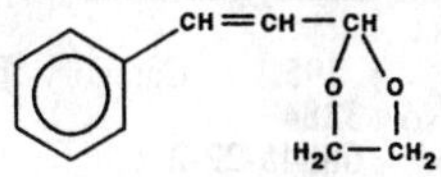

Upper level (mg/kg) Bev : — Food : **2** Except : **b : 5**
Main nat food occ in mg/kg : **no data found**

Main tox data for classification :
Tox data needed :

Refs. :

Main name : **£-£-Diethoxy-toluene**

CE No. : **517** Category : **A** Structural formula :
FEMA No. : —
CAS No. : — Isomer :

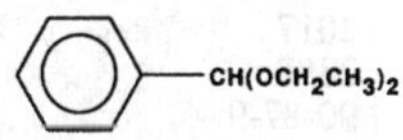

Upper level (mg/kg) Bev : — Food : **25** Except : —
Main nat food occ in mg/kg : **no data found**

Main tox data for classification :
Tox data needed :

Refs. :

Main name : **£-Ethoxy-£-methoxy-toluene**

CE No. : **518** Category : **A** Structural formula :
FEMA No. : —
CAS No. : — Isomer : **YES**

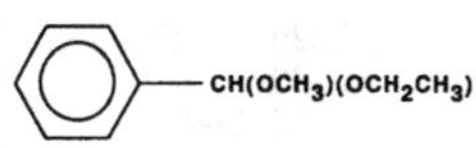

Upper level (mg/kg) Bev : — Food : **50** Except : —
Main nat food occ in mg/kg : **no data found**

Main tox data for classification :
Tox data needed :

Refs. :

Group 6.2

Main name : **Phenylacetaldehyde diisobutyl acetal**

CE No. : 595 Category : B Structural formula :
FEMA No. : 3384
CAS No. : 68345-22-2 Isomer :

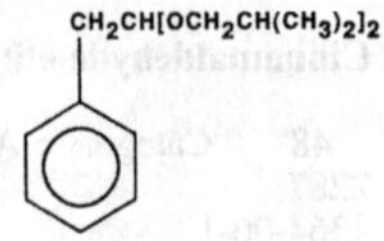

Upper level (mg/kg) Bev : — Food : — Except : a : 50
Main nat food occ in mg/kg : no data found

Main tox data for classification :
Tox data needed : hydrolysis study

Refs. :

Main name : **2-Phenylpropionaldehyde dimethyl acetal**

CE No. : 2017 Category : B Structural formula :
FEMA No. : 2888
CAS No. : 90-87-9 Isomer : YES

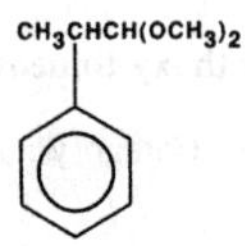

Upper level (mg/kg) Bev : 10 Food : 40 Except : —
Main nat food occ in mg/kg : no data found

Main tox data for classification : hydrolysis study (ref. 1)
Tox data needed : 28-d oral study

Refs. : (1) Confidential data

Main name : **Benzaldehyde propylene glycol acetal**

CE No. : 2226 Category : A Structural formula :
FEMA No. : 2130
CAS No. : 2568-25-4 Isomer :

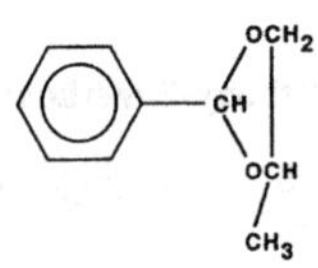

Upper level (mg/kg) Bev : 35 Food : 100 Except : —
Main nat food occ in mg/kg : wine (port)

Main tox data for classification : metabolism study (ref. 1, 2)
Tox data needed :

Refs. : (1) Food and Drug Res. Lab. Inc. Rep. 83179, 8.7.1962 ; (2) Rep. IFF Res. Lab. Union Beach N.Y. 1970

GROUP SUMMARY

Group: 7.1.1 Aliphatic ketones, straight chain, saturated

Substances included in the group:

CE No	Cat.	Main name
136	A	2-Heptanone
150	A	2-Undecanone
153	A	2-Octanone
154	A	2-Nonanone
737	A	Acetone
753	A	2-Butanone
754	A	2-Pentanone
137	B	3-Heptanone
2034	B	4-Heptanone
2042	B	3-Octanone
2350	B	Pentan-3-one

CE Nos. considered as sub-group: 136, 150, 153, 154, 737, 753, 754, 137, 2042, 2350

Main toxicological tests available for the evaluation of substances:

Metabolism : 150

Main name : **2-Heptanone**

CE No. : 136 Category : **A** Structural formula : 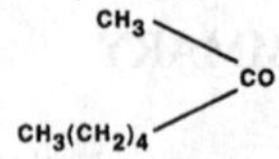
FEMA No. : 2544
CAS No. : 110-43-0 Isomer :

Upper level (mg/kg) Bev : 5 Food : 30 Except : —
Main nat food occ in mg/kg : **pear : 0.5-1.7 ; other fruits : up to 0.2 ; white bread : 7.6 ; rice ; 0.02 ; blue cheese : 0.4-69.9 ; other milk products : up to 7 : coconut : 40 ; other food and beverages : up to 0.1**

Main tox data for classification :
Tox data needed :

Refs. :

Main name : **3-Heptanone**

CE No. : 137 Category : **B** Structural formula : 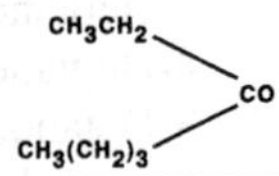
FEMA No. : 2545
CAS No. : 106-35-4 Isomer :

Upper level (mg/kg) Bev : 2 Food : 150 Except : —
Main nat food occ in mg/kg : **coffee : 0.4**

Main tox data for classification :
Tox data needed : **28-d oral study**

Refs. :

Main name : **2-Undecanone**

CE No. : 150 Category : **A** Structural formula : $CH_3CO(CH_2)_8CH_3$
FEMA No. : 3093
CAS No. : 122-12-9 Isomer :

Upper level (mg/kg) Bev : 3 Food : 5 Except : —
Main nat food occ in mg/kg : **grapefruit juice : 0.0005 ; strawberry : trace ; butter : 3.14 ; other milk products : up to 30 ; coconut : 290 ; peanut (roasted) : trace-0.07**

Main tox data for classification : **metabolism study**
Tox data needed :

Refs. :

Main name : **2-Octanone**

CE No. : 153 Category : A Structural formula : $CH_3CO(CH_2)_5CH_3$
FEMA No. : 2802
CAS No. : 111-13-7 Isomer :

Upper level (mg/kg) Bev : 1 Food : 5 Except : —
Main nat food occ in mg/kg : banana : 8 ; butter : 0.013 ; milk : 0.001 ; beer : 0.02 ; cocoa : 0.1 ; and other foods ; up to 0.04

Main tox data for classification :
Tox data needed :

Refs. :

Main name : **2-Nonanone**

CE No. : 154 Category : A Structural formula : $CH_3CO(CH_2)_6CH_3$
FEMA No. : 2785
CAS No. : 821-55-6 Isomer :

Upper level (mg/kg) Bev : 1 Food : 5 Except : —
Main nat food occ in mg/kg : strawberry : 0.01-0.05 ; raspberry : 0.005-0.05 ; blue cheese : 0.4-88.3 ; other milk products : up to 2.3 ; cognac : 0.3 ; beer : 0.03 ; coconut : 73 ; other foods : up to 0.05

Main tox data for classification :
Tox data needed :

Refs. :

Main name : **Acetone**

CE No. : 737 Category : A Structural formula : $CH_3-C(=O)-CH_3$
FEMA No. : 3326
CAS No. : 67-64-1 Isomer :

Upper level (mg/kg) Bev : 2 Food : 2 Except : —
Main nat food occ in mg/kg : strawberry : 1.3-3 ; other fruits : up to 1.2 ; tomato : 0.6-16 ; other veg. : up to 1.6 ; white bread : 0.7-10 ; cereals : up to 2.4 ; yoghurt : 0.3-58 ; milk products : up to 9

Main tox data for classification :
Tox data needed :

Refs. :

Main name : **2-Butanone**

CE No. : 753 Category : A Structural formula : $CH_3COCH_2CH_3$
FEMA No. : 2170
CAS No. : 78-93-3 Isomer :

Upper level (mg/kg) Bev : — Food : 25 Except : —
Main nat food occ in mg/kg : pear : 0.7-1 ; other fruits : up to 0.2 ; tomato : 3-6 ; other veg. : up to 0.3 ; cheddar cheese : 0.1-67.1 ; other milk products : up to 7 ; white bread : 0.09-24.6 ; other foods : up to 0.6

Main tox data for classification :
Tox data needed :

Refs. :

Main name : **2-Pentanone**

CE No. : 754 Category : A Structural formula : $CH_3CO(CH_2)_2CH_3$
FEMA No. : 2842
CAS No. : 107-87-9 Isomer :

Upper level (mg/kg) Bev : — Food : 10 Except : —
Main nat food occ in mg/kg : banana : 27 ; other fruits : up to 2.4 ; carrot : 0.1-0.2 ; other veg. : up to 0.03 ; blue cheese : 0.08-20.9 ; other milk products : up to 4.2 ; coffee : 4.3-4.7 ; other food and beverages : up to 1.2

Main tox data for classification :
Tox data needed :

Refs. :

Main name : **4-Heptanone**

CE No. : 2034 Category : B Structural formula : $(CH_3CH_2CH_2)_2CO$
FEMA No. : 2546
CAS No. : 123-19-3 Isomer :

Upper level (mg/kg) Bev : 10 Food : 30 Except : —
Main nat food occ in mg/kg : coffee : 0.5

Main tox data for classification :
Tox data needed : 28-d oral study

Refs. :

Main name : **3-Octanone**

CE No. : 2042 Category : **B** Structural formula : $CH_3CH_2COCH_2(CH_2)_3CH_3$
FEMA No. : 2803
CAS No. : 106-68-3 Isomer :

Upper level (mg/kg) Bev : 5 Food : 20 Except : —
Main nat food occ in mg/kg : **mushroom (fresh) : 0.02-8.7**

Main tox data for classification :
Tox data needed : 28-d oral study

Refs. :

Main name : **Pentan-3-one**

CE No. : 2350 Category : **B** Structural formula : $CH_3CH_2-C(=O)-CH_2CH_3$
FEMA No. : —
CAS No. : — Isomer :

Upper level (mg/kg) Bev : — Food : 10 Except : —
Main nat food occ in mg/kg : **apple juice : trace ; mango : 0.02 ; pork (heated) : 0.0029-0.029**

Main tox data for classification :
Tox data needed : 28-d oral study

Refs. :

GROUP SUMMARY

Group: 7.1.2 Aliphatic ketones, straight chain, unsaturated

Substances included in the group:

CE No	Cat.	Main name
718	A	4-Hexene-3-one
666	B	3-Penten-2-one
2148	B	Octa-3,5-dien-2-one
2312	B	1-Octen-3-one
2313	B	Oct-2-en-4-one

Main toxicological tests available for the evaluation of substances:

Subchronic toxicity : 2312, 2313

Main name : **3-Penten-2-one**

CE No. : **666** Category : **B** Structural formula : $CH_3CH{=}CHC({=}O){-}CH_3$
FEMA No. : **3417**
CAS No. : **625-33-2** Isomer : **YES**

Upper level (mg/kg) Bev : **0.5** Food : **1** Except : —
Main nat food occ in mg/kg : **rum : 7 ; mango : 0-0.009**

Main tox data for classification :
Tox data needed : **28-d oral study**

Refs. :

Main name : **4-Hexene-3-one**

CE No. : **718** Category : **A** Structural formula : $CH_3{-}CH{=}CH{-}C({=}O){-}CH_2CH_3$
FEMA No. : **3352**
CAS No. : **2497-21-4** Isomer : **YES**

Upper level (mg/kg) Bev : **1** Food : **1** Except : —
Main nat food occ in mg/kg : **chicken (heated)**

Main tox data for classification :
Tox data needed :

Refs. :

Main name : **Octa-3,5-dien-2-one**

CE No. : **2148** Category : **B** Structural formula : $CH_3CH_2CH{=}CHCH{=}CHCOCH_3$
FEMA No. : —
CAS No. : — Isomer : **YES**

Upper level (mg/kg) Bev : **1** Food : **1** Except : —
Main nat food occ in mg/kg : **asparagus (cooked) : 0.07 ; mushroom (dried) : 0.01**

Main tox data for classification :
Tox data needed : **28-d oral study**

Refs. :

Main name : **1-Octen-3-one**

CE No. : 2312 Category : **B** Structural formula : $CH_3-(CH_2)_4-C(=O)-CH=CH_2$
FEMA No. : 3515
CAS No. : 4312-99-6 Isomer :

Upper level (mg/kg) Bev : — Food : 2 Except : —
Main nat food occ in mg/kg : **mushroom (fresh) : 0.04-0.8 ; mushroom (dried) : 0.01**

Main tox data for classification : **90-d oral rat study, 1 dose : NEL > 6.7 mg/kg bw/d (ref. 1)**
Tox data needed : **mutagenicity studies**

Refs. : **(1) Confidential data**

Main name : **Oct-2-en-4-one**

CE No. : 2313 Category : **B** Structural formula : $CH_3-CH=CH-C(=O)-(CH_2)_3CH_3$
FEMA No. : 3603
CAS No. : 4643-27-0 Isomer : **YES**

Upper level (mg/kg) Bev : 1 Food : 2 Except : —
Main nat food occ in mg/kg : **wheat bread**

Main tox data for classification : **90-d oral rat study, 1 dose : NEL > 6.7 mg/kg bw/d (ref. 1)**
Tox data needed : **mutagenicity studies**

Refs. : **(1) Confidential data**

GROUP SUMMARY

Group: 7.1.3 Aliphatic ketones, branched chain

Substances included in the group:

CE No	Cat.	Main name
149	B	6-Methyl-5-hepten-2-one
151	B	4-Methyl-2-pentanone
658	B	4-Methyl-4-penten-2-one
2053	B	Tetrahydro-pseudo-ionone
2143	B	6-Methylheptan-3-one
2144	B	5-Methylhexan-2-one

Main name : **6-Methyl-5-hepten-2-one**

CE No. : 149 Category : **B** Structural formula : $CH_3COCH_2CH_2CH{=}C(CH_3)_2$
FEMA No. : 2707
CAS No. : 110-93-0 Isomer :

Upper level (mg/kg) Bev : 1 Food : 1 Except : —
Main nat food occ in mg/kg : **raspberry : 4.5 ; other fruits : up to 0.05 ; tomato : 0.3-0.5 ; carrot : 0.04-0.2 ; beer : 0.05 ; cocoa : 0.1 rice : trace**

Main tox data for classification :
Tox data needed : **28-d oral study**

Refs. :

Main name : **4-Methyl-2-pentanone**

CE No. : 151 Category : **B** Structural formula : $CH_3COCH_2CH(CH_3)_2$
FEMA No. : 2731
CAS No. : 108-10-1 Isomer :

Upper level (mg/kg) Bev : 5 Food : 5 Except : —
Main nat food occ in mg/kg : **beer : 0.01-0.12 ; coffee : 6.5**

Main tox data for classification :
Tox data needed : **90-d oral rat study ; mutagenicity studies**

Refs. :

Main name : **4-Methyl-4-penten-2-one**

CE No. : 658 Category : **B** Structural formula : $CH_2{=}C(CH_3)CH_2COCH_3$
FEMA No. : —
CAS No. : 3744-02-3 Isomer :

Upper level (mg/kg) Bev : 0.1 Food : 0.1 Except : —
Main nat food occ in mg/kg : **wine, white ; wine, rosé ; shrimp, fermented ; shrimp, roasted**

Main tox data for classification :
Tox data needed : **28-d oral study**

Refs. :

Main name : **Tetrahydro-pseudo-ionone**

CE No. : 2053 Category : B
FEMA No. : 3059
CAS No. : 4433-36-7
Structural formula :

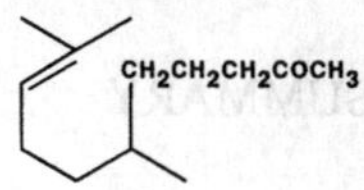

Isomer : YES

Upper level (mg/kg) Bev : 0.5 Food : 15 Except : —
Main nat food occ in mg/kg : no data found

Main tox data for classification :
Tox data needed : 28-d oral study

Refs. :

Main name : **6-Methylheptan-3-one**

CE No. : 2143 Category : B
FEMA No. : —
CAS No. : —
Structural formula : $CH_3CH_2COCH_2CH_2CH(CH_3)_2$
Isomer :

Upper level (mg/kg) Bev : — Food : 25 Except : —
Main nat food occ in mg/kg : no data found

Main tox data for classification :
Tox data needed : 28-d oral study

Refs. :

Main name : **5-Methylhexan-2-one**

CE No. : 2144 Category : B
FEMA No. : —
CAS No. : —
Structural formula : $CH_3COCH_2CH_2CH(CH_3)_2$
Isomer :

Upper level (mg/kg) Bev : — Food : 25 Except : —
Main nat food occ in mg/kg : coffee : 0.5

Main tox data for classification :
Tox data needed : 28-d oral study

Refs. :

GROUP SUMMARY

Group: 7.1.4 Cyclic terpene ketones

Substances included in the group:

CE No	Cat.	Main name
141	A	£-Ionone
142	A	ß-Ionone
143	A	Methyl-£-Ionone
144	A	Methyl-ß-Ionone
145	A	£-Irone
146	A	Carvone
140	B	d-Camphor
169	A	Isomethyl-£-ionone
551	B	d-Fenchone
650	B	Isomethyl-ß-ionone
2035	B	Menthone
2040	B	Allyl £-lonone
2051	B	Isopulegone
2052	B	d-Piperitone
2259	B	Isomenthone

Main toxicological tests available for the evaluation of substances:

Mutagenicity : 2035

Main name : **d-Camphor**

CE No. : 140 Category : B Structural formula : 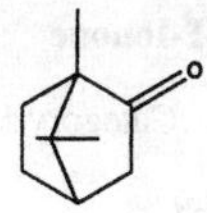
FEMA No. : 2230
CAS No. : 76-22-2 Isomer : YES

Upper level (mg/kg) Bev : — Food : 25 Except : —
Main nat food occ in mg/kg : raspberry : 0.005-0.05 ; bilberry : 0.001 ; nutmeg oil : 0-30,000

Main tox data for classification :
Tox data needed : 28-d oral study

Refs. :

Main name : **£-Ionone**

CE No. : 141 Category : A Structural formula : 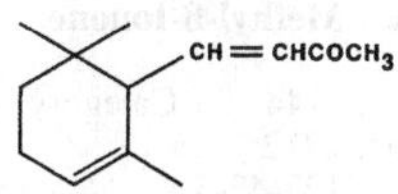
FEMA No. : 2594
CAS No. : 8013-90-9 Isomer : YES

Upper level (mg/kg) Bev : Food : Except :
Main nat food occ in mg/kg : raspberry : 0.05-1.3 ; grapefruit juice : 0.001 ; carrot : 0.1-2.54 ; celery, leaf : 0-2 ; cognac : 0.2 ; tea, green : 0.1-1.3 ; almond, roasted : 0.5

Main tox data for classification : JECFA : 0.5 mg/kg bw/d (ref. 1)
Tox data needed :

Refs. : (1) 23rd session, 1979

Main name : **ß-Ionone**

CE No. : 142 Category : A Structural formula : 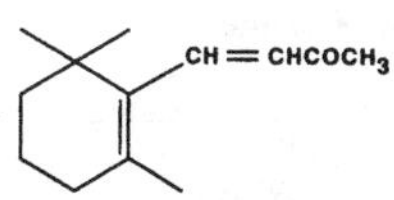
FEMA No. : 2595
CAS No. : 8013-90-9 Isomer : YES

Upper level (mg/kg) Bev : Food : Except :
Main nat food occ in mg/kg : raspberry : 0.05-1.3 ; other fruits : up to 0.01 ;carrot : 8.96 ; cognac : 0.4 ; other alcohol : up to 0.03 ; tea, green : 0.4-6.4 ; almond, roasted : 0.5

Main tox data for classification : JECFA : 0.5 (ref. 1)
Tox data needed :

Refs. : (1) 23rd session, 1979

Group 7.1.4

Main name : **Methyl-£-Ionone**

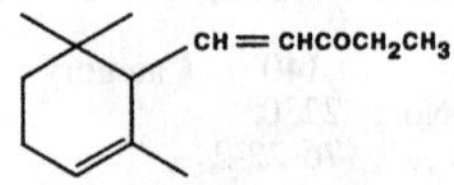

CE No. : **143** Category : **A** Structural formula :
FEMA No. : **2711**
CAS No. : **1322-70-9** Isomer : **YES**

Upper level (mg/kg) Bev : **2** Food : **5** Except : **—**
Main nat food occ in mg/kg : **no data found**

Main tox data for classification :
Tox data needed :

Refs. :

Main name : **Methyl-ß-Ionone**

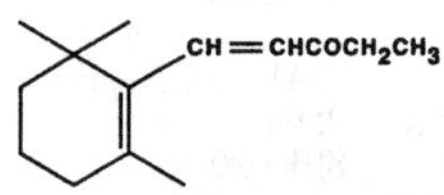

CE No. : **144** Category : **A** Structural formula :
FEMA No. : **2712**
CAS No. : **127-43-5** Isomer : **YES**

Upper level (mg/kg) Bev : **2** Food : **5** Except : **—**
Main nat food occ in mg/kg : **no data found**

Main tox data for classification :
Tox data needed :

Refs. :

Main name : **£-Irone**

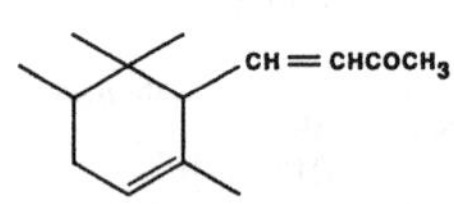

CE No. : **145** Category : **A** Structural formula :
FEMA No. : **2597**
CAS No. : **79-69-6** Isomer : **YES**

Upper level (mg/kg) Bev : **2** Food : **5** Except : **—**
Main nat food occ in mg/kg : **no data found**

Main tox data for classification :
Tox data needed :

Refs. :

Group 7.1.4

Main name : **Carvone**

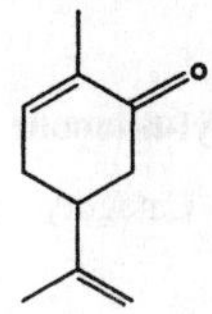

CE No. : **146** Category : **A** Structural formula :
FEMA No. : **2249**
CAS No. : **99-49-0** Isomer : **YES**

Upper level (mg/kg) Bev : Food : Except : —
Main nat food occ in mg/kg : **grapefruit juice : 0.06-0.15 ; orange juice : 0.01 ; celery, leaf : 1 ; lemon oil : 60-400 ; grapefruit oil : 200**

Main tox data for classification : **JECFA : 1.0 mg/kg bw/d (ref. 1)**
Tox data needed :

Refs. : **23rd session, 1979**

Main name : **Isomethyl-£-ionone**

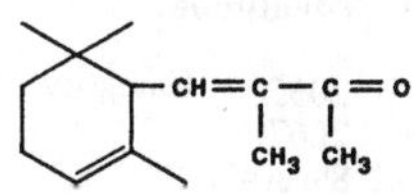

CE No. : **169** Category : **A** Structural formula :
FEMA No. : **2714**
CAS No. : **127-51-5** Isomer : **YES**

Upper level (mg/kg) Bev : **1** Food : **5** Except : —
Main nat food occ in mg/kg : **no data found**

Main tox data for classification :
Tox data needed :

Refs. :

Main name : **d-Fenchone**

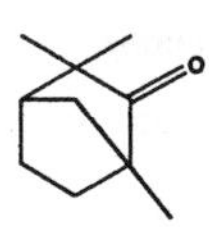

CE No. : **551** Category : **B** Structural formula :
FEMA No. : **2479**
CAS No. : **1195-79-5** Isomer : **YES**

Upper level (mg/kg) Bev : **1** Food : **1** Except : **a : 30**
Main nat food occ in mg/kg : **clover ; mint ; thyme ; cheese ; cognac ; origanum (Spanish) ; dill ; licorice ; caraway ; basil ; fennel ; mountain papaya ; lemon balm and ouzo**

Main tox data for classification :
Tox data needed : **28-d oral study**

Refs. :

Main name : **Isomethyl-ß-ionone**

CE No. : 650 Category : B Structural formula :
FEMA No. : —
CAS No. : — Isomer : YES

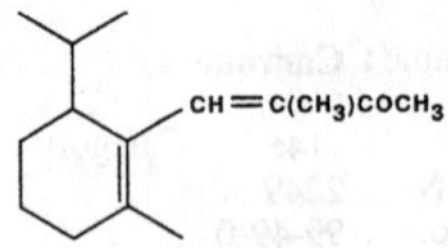

Upper level (mg/kg) Bev : 0.1 Food : 0.1 Except : —
Main nat food occ in mg/kg : no data found

Main tox data for classification :
Tox data needed : 28-d oral study

Refs. :

Main name : **Menthone**

CE No. : 2035 Category : B Structural formula :
FEMA No. : 2667
CAS No. : 89-80-5 Isomer : YES

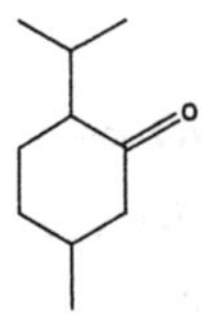

Upper level (mg/kg) Bev : 25 Food : 50 Except : 150
Main nat food occ in mg/kg : nutmeg oil : 0-2,000

Main tox data for classification : mutagenicity study Ames pos. (ref. 1)
Tox data needed : 90-d oral study

Refs. : (1) Mut. Res. 138, 17, 1984

Main name : **Allyl £-Ionone**

CE No. : 2040 Category : B Structural formula :
FEMA No. : 2033
CAS No. : 79-78-7 Isomer : YES

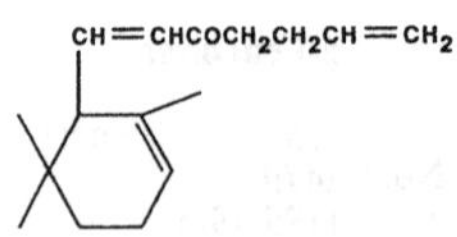

Upper level (mg/kg) Bev : 0.5 Food : 3 Except : —
Main nat food occ in mg/kg : no data found

Main tox data for classification :
Tox data needed : 28-d oral study

Refs. :

Main name : **Isopulegene**

CE No. : **2051** Category : **B**
FEMA No. : **2964**
CAS No. : **29606-79-9**

Structural formula :

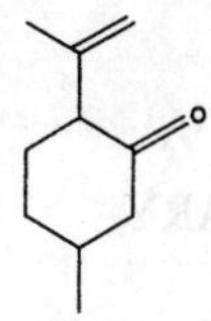

Isomer : **YES**

Upper level (mg/kg) Bev : **5** Food : **15** Except : —

Main nat food occ in mg/kg : **mint ; buchu oil**

Main tox data for classification :

Tox data needed : **28-d oral study**

Refs. :

Main name : **d-Piperitone**

CE No. : **2052** Category : **B**
FEMA No. : **2910**
CAS No. : **6091-50-5**

Structural formula :

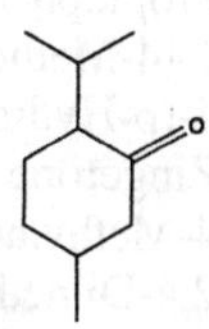

Isomer : **YES**

Upper level (mg/kg) Bev : **10** Food : **40** Except : —

Main nat food occ in mg/kg : **raspberry : 0.005-0.3**

Main tox data for classification :

Tox data needed : **28-d oral study**

Refs. :

Main name : **Isomenthone**

CE No. : **2259** Category : **B**
FEMA No. : **3460**
CAS No. : **491-07-6**

Structural formula :

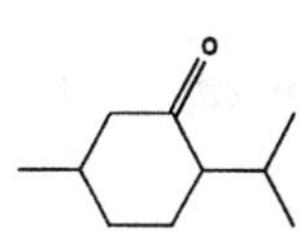

Isomer : **YES**

Upper level (mg/kg) Bev : — Food : **10** Except : **a : 60**

Main nat food occ in mg/kg : **celery ; mint ; thyme ; buchu oil**

Main tox data for classification :

Tox data needed : **28-d oral study**

Refs. :

GROUP SUMMARY

Group: 7.2 Aromatic ketones

Substances included in the group:

CE No	Cat.	Main name
138	A	Acetophenone
147	A	Methyl ß-naphthyl ketone
163	A	4-(p-Methoxyphenyl)-2-butanone
164	A	1-(p-Methoxyphenyl)-1-penten-3-one
165	A	4-(3,4-Methylenedioxyphenyl)-2-butanone
599	A	Propiophenone
719	A	1-(4-Methoxyphenyl)-4-methyl-1-penten-3-one
755	A	4-(p-Hydroxyphenyl)-2-butanone
139	B	Zingerone
156	B	4-Methylacetophenone
157	B	2,4-Dimethylacetophenone
158	B	4-Phenyl-3-buten-2-one
159	B	4-Methyl-1-phenyl-2-pentanone
160	B	4-(p-Tolyl)-2-butanone
161	B	3-Methyl-4-phenyl-3-butene-2-one
166	B	Benzophenone
570	B	Acetanisole
651	B	p-Isopropylacetophenone
691	B	Vanillylidene acetone

CE Nos. considered as sub-group: 138, 156, 157

Main toxicological tests available for the evaluation of substances:

Subchronic toxicity : 165
Mutagenicity : 165, 599

Main name : **Acetophenone**

CE No. : 138 Category : A Structural : formula :
FEMA No. : 2009
CAS No. : 98-86-2 Isomer :

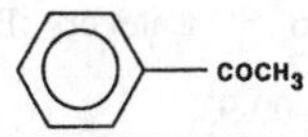

Upper level (mg/kg) Bev : 1 Food : 10 Except : —

Main nat food occ in mg/kg : cranberry : 0.02-0.1 ; other fruits : up to 0.01 ; peas : 0.02 ; beans 0.02 ; beef, heated : 0.05 ; cocoa :1.5-2.6 ; other food and beverages : up to 1

Main tox data for classification :

Tox data needed :

Refs. :

Main name : **Zingerone**

CE No. : 139 Category : B Structural : formula :
FEMA No. : 3124
CAS No. : 122-48-5 Isomer :

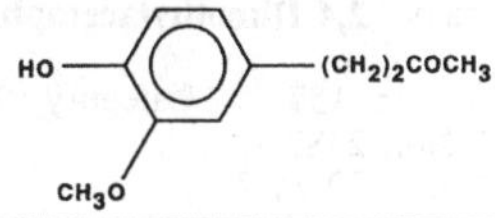

Upper level (mg/kg) Bev : 10 Food : 10 Except : —

Main nat food occ in mg/kg : raspberry : 0.4

Main tox data for classification :

Tox data needed : 28-d oral study

Refs. :

Main name : **Methyl ß-naphthyl ketone**

CE No. : 147 Category : A Structural : formula :
FEMA No. : 2723
CAS No. : 93-08-3 Isomer :

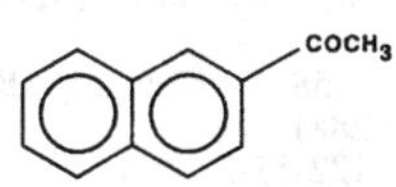

Upper level (mg/kg) Bev : 0.5 Food : 5 Except : —

Main nat food occ in mg/kg : no data found

Main tox data for classification :

Tox data needed :

Refs. :

Main name : **4-Methylacetophenone**

CE No. : 156 Category : **B** Structural :
FEMA No. : 2677 formula :
CAS No. : 122-00-9 Isomer :

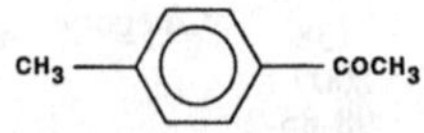

Upper level (mg/kg) Bev : 1 Food : 5 Except : —
Main nat food occ in mg/kg : **mango : 0-0.4 ; cauliflower, heated : 0.02**

Main tox data for classification :
Tox data needed : **28-d oral study**

Refs. :

Main name : **2,4-Dimethylacetophenone**

CE No. : 157 Category : **B** Structural :
FEMA No. : 2387 formula :
CAS No. : 89-74-7 Isomer :

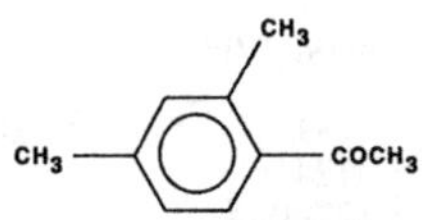

Upper level (mg/kg) Bev : 1 Food : 5 Except : —
Main nat food occ in mg/kg : **wine, white ; tea, black ; bonito, dried**

Main tox data for classification :
Tox data needed : **28-d oral study**

Refs. :

Main name : **4-Phenyl-3-buten-2-one**

CE No. : 158 Category : **B** Structural :
FEMA No. : 2881 formula :
CAS No. : 122-57-6 Isomer : **YES**

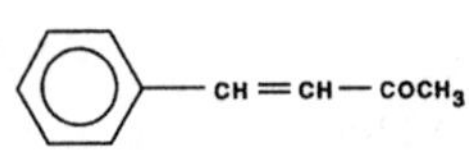

Upper level (mg/kg) Bev : 1 Food : 2 Except : —
Main nat food occ in mg/kg : **soybean**

Main tox data for classification :
Tox data needed : **28-d oral study**

Refs. :

Group 7.2

Main name : **4-Methyl-1-phenyl-2-pentanone**

CE No. : 159 Category : B Structural formula : 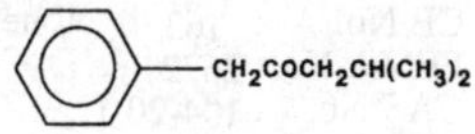
FEMA No. : 2740
CAS No. : 5349-62-2 Isomer :

Upper level (mg/kg) Bev : 1 Food : 5 Except : —
Main nat food occ in mg/kg : no data found

Main tox data for classification :
Tox data needed : 28-d oral study

Refs. :

Main name : **4-(p-Tolyl)-2-butanone**

CE No. : 160 Category : B Structural formula : 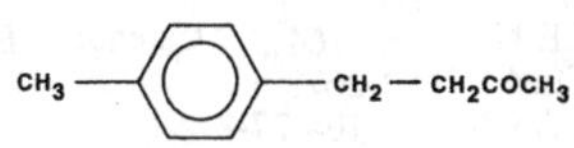
FEMA No. : 3074
CAS No. : 7774-79-0 Isomer :

Upper level (mg/kg) Bev : 1 Food : 5 Except : —
Main nat food occ in mg/kg : no data found

Main tox data for classification :
Tox data needed : 28-d oral study

Refs. :

Main name : **3-Methyl-4-phenyl-3-butene-2-one**

CE No. : 161 Category : B Structural formula : 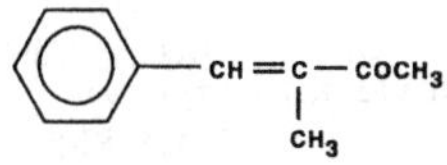
FEMA No. : 2734
CAS No. : 1901-26-4 Isomer : **YES**

Upper level (mg/kg) Bev : 1 Food : 3 Except : —
Main nat food occ in mg/kg : no data found

Main tox data for classification :
Tox data needed : 28-d oral study

Refs. :

Main name : **4-(p-Methoxyphenyl)-2-butanone**

CE No. : 163 Category : A Structural : formula :
FEMA No. : 2672
CAS No. : 104-20-1 Isomer :

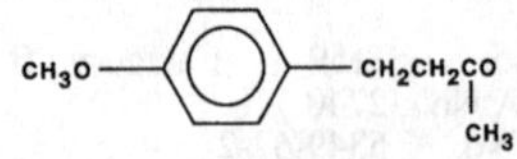

Upper level (mg/kg) Bev : 10 Food : 20 Except : —
Main nat food occ in mg/kg : no data found

Main tox data for classification :
Tox data needed :

Refs. :

Main name : **1-(p-Methoxyphenyl)-1-penten-3-one**

CE No. : 164 Category : B Structural : formula :
FEMA No. : 2673
CAS No. : 104-27-8 Isomer : YES

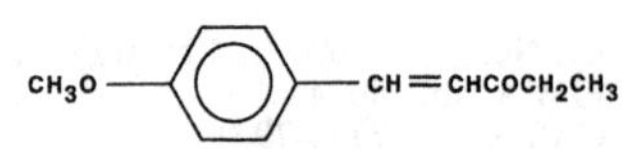

Upper level (mg/kg) Bev : 3 Food : 15 Except : a : 30
Main nat food occ in mg/kg : no data found

Main tox data for classification :
Tox data needed :

Refs. :

Main name : **4-(3,4-Methylenedioxyphenyl)-2-butanone**

CE No. : 165 Category : A Structural : formula :
FEMA No. : 2701
CAS No. : 55418-52-5 Isomer :

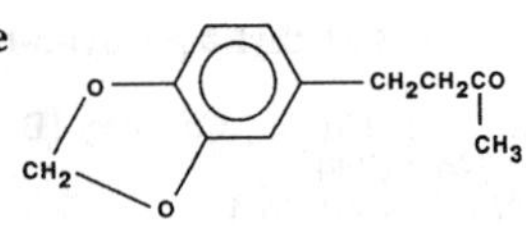

Upper level (mg/kg) Bev : 10 Food : 30 Except : —
Main nat food occ in mg/kg : no data found

Main tox data for classification : 90-d oral rat study, 1 dosis : NEL > 47 mg/kg bw/d (ref. 1)
: mutagenicity studies : Ames, Drosophila and micronuleus neg. (ref. 1)
Tox data needed :

Refs. : (1) Food Cosmet. Toxicol. 14, 847, 1976

Group 7.2

Main name : **Benzophenone**

CE No. : 166 Category : B Structural :
FEMA No. : 2134 formula :
CAS No. : 119-61-9 Isomer :

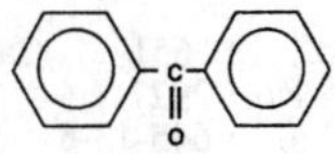

Upper level (mg/kg) Bev : 0.5 Food : 2 Except : —
Main nat food occ in mg/kg : grape (muscat) : 0.08-0.13

Main tox data for classification :
Tox data needed : 28-d oral study

Refs. :

Main name : **Acetanisole**

CE No. : 570 Category : B Structural :
FEMA No. : 2005 formula :
CAS No. : 100-06-1 Isomer :

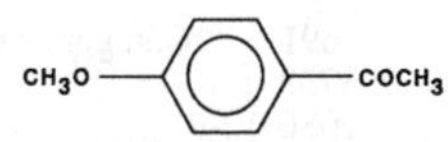

Upper level (mg/kg) Bev : 10 Food : 20 Except : —
Main nat food occ in mg/kg : cranberry ; black choke berry ; grape ; aniseed ; cloudberry ; beef, heated ; sherry

Main tox data for classification :
Tox data needed : 28-d oral study

Refs. :

Main name : **Propiophenone**

CE No. : 599 Category : A Structural :
FEMA No. : 3469 formula :
CAS No. : 93-55-0 Isomer :

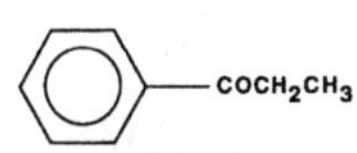

Upper level (mg/kg) Bev : 1 Food : 1 Except : —
Main nat food occ in mg/kg : cheese ; coffee ; tea, green ; filbert ; peanut ; macadamia nut, all roasted ; tamarind ; bonito, dried ; cherimoya ; sapodilla fruit

Main tox data for classification : mutagenicity study : (ref. 1)
Tox data needed :

Refs. :

Main name : **p-Isopropylacetophenone**

CE No. : 651 Category : B Structural :
FEMA No. : 2927 formula : 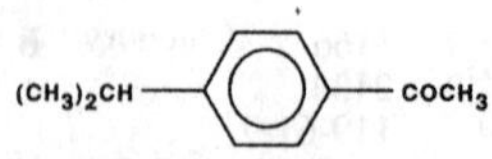
CAS No. : 645-13-6 Isomer :

Upper level (mg/kg) Bev : 0.1 Food : 0.2 Except : —
Main nat food occ in mg/kg : bonito, dried

Main tox data for classification :
Tox data needed : 28-d oral study

Refs. :

Main name : **Vanillylidene acetone**

CE No. : 691 Category : B Structural :
FEMA No. : 3738 formula : 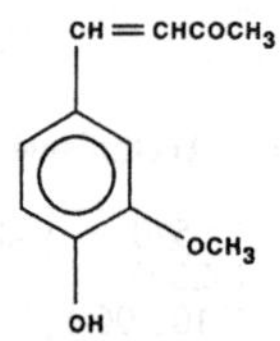
CAS No. : 1080-12-2 Isomer : YES

Upper level (mg/kg) Bev : 0.1 Food : 0.5 Except : —
Main nat food occ in mg/kg : no data found

Main tox data for classification :
Tox data needed : 28-d oral study

Refs. :

Main name : **1-(4-Methoxyphenyl)-4-methyl-1-penten-3-one**

CE No. : 719 Category : A Structural :
FEMA No. : — formula : 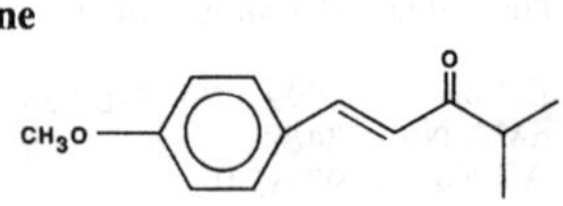
CAS No. : 103-13-9 Isomer : YES

Upper level (mg/kg) Bev : — Food : — Except : a : 5
Main nat food occ in mg/kg : no data found

Main tox data for classification :
Tox data needed :

Refs. :

Group 7.2

Main name : **4-(p-Hydroxyphenyl)-2-butanone**

CE No. : 755 Category : A
FEMA No. : 2588
CAS No. : 5471-51-2

Structural : formula :

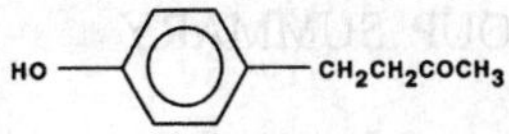

Isomer :

Upper level (mg/kg) Bev : 25 Food : 70 Except : —

Main nat food occ in mg/kg : raspberry : 0.1-4.3

Main tox data for classification :

Tox data needed :

Refs. :

GROUP SUMMARY

Group: 7.3 Diketones

Substances included in the group:

CE No	Cat.	Main name
152	A	2,3-Hexanedione
155	A	2,3-Undecadione
752	A	Diacetyl
758	A	Methylcyclopentenolone
759	A	3-Ethyl-2-hydroxy-2-cyclopenten-1-one
2039	A	2,3-Pentanedione
2043	A	4-Methyl-2,3-pentanedione
2044	A	2,3-Heptanedione
2141	A	Octane-4,5-dione
2255	A	3,4-Hexanedione
2311	A	1-Methyl-2,3-cyclohexadione
2234	B	3,4-Dimethylcyclopentane-1,2-dione
2235	B	3,5-Dimethylcyclopentane-1,2-dione
2275	B	1-Phenyl-1,2-propanedione

CE Nos. considered as sub-group: 152, 155, 752, 2039, 2043, 2044, 2141, 2255, 2234, 2235

Main toxicological tests available for the evaluation of substances:

Subchronic toxicity : 152, 2275, 2311

Main name : **2,3-Hexanedione**

CE No. : 152 Category : A Structural :
FEMA No. : 2258 formula : $CH_3COCO(CH_2)_2CH_3$
CAS No. : 3848-24-6 Isomer :

Upper level (mg/kg) Bev : 5 Food : 5 Except : —
Main nat food occ in mg/kg : coffee : 0.33-3.2 ; beer : trace

Main tox data for classification : 90-d oral rat study : NEL > 17 mg/kg bw/d (ref. 1)
Tox data needed :

Refs. :

Main name : **2,3-Undecadione**

CE No. : 155 Category : A Structural :
FEMA No. : 3090 formula : $CH_3COCO(CH_2)_7CH_3$
CAS No. : 7493-59-6 Isomer :

Upper level (mg/kg) Bev : 1 Food : 3 Except : : —
Main nat food occ in mg/kg : no data found

Main tox data for classification :
Tox data needed :

Refs. :

Main name : **Diacetyl**

CE No. : 752 Category : A Structural :
FEMA No. : 2370 formula : $CH_3COCOCH_3$
CAS No. : 431-03-8 Isomer :

Upper level (mg/kg) Bev : 5 Food : 50 Except : —
Main nat food occ in mg/kg : white bread : 0.4-0.83 ; chicken, heated : 0.1-0.9 ; yoghurt : 1-17.3 ; other milk products : up to 4 ; wine, red : 0.3-4.1 ; other alcohol : up to 4 ; coffee : 2.7 ; other food and beverages : up to 56

Main tox data for classification :
Tox data needed :

Refs. :

Main name : **Methylcyclopentenolone**

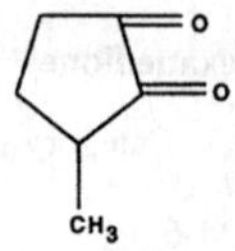

CE No. : 758 Category : A Structural formula :
FEMA No. : 2700
CAS No. : 80-71-1 Isomer : YES

Upper level (mg/kg) Bev : 15 Food : 50 Except : —
Main nat food occ in mg/kg : coffee : 17-40

Main tox data for classification :
Tox data needed :

Refs. :

Main name : **3-Ethyl-2-hydroxy-2-cyclopenten-1-one**

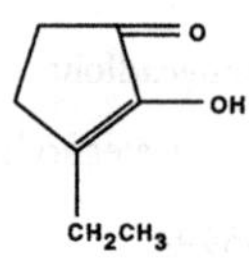

CE No. : 759 Category : A Structural formula :
FEMA No. : 3152
CAS No. : 21835-01-8 Isomer : YES

Upper level (mg/kg) Bev : 10 Food : 50 Except : —
Main nat food occ in mg/kg : coffee

Main tox data for classification :
Tox data needed :

Refs. :

Main name : **2,3-Pentanedione**

CE No. : 2039 Category : A Structural formula : $CH_3COCOCH_2CH_3$
FEMA No. : 2841
CAS No. : 600-14-6 Isomer :

Upper level (mg/kg) Bev : 1 Food : 20 Except : —
Main nat food occ in mg/kg : butter : trace ; wine, red : 0.1-0.9 ; other alcohol : up to 0.6 ; coffee : 4

Main tox data for classification :
Tox data needed :

Refs. :

Main name : **4-Methyl-2,3-pentanedione**

CE No. : 2043 Category : A Structural formula : $CH_3COCOCH(CH_3)_2$
FEMA No. : 2730
CAS No. : 7493-58-5 Isomer :

Upper level (mg/kg) Bev : 10 Food : 20 Except : —
Main nat food occ in mg/kg : beer ; coffee ; malt ; krill

Main tox data for classification :
Tox data needed :

Refs. :

Main name : **2,3-Heptanedione**

CE No. : 2044 Category : A Structural formula : $CH_3COCOCH_2(CH_2)_2CH_3$
FEMA No. : 2543
CAS No. : 96-04-8 Isomer :

Upper level (mg/kg) Bev : 0.5 Food : 5 Except : —
Main nat food occ in mg/kg : tomato ; beer ; rum ; soybean ; shoyu, fermented soya hydrolysate

Main tox data for classification :
Tox data needed :

Refs. :

Main name : **Octane-4,5-dione**

CE No. : 2141 Category : A Structural formula : $CH_3CH_2CH_2COCOCH_2CH_2CH_3$
FEMA No. : —
CAS No. : — Isomer :

Upper level (mg/kg) Bev : 5 Food : 50 Except : —
Main nat food occ in mg/kg : cocoa

Main tox data for classification :
Tox data needed :

Refs. :

Main name : **3,4-Dimethylcyclopentane-1,2-dione**

CE No. : 2234 Category : B
FEMA No. : 3268
CAS No. : 13494-06-9
Structural formula :

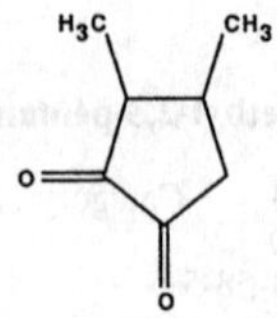

Isomer : YES

Upper level (mg/kg) Bev : 5 Food : 5 Except : —
Main nat food occ in mg/kg : coffee

Main tox data for classification :
Tox data needed : 28-d oral study

Refs. :

Main name : **3,5-Dimethylcyclopentane-1,2-dione**

CE No. : 2235 Category : B
FEMA No. : 3269
CAS No. : 13494-07-0
Structural formula :

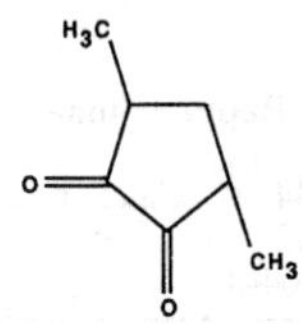

Isomer : YES

Upper level (mg/kg) Bev : 10 Food : 5 Except : —
Main nat food occ in mg/kg : coffee

Main tox data for classification :
Tox data needed : 28-d oral study

Refs. :

Main name : **3,4-Hexanedione**

CE No. : 2255 Category : A
FEMA No. : 3168
CAS No. : 4437-51-8
Structural formula : $CH_3CH_2COCOCH_2CH_3$
Isomer :

Upper level (mg/kg) Bev : 10 Food : 10 Except : —
Main nat food occ in mg/kg : coffee ; cauliflower

Main tox data for classification :
Tox data needed :

Refs. :

Main name : **1-Phenyl-1,2-propanedione**

CE No. : 2275 Category : B
FEMA No. : 3226
CAS No. : 579-07-7

Structural formula :

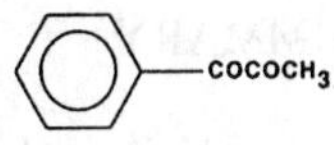

Isomer :

Upper level (mg/kg) Bev : 10 Food : 10 Except : —

Main nat food occ in mg/kg : potato (baked) ; butter ; coffee

Main tox data for classification : 90-d oral rat study, 1 dose : NEL > 17.4 mg/kg bw/d (ref. 1)

Tox data needed : mutagenicity studies

Refs. : (1) Confidential data

Main name : **1-Methyl-2,3-cyclohexadione**

CE No. : 2311 Category : A
FEMA No. : 3305
CAS No. : 3008-43-3

Structural formula :

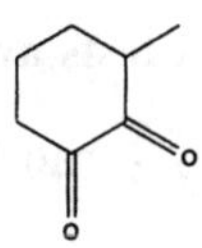

Isomer : YES

Upper level (mg/kg) Bev : 0.6 Food : 10 Except : —

Main nat food occ in mg/kg : coffee

Main tox data for classification : 90-d oral rat study, 3 doses : NEL > 675 mg/kg bw/d (ref. 1)

Tox data needed :

Refs. : (1) Confidential data

GROUP SUMMARY

Group: 7.4 Hydroxyketones

Substances included in the group:

CE No	Cat.	Main name
148	A	Maltol
692	A	Ethyl maltol
749	A	Acetoin
162	B	Benzoin
592	B	Octan-3-one-1-ol

Main toxicological tests available for the evaluation of substances:

Subchronic toxicity : 749

Main name : **Maltol**

CE No. : 148 Category : **A** Structural : formula :
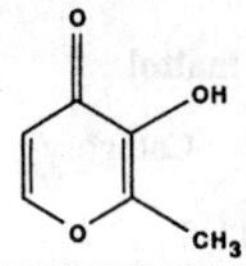
FEMA No. : 2656
CAS No. : 118-71-8 Isomer :

Upper level (mg/kg) Bev : Food : Except :
Main nat food occ in mg/kg : coffee : 20-45

Main tox data for classification : JECFA : 2 mg/kg bw/d (ref. 1)
Tox data needed :

Refs. : (1) 18th session, 1974

Main name : **Benzoin**

CE No. : 162 Category : **B** Structural : formula :
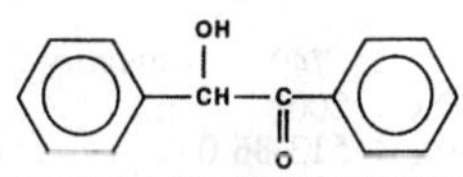
FEMA No. : 2132
CAS No. : 9000-72-0 Isomer : **YES**

Upper level (mg/kg) Bev : 2 Food : 5 Except : —
Main nat food occ in mg/kg : no data found

Main tox data for classification :
Tox data needed : 28-d oral study

Refs. :

Main name : **Octan-3-one-1-ol**

CE No. : 592 Category : **B** Structural : formula : $CH_3(CH_2)_4COCH_2CH_2OH$
FEMA No. : —
CAS No. : — Isomer : **YES**

Upper level (mg/kg) Bev : 0.2 Food : 1 Except : —
Main nat food occ in mg/kg : no data found

Main tox data for classification :
Tox data needed : 28-d oral study

Refs. :

Group 7.4

Main name : **Ethyl maltol**

CE No. : 692 Category : A
FEMA No. : 3487
CAS No. : 4940-11-8
Structural formula :

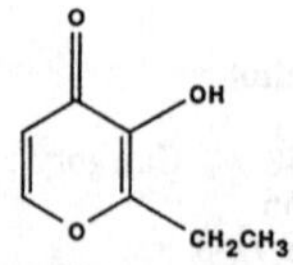

Isomer :

Upper level (mg/kg) Bev : Food : Except :
Main nat food occ in mg/kg : no data found

Main tox data for classification : JECFA : 2 mg/kg bw/d (ref. 1)
Tox data needed :

Refs. : (1)18th session, 1974

Main name : **Acetoin**

CE No. : 749 Category : A
FEMA No. : 2008
CAS No. : 513-86-0
Structural formula : $CH_3COCHOHCH_3$
Isomer : YES

Upper level (mg/kg) Bev : 5 Food : 50 Except : —
Main nat food occ in mg/kg : asparagus, cooked : 6.4 ; carrot : trace ; cheddar cheese : 1-40 ; beer : 0.4-11 ; wine : up to 50 ; chicken, heated : 0.000-2.4 ; other food and beverages : up to 5

Main tox data for classification : 90-d oral rat study : NEL > 330 mg/kg bw/d (ref. 1)
Tox data needed :

Refs. : (1) Food Cosmet. Toxicol. 17, 509, 1979

GROUP SUMMARY

Group: 7.5 Miscellaneous ketones

Substances included in the group:

CE No	Cat.	Main name
105	A	Pyruvaldehyde
167	B	2-Hexylidene cyclopentanone
168	B	Tetramethyl ethylcyclohexenone (mixture of isomers)
686	B	2,2,6-Trimethylcyclohexanone
2340	B	4-(2,6,6-Trimethylcyclohex-1-enyl)but-2-en-4-one

Main toxicological tests available for the evaluation of substances:

Subchronic toxicity : 167, 168, 2340
Mutagenicity : 105

Main name : **Pyruvaldehyde**

CE No. : 105 Category : A Structural formula : CH_3COCHO
FEMA No. : 2969
CAS No. : 78-98-8 Isomer :

Upper level (mg/kg) Bev : 1 Food : 1 Except : —
Main nat food occ in mg/kg : white bread : 0.39-0.7 ; beer : 0.4-11

Main tox data for classification : mutagenicity study : Ames pos. (ref. 1)
Tox data needed :

Refs. : (1) Mut. Res. 148, 25, 1985

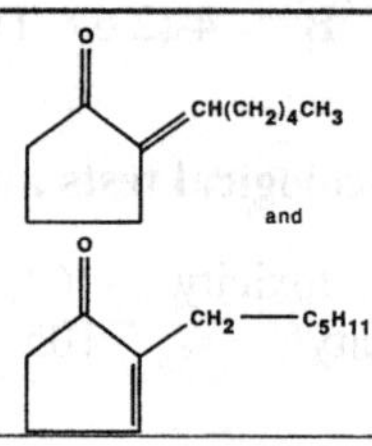

Main name : **2-Hexylidene cyclopentanone**

CE No. : 167 Category : B Structural formula :
FEMA No. : 2573
CAS No. : 17373-89-6 Isomer :

Upper level (mg/kg) Bev : 1 Food : 10 Except : —
Main nat food occ in mg/kg : no data found

Main tox data for classification : 90-d oral rat study, 1 dose : NEL > 3.2 mg/kg bw/d (ref. 1)
Tox data needed : mutagenicity studies

Refs. : (1) Confidential data

Main name : **Tetramethyl ethylcyclohexenone (mixture of isomers)**

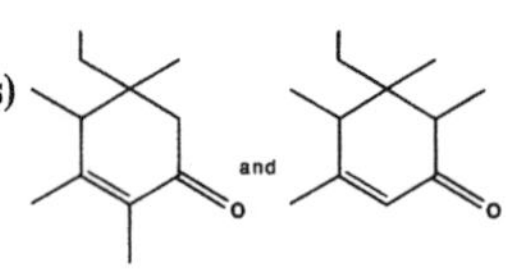

CE No. : 168 Category : B Structural formula :
FEMA No. : 3061
CAS No. : 17369-60-7 17369-61-8 Isomer : YES

Upper level (mg/kg) Bev : 1 Food : 1 Except : —
Main nat food occ in mg/kg : no data found

Main tox data for classification : 90-d oral rat study, 1 dose : NEL > 47.6 mg/kg bw/d (ref. 1)
Tox data needed : 28-d oral study ; mutagenicity studies

Refs. : (1) Confidential data

Main name : **2,2,6-Trimethylcyclohexanone**

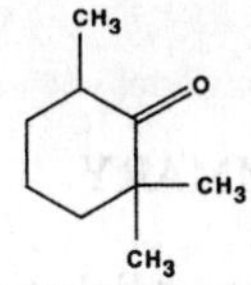

CE No. : 686 Category :B Structural formula :
FEMA No. :3473
CAS No. :2408-37-9 Isomer :YES

Upper level (mg/kg) Bev :0.05 Food :0.05 Except :—
Main nat food occ in mg/kg :bilberry : 0.0002

Main tox data for classification :
Tox data needed :28-d oral study

Refs. :

Main name : **4-(2,6,6-Trimethylcyclohex-1-enyl)but-2-en-4-one**

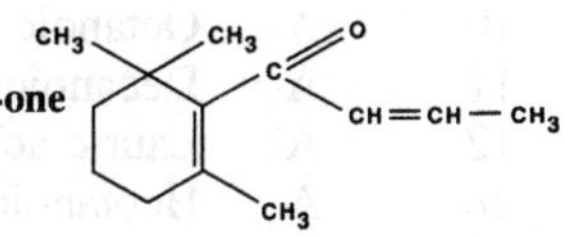

CE No. :2340 Category :B Structural formula :
FEMA No. :3243
CAS No. :23726-91-2 Isomer :YES

Upper level (mg/kg) Bev :1 Food :1 Except :—
Main nat food occ in mg/kg :grapefruit juice : 0.0005

Main tox data for classification :90 d oral rat study, 1 dose : NEL > 2.4 mg/kg bw/d (ref. 1)
Tox data needed :28-d oral study ; mutagenicity studies

Refs. .(1) Confidential data

GROUP SUMMARY

Group: 8.1.1 Aliphatic acids, straight chain, saturated

Substances included in the group:

CE No	Cat.	Main name
2	A	Acetic acid
3	A	Propionic acid
5	A	Butyric acid
7	A	Valeric acid
9	A	Hexanoic acid
10	A	Octanoic acid
11	A	Decanoic acid
12	A	Lauric acid
28	A	Heptanoic acid
29	A	Nonanoic acid
696	A	Undecanoic acid

CE Nos. considered as sub-group: 2, 3, 5, 7, 9, 10, 11, 12, 28, 29, 696

Main toxicological tests available for the evaluation of substances:

Chronic toxicity : 11, 12
Metabolism : 7, 9, 11, 12, 28, 29

Group 8.1.1

Main name : **Acetic acid**

CE No. : 2 Category : A Structural formula : CH_3COOH
FEMA No. : 2006
CAS No. : 64-19-7 Isomer :

Upper level (mg/kg) Bev : Food : Except :
Main nat food occ in mg/kg : strawberry : 0.1-94 ; other fruits : up to 22 ; bread : 107 ; fish : 100-168 ; Swiss cheese : 0-3,700 ; other milk products : up to 1,400 ; many other foods and beverages : up to 3,400

Main tox data for classification : JECFA : not limited (ref. 1)
Tox data needed :

Refs. : (1) 17th session, 1973

Main name : **Propionic acid**

CE No. : 3 Category : A Structural formula : CH_3CH_2COOH
FEMA No. : 2924
CAS No. : 79-09-4 Isomer :

Upper level (mg/kg) Bev : Food : Except :
Main nat food occ in mg/kg : Swiss cheese : 90-7,030 ; other milk products : up to 15 ; fish : 3-4 ; vinegar : 82-25,000 ; beer : 1.3-5 ; other alcohol : up to 10 ; coffee : 49.6-125.8 ; other foods and beverages : up to 4

Main tox data for classification : JECFA : not limited (ref. 1)
Tox data needed :

Refs. : (1) 17th session, 1973

Main name : **Butyric acid**

CE No. : 5 Category : A Structural formula : $CH_3CH_2CH_2COOH$
FEMA No. : 2221
CAS No. : 107-92-6 Isomer :

Upper level (mg/kg) Bev : 20 Food : 100 Except : a : 400
Main nat food occ in mg/kg : apple juice : 2.5-5.4 ; other fruits : up to 5 ; bread : 7.6 ; fish : 3 ; Swiss cheese : 0-4,290 ; other milk products : up to 115 ; beer : 0.6-2.6 ; other food and beverages : up to 75

Main tox data for classification :
Tox data needed :

Refs. :

Main name : **Valeric acid**

CE No. : 7 Category : A Structural :
FEMA No. : 3101 formula : $CH_3(CH_2)_3COOH$
CAS No. : 109-52-4 Isomer :

Upper level (mg/kg) Bev : 5 Food : 20 Except : —
Main nat food occ in mg/kg : strawberry : 0.8 ; other fruits : up to 0.7 ; milk : 1.4-6.7 ; other milk products : up to 106 ; beer : 0.03-0.2 ; other alcohol : up to 8 ; pork (heated) : trace-55 ; other foods : up to 0.6

Main tox data for classification : metabolism study (ref. 1, 2)
Tox data needed :

Refs. : (1) J. Biol. Chem. 135, 183, 1940 ; (2) J. Nutrition 21, 373, 1941

Main name : **Hexanoic acid**

CE No. : 9 Category : A Structural :
FEMA No. : 2559 formula : $CH_3(CH_2)_4COOH$
CAS No. : 142-62-1 Isomer :

Upper level (mg/kg) Bev : 5 Food : 100 Except : —
Main nat food occ in mg/kg : apple juice : 1.7-12.9 ; other fruits : up to 9 ; yoghurt : 4.6-43.7 ; other milk products : up to 1,500 ; beer : 1-25 ; other alcohol : up to 22 ; pork (heated) : 2-217 ; other food and beverages : up to 30

Main tox data for classification : metabolism study (ref. 1)
Tox data needed :

Refs. : (1) J. Nutrition 21, 373, 1981

Main name : **Octanoic acid**

CE No. : 10 Category : A Structural :
FEMA No. : 2799 formula : $CH_3(CH_2)_6COOH$
CAS No. : 124-07-2 Isomer :

Upper level (mg/kg) Bev : 3 Food : 50 Except : a : 100
Main nat food occ in mg/kg : raspberry : trace-0.8 ; other fruits : up to 0.05 ; milk : 3.8-19.3 ; other milk products : up to 1,200 ; beer : 1.3-21 ; other alcohol : up to 112 ; pork (heated) : 21-94 ; other food and beverages : up to 6

Main tox data for classification :
Tox data needed :

Refs. :

Main name : **Decanoic acid**

CE No. : 11 Category : A Structural formula : $CH_3(CH_2)_8COOH$
FEMA No. : 2364
CAS No. : 334-48-5 Isomer :

Upper level (mg/kg) Bev : 10 Food : 10 Except : —
Main nat food occ in mg/kg : grapefruit juice : 0.07 ; other fruits : up to 0.05 ; yoghurt : 2.4-56.7 ; other milk products : up to 2,000 ; beer ; 0.1-4 ; other alcohol : up to 100 ; lamb and mutton (heated) : 2,000 ; other food and beverages : up to 32

Main tox data for classification : 5-m oral rat study : no gastric lesions (ref. 1)
: metabolism study (ref. 2, 3)
Tox data needed :

Refs. : (1) Nat. Res. counc. Pub. n-251, 1960 ; (2) J. Nutr. 21, 373, 1941 ; (3) J. Biol. Chem. 135, 183, 1960

Main name : **Lauric acid**

CE No. : 12 Category : A Structural formula : $CH_3(CH_2)_{10}COOH$
FEMA No. : 2614
CAS No. : 143-07-7 Isomer :

Upper level (mg/kg) Bev : 15 Food : 40 Except : —
Main nat food occ in mg/kg : grape, concord : 0.27 ; other fruits : up to 0.05 ; butter : 37.4-76.1 ; other milk products : up to 2,500 ; cognac : 12-28 ; other alcohol : up to 25 ; pork (heated) : 560 ; coconut : 2.5

Main tox data for classification : 4-m oral rat study : NEL 10 % diet (ref. 1)
: 2-y oral rat study : NEL 25 % diet (ref. 1)
: metabolism study (ref. 2, 3)
Tox data needed :

Refs. : (1) Nat. Res. counc. Pub. n-251, 1960 ; (2) J. Nutr. 21, 377, 1941 ; (3) J. Biol. Chem. 135, 183, 1940

Main name : **Heptanoic acid**

CE No. : 28 Category : A Structural formula : $CH_3(CH_2)_5COOH$
FEMA No. : 3348
CAS No. : 111-14-8 Isomer :

Upper level (mg/kg) Bev : 10 Food : 10 Except : —
Main nat food occ in mg/kg : raspberry : 0.2 ; mushroom (dried) : 0.7 ; beer : 0.02-1 ; other alcohol : up to 2.5 ; coffee : 30-108 ; 30-108 ; tea (green) : 0.2-0.6 ; pork (heated) : 7-120

Main tox data for classification : metabolism study (ref. 1, 3)
Tox data needed :

Refs. : (1) Biochem. J. 33, 734, 1939 ; (2) J. Nutr. 21, 373, 1941 ; (3) J. Biol. Chem. 135, 183, 1940

Main name : **Nonanoic acid**

CE No.	: 29	Category : A	Structural formula : $CH_3(CH_2)_7COOH$
FEMA No.	: 2784		
CAS No.	: 112-05-0		Isomer :

Upper level (mg/kg) Bev : 2 Food : 20 Except : —

Main nat food occ in mg/kg : raspberry : 0.07 ; other fruits : up to 0.04 ; mushroom (dried) : 1.4 ; beer : 0.03-0.4 ; other alcohol : up to 1 ; coffee ; 2.5-20.5 ; tea (green) : 2.2

Main tox data for classification : meatbolism study (ref. 1, 2)

Tox data needed :

Refs. : (1) Biochem. J. 119, 525, 1970 ; (2) J. Biol. Chem. 136, 503, 1940

Main name : **Undecanoic acid**

CE No.	: 696	Category : A	Structural formula : $CH_3—(CH_2)_9—COOH$
FEMA No.	: 3245		
CAS No.	: 112-37-8		Isomer :

Upper level (mg/kg) Bev : — Food : 5 Except : —

Main nat food occ in mg/kg : grapefruit juice : 0.01 ; mushroom (dried) : 1 ; beer : 0.3-1.4 ; other alcohol : up to 0.4

Main tox data for classification :

Tox data needed :

Refs. :

GROUP SUMMARY

Group: 8.1.2 Aliphatic acids, straight chain, unsaturated

Substances included in the group:

CE No	Cat.	Main name
689	A	10-Undecenoic acid
2004	B	4-Pentenoic acid
2256	B	3-Hexenoic acid

Main toxicological tests available for the evaluation of substances:

Chronic toxicity : 689
Reproduction : 689

Main name : **10-Undecenoic acid**

CE No. : 689 Category : A Structural formula : $CH_2{=}CH(CH_2)_8COOH$
FEMA No. : 3247
CAS No. : 112-38-9 Isomer :

Upper level (mg/kg) Bev : 0.5 Food : 0.5 Except : —
Main nat food occ in mg/kg : apple ; pear

Main tox data for classification : 6-m oral rat study : NEL > 400 mg/kg bw/d (ref. 1)
: teratogenicity study on rats (ref. 1)
Tox data needed :

Refs. : (1) J. Pharmac. exp. Ther. 98, 31, 1950

Main name : **4-Pentenoic acid**

CE No. : 2004 Category : B Structural formula : $CH_2{=}CHCH_2CH_2COOH$
FEMA No. : 2843
CAS No. : 591-80-0 Isomer :

Upper level (mg/kg) Bev : 1 Food : 5 Except : —
Main nat food occ in mg/kg : no data found

Main tox data for classification :
Tox data needed : 28-d oral study

Refs. :

Main name : **3-Hexenoic acid**

CE No. : 2256 Category : B Structural formula : $CH_3CH_2CH{=}CHCH_2COOH$
FEMA No. : 3170
CAS No. : 4219-24-3 Isomer : YES

Upper level (mg/kg) Bev : 10 Food : 15 Except : —
Main nat food occ in mg/kg : black choke berry ; raspberry ; hop oil ; beer ; wine (white) ; cocoa

Main tox data for classification :
Tox data needed : 28-d oral study

Refs. :

GROUP SUMMARY

Group: 8.1.3 Aliphatic acids, branched chain

Substances included in the group:

CE No	Cat.	Main name
6	A	Isobutyric acid
8	A	Isovaleric acid
31	A	2-Methylvaleric acid
582	A	2-Methylhexanoic acid
616	A	3,7-Dimethyl-6-octenoic acid
2002	A	2-Methylbutyric acid
2003	A	2-Methylheptanoic acid
744	B	2,4-Dimethyl-2-pentenoic acid
2001	B	2-Ethylbutyric acid

CE Nos. considered as sub-group: 6, 8, 31, 582, 616, 744, 2001, 2002, 2003

Main toxicological tests available for the evaluation of substances:

Subchronic toxicity : 582, 744
Metabolism : 8,31

Main name : **Isobutyric acid**

CE No. : 6 Category : A Structural formula : $(CH_3)_2CHCOOH$
FEMA No. : 2222
CAS No. : 79-31-2 Isomer :

Upper level (mg/kg) Bev : 5 Food : 40 Except : —
Main nat food occ in mg/kg : strawberry : 0.02-2 ; other fruits : up to 0.3 ; mushroom (dried) : 4.3 ; beer : 0.3-5.2 ; other alcohol : up to 8 ; vinegar : 13-74

Main tox data for classification :
Tox data needed :

Refs. :

Main name : **Isovaleric acid**

CE No. : 8 Category : A Structural formula : $(CH_3)_2CHCH_2COOH$
FEMA No. : 3102
CAS No. : 503-74-2 Isomer :

Upper level (mg/kg) Bev : 1 Food : 15 Except : —
Main nat food occ in mg/kg : raspberry : 0.07 ; black currant : 0.004 ; mushroom (dried) : 13 ; white bread : 4.3 ; milk ; 3.4 ; other milk products : up to 57 ; beer : 0.4-3.6 ; other alcohol : up to 10

Main tox data for classification : metabolism study (ref. 1)
Tox data needed :

Refs. : (1) J. Biol. Chem. 141, 897, 1941

Main name : **2-Methylvaleric acid**

CE No. : 31 Category : A Structural formula : $CH_3CH_2CH_2CH(CH_3)COOH$
FEMA No. : 2754
CAS No. : 97-61-0 Isomer : YES

Upper level (mg/kg) Bev : — Food : — Except : a : 1
Main nat food occ in mg/kg : feyoa and guava ; papaya ; potato (baked) ; cheese ; rum ; wine (white) ; mango ; cherimoya

Main tox data for classification : metabolism study (ref. 1)
Tox data needed :

Refs. : (1) J. Biol. Chem. 141, 897, 1941

Main name : **2-Methylhexanoic acid**

CE No. : 582 Category : A Structural formula : $CH_3(CH_2)_3CH(CH_3)COOH$
FEMA No. : 3191
CAS No. : 4536-23-6 Isomer :

Upper level (mg/kg) Bev : — Food : 2 Except : a : 5
Main nat food occ in mg/kg : potato (baked) ; lamb and mutton (heated) ; cognac ; tea (black)

Main tox data for classification : 90-d oral rat study, 1 dose : NEL > 2.9 mg/kg bw/d (ref. 1)
Tox data needed :

Refs. : (1) Firmenich, unpubl., 1967

Main name : **3,7-Dimethyl-6-octenoic acid**

CE No. : 616 Category : A Structural formula :
FEMA No. : 3142
CAS No. : 502-47-6 Isomer : YES

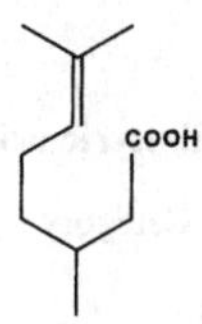

Upper level (mg/kg) Bev : 0.2 Food : 0.2 Except : —
Main nat food occ in mg/kg : mandarin oil ; mint ; tea (black)

Main tox data for classification :
Tox data needed :

Refs. :

Main name : **2,4-Dimethyl-2-pentenoic acid**

CE No. : 744 Category : B Structural formula :
FEMA No. : 3143
CAS No. : 21016-46-6 Isomer : YES

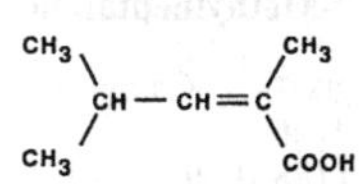

Upper level (mg/kg) Bev : — Food : 1 Except : —
Main nat food occ in mg/kg : no data found

Main tox data for classification : 90-d oral rat study, 1 dose : NEL > 1.5 mg/kg bw/d (ref. 1)
Tox data needed : mutagenicity study

Refs. : (1) Firmenich, unpubl., 1968

Main name : **2-Ethylbutyric acid**

CE No. : 2001 Category : B Structural :
FEMA No. : 2429 formula : $(CH_3CH_2)_2CHCOOH$
CAS No. : 88-09-5 Isomer :

Upper level (mg/kg) Bev : 5 Food : 5 Except : —
Main nat food occ in mg/kg : wheat bread

Main tox data for classification :
Tox data needed : 28-d oral study on CE No 543

Refs. :

Main name : **2-Methylbutyric acid**

CE No. : 2002 Category : A Structural :
FEMA No. : 2695 formula : $CH_3CH_2CH(CH_3)COOH$
CAS No. : 116-53-0 Isomer : YES

Upper level (mg/kg) Bev : 0.5 Food : 15 Except : dairy prds : 1
Main nat food occ in mg/kg : strawberry : 0.06-10 ; other fruits : up to 7 ; beer : 0.5 ; rum : 0.6 ; cocoa : 0.2 ; Swiss cheese : 9-100

Main tox data for classification :
Tox data needed :

Refs. :

Main name : **2-Methylheptanoic acid**

CE No. : 2003 Category : A Structural :
FEMA No. : 2706 formula : $CH_3(CH_2)_4CH(CH_3)COOH$
CAS No. : 1188-02-9 Isomer : YES

Upper level (mg/kg) Bev : 1 Food : 10 Except : —
Main nat food occ in mg/kg : lamb or mutton, (heated) ; tea, (black)

Main tox data for classification :
Tox data needed :

Refs. :

GROUP SUMMARY

Group: 8.1.4 Cycloaliphatic acids

Substances included in the group:

CE No	Cat.	Main name
34	B	Cyclohexaneacetic acid

Main name : **Cyclohexaneacetic acid**

CE No. : 34 Category : B
FEMA No. : 2347
CAS No. : 5292-21-7 Isomer : N

Structural formula :

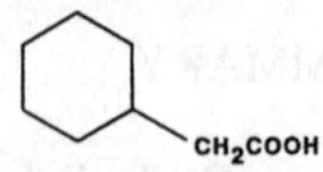

Upper level (mg/kg) Bev : 2 Food : 2 Except : —

Main nat food occ in mg/kg : no data found

Main tox data for classification :

Tox data needed : 28-d oral study

Refs. :

GROUP SUMMARY

Group: 8.1.5 Hydroxy acids

Substances included in the group:

CE No	Cat.	Main name
4	A	Lactic acid

Group 8.1.5

Main name : **Lactic acid**

CE No. : 4 Category : **A** Structural formula : $CH_3CH(OH)COOH$
FEMA No. : 2611
CAS No. : 50-21-5 598-82-3 Isomer : YES

Upper level (mg/kg) Bev : Food : Except :
Main nat food occ in mg/kg : Swiss cheese : 0.04-0.85 ; beer : 50-200 ; wine, (white) : 320-793 ; wine, (red) : 2,364 ; crab : 40-2,000 ; vinegar : 160-1,070

Main tox data for classification : JECFA : not limited (ref. 1)
Tox data needed :

Refs. : (1) 17th session, 1973

GROUP SUMMARY

Group: 8.1.6 Keto acids

Substances included in the group:

CE No	Cat.	Main name
19	A	Pyruvic acid
23	A	Levulinic acid
2262	B	3-Methyl-2-oxobutyric acid
2263	B	4-Methyl-2-oxovaleric acid

CE Nos. considered as sub-group: 2262, 2263

Main name : **Pyruvic acid**

CE No. : 19 Category : **A** Structural :
FEMA No. : 2970 formula : $CH_3COCOOH$
CAS No. : 127-17-3 Isomer :

Upper level (mg/kg) Bev : 0.2 Food : 30 Except : —
Main nat food occ in mg/kg : beer : 67-290

Main tox data for classification :
Tox data needed :

Refs. :

Main name : **Levulinic acid**

CE No. : 23 Category : **A** Structural :
FEMA No. : 2627 formula : $CH_3COCH_2CH_2COOH$
CAS No. : 123-76-2 Isomer :

Upper level (mg/kg) Bev : 15 Food : 50 Except : —
Main nat food occ in mg/kg : papaya ; wheat bread

Main tox data for classification :
Tox data needed :

Refs. :

Main name : **3-Methyl-2-oxobutyric acid**

CE No. : 2262 Category : **B** Structural :
FEMA No. : — formula : $(CH_3)_2CHCOCOOH$
CAS No. : 759-05-7 Isomer :

Upper level (mg/kg) Bev : — Food : 25 Except : —
Main nat food occ in mg/kg : beer : 0.2-1.3

Main tox data for classification :
Tox data needed : 28-d oral study

Refs. :

Main name : **4-Methyl-2-oxovaleric acid**			
CE No. : 2263	Category : **B**	Structural formula : $(CH_3)_2CHCH_2COCOOH$	
FEMA No. : —			
CAS No. : 816-66-0		Isomer :	
Upper level (mg/kg)	Bev : —	Food : 150	Except : —
Main nat food occ in mg/kg :	**asparagus (cooked) : 0.8 ; beer : 0.4-1.5**		
Main tox data for classification :			
Tox data needed :	28-d oral study		
Refs. :			

GROUP SUMMARY

Group: 8.1.7 Dicarboxylic acids

Substances included in the group:

CE No	Cat.	Main name
24	A	Succinic acid
25	A	Fumaric acid
26	A	Adipic acid
2264	A	Malonic acid

CE Nos. considered as sub-group: 24, 25, 26, 2264

Main toxicological tests available for the evaluation of substances:

Metabolism : 24, 2264

Main name : **Succinic acid**

CE No. : 24 Category : A Structural :
FEMA No. : — formula : $CH_2(COOH)CH_2(COOH)$
CAS No. : 110-15-6 Isomer :

Upper level (mg/kg) Bev : — Food : 50 Except : —
Main nat food occ in mg/kg : crab : trace-90 ; gorgonzola : 1.2

Main tox data for classification : metabolism study (ref. 1, 2)
Tox data needed :

Refs. : (1) Suom. Kemistilerti 11 B, 22, 1938 ; (2) J. Clin. Invest. 18, 301, 1939

Main name : **Fumaric acid**

CE No. : 25 Category : A Structural :
FEMA No. : 2488 formula : HOOCCH=CHCOOH
CAS No. : 110-17-8 Isomer : YES

Upper level (mg/kg) Bev : Food : Except :
Main nat food occ in mg/kg : roquefort : 0.6

Main tox data for classification : JECFA : 6 mg/kg bw/d (ref. 1)
Tox data needed :

Refs. : (1) 18th session, 1974

Main name : **Adipic acid**

CE No. : 26 Category : A Structural :
FEMA No. : 2011 formula : $(CH_2CH_2COOH)_2$
CAS No. : 124-04-9 Isomer :

Upper level (mg/kg) Bev : Food : Except :
Main nat food occ in mg/kg : papaya ; raspberry

Main tox data for classification : JECFA : 5 mg/kg bw/d (ref. 1)
Tox data needed :

Refs. : (1) 21st session, 1977

Group 8.1.7

Main name : **Malonic acid**

CE No.	: 2264	Category : A	Structural :
FEMA No.	: —		formula : $HOOCCH_2COOH$
CAS No.	: 141-82-2		Isomer :

Upper level (mg/kg) Bev : — Food : 20 Except : —

Main nat food occ in mg/kg	: wine ; mushrooms ; rye
Main tox data for classification	: metabolism study (ref. 1)
Tox data needed	:
Refs.	: (1) R.T. Williams, Detoxication Mechanisms, 103, 1959

GROUP SUMMARY

Group: 8.1.8 Polyfunctional acids

Substances included in the group:

CE No	Cat.	Main name
17	A	*l*-Malic acid
18	A	Tartaric acid
20	A	Citric acid
33	A	Aconitic acid
653	A	2-Oxoglutaric acid

CE Nos. considered as sub-group: 17, 18, 20, 33, 653

Main toxicological tests available for the evaluation of substances:

Metabolism : 33, 653
Acute : 33

Group 8.1.8

Main name : **l-Malic acid**

CE No. : 17 Category : A Structural :
FEMA No. : 2655 formula : HOOCCHOHCH$_2$COOH
CAS No. : 6915-15-7 Isomer : YES

Upper level (mg/kg) Bev : Food : Except :
Main nat food occ in mg/kg : papaya ; all other fruits ; gorgonzola : 3.4 ; camembert : 2.7 ; roquefort : 2

Main tox data for classification : JECFA : not limited (ref. 1)
Tox data needed :

Refs. : (1) 13th session, 1970

Main name : **Tartaric acid**

CE No. : 18 Category : A Structural :
FEMA No. : 3044 formula : HOOCCHOHCHOHCOOH
CAS No. : 133-37-9 Isomer : YES

Upper level (mg/kg) Bev : Food : Except :
Main nat food occ in mg/kg : grape ; apricot ; black currant ; huckleberry ; and many other fruits

Main tox data for classification : JECFA : 30 mg/kg bw/d (ref. 1)
Tox data needed :

Refs. : (1) 21st session, 1977

Main name : **Citric acid**

CE No. : 20 Category : A Structural :
FEMA No. : 2306 formula : CH$_2$(COOH)C(OH)(COOH)CH$_2$COOH
CAS No. : 77-92-9 Isomer :

Upper level (mg/kg) Bev : Food : Except :
Main nat food occ in mg/kg : grape ; 253-368 ; cheddar cheese ; cocoa : 5,600-13,200

Main tox data for classification : JECFA : not limited (ref. 1)
Tox data needed :

Refs. : (1) 17th session, 1973

Group 8.1.8

Main name : **Aconitic acid**

CE No. : 33 Category : A
FEMA No. : 2010
CAS No. : 499-12-7
Structural formula : $CHCOOH \; \| \; C{-}COOH \; | \; CH_2COOH$
Isomer : YES

Upper level (mg/kg) Bev : 2 Food : 15 Except : a : 30
Main nat food occ in mg/kg : sugar cane ; maize ; oat

Main tox data for classification : 13-d oral g.-pig. study : NEL 3400 mg/kg bw/d (ref. 1)
: metabolism study (ref. 2)
Tox data needed :

Refs. : (1) N.Z.J. Agric. Res. 12, 287, 1969 ; (2) Suomen Kemistilehti 11 B, 22, 1938

Main name : **2-Oxoglutaric acid**

CE No. : 653 Category : A
FEMA No. : —
CAS No. : 328-50-7
Structural formula : $HOOCCH_2CH_2CH_2(CO)COOH$
Isomer :

Upper level (mg/kg) Bev : — Food : 200 Except : —
Main nat food occ in mg/kg : cocoa

Main tox data for classification : metabolism study (ref. 1)
Tox data needed :

Refs. : (1) Williams R.T., Detoxication Mechanisms, 107, 1959

GROUP SUMMARY

Group: 8.2 Aromatic acids

Substances included in the group:

CE No	Cat.	Main name
22	A	Cinnamic acid
693	A	4-Hydroxybenzoic acid
697	A	Vanillic acid
32	B	3-Phenylpropionic acid
672	B	Phenylacetic acid

Main toxicological tests available for the evaluation of substances:

Reproduction : 22
Metabolism : 22, 32, 672

Main name : **Cinnamic acid**

CE No. : 22 Category : A Structural formula :
FEMA No. : 2288
CAS No. : 621-82-9 Isomer : **YES**

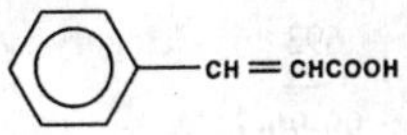

Upper level (mg/kg) Bev : 30 Food : 40 Except : —
Main nat food occ in mg/kg : strawberry : 0.02-0.9 ; cognac 0.1-0.2

Main tox data for classification : reproduction study, oral in rat : 50 and 5 mg/kg bw/d (ref. 1)
: metabolism study (ref. 2, 3)
Tox data needed :

Refs. : (1) Vopr. Pitan. 5, 64, 1975 ; (2) Toxico. 7, 123, 1977 ;
: (3) Conf. on liver injury, Trans. 7th Conf. 77, 1948

Main name : **3-Phenylpropionic acid**

CE No. : 32 Category : B Structural formula :
FEMA No. : 2889
CAS No. : 501-52-00 Isomer : N

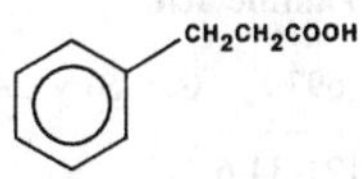

Upper level (mg/kg) Bev : 1 Food : 20 Except : —
Main nat food occ in mg/kg : feyoa and guava ; grape ; papaya ; raspberry ; strawberry ; cinnamon ; beer ; cognac ; whisky ; wine ; soybean ; cloudberry ; mushroom ; mango ; licorice ; cherimoya

Main tox data for classification : metabolism study (ref. 1, 2)
Tox data needed : 28-d oral study ; carcinogenicity study : NCI, ongoing

Refs. : (1) Williams R.T., Detoxication Mechanisms, 1959
: (2) Probl. Endokrinol. 26, 77, 1980

Main name : **Phenylacetic acid**

CE No. : 672 Category : B Structural formula :
FEMA No. : 2878
CAS No. : 103-82-2 Isomer :

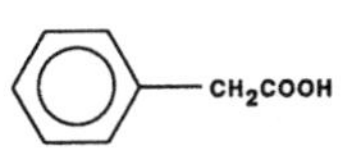

Upper level (mg/kg) Bev : 5 Food : 30 Except : —
Main nat food occ in mg/kg : wine (white) : 1

Main tox data for classification : metabolism study (ref. 1, 2)
Tox data needed : 28-d oral study

Refs. : (1) Williams R.T., Detoxication Mechanisms, 1959 ; (2) J. Am. Chem. Soc. 76, 2848, 1954

Group 8.2

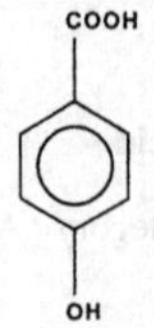

Main name : **4-Hydroxybenzoic acid**

CE No. : 693 Category : A Structural formula :
FEMA No. : —
CAS No. : 99-96-7 Isomer :

Upper level (mg/kg) Bev : — Food : — Except : a : 50

Main nat food occ in mg/kg : black currant : 0-6 ; wine (red) : 2-5 ; other alcohol : up to 0.9 ; vanilla : 293 ; soyabean :18 ; olive oil : trace-3

Main tox data for classification :

Tox data needed :

Refs. :

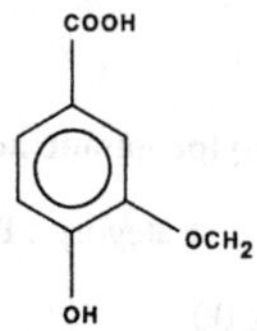

Main name : **Vanillic acid**

CE No. : 697 Category : A Structural formula :
FEMA No. : —
CAS No. : 121-34-6 Isomer :

Upper level (mg/kg) Bev : — Food : — Except : a : 50

Main nat food occ in mg/kg : beer : 1.5-2.2 ; wine (white) : 1-10 ; other alcohol : up to 5 vanilla : 182 ; soyabean : 28

Main tox data for classification :

Tox data needed :

Refs. :

GROUP SUMMARY

Group: 9.4.1.1 Esters of aliphatic acids, straight chain, saturated. Formates

Substances included in the group:

CE No	Cat.	Main name
339	A	Ethyl formate
340	A	Propyl formate
341	A	Heptyl formate
342	A	Octyl formate
343	A	Geranyl formate
344	A	Benzyl formate
345	A	Citronellyl formate
347	A	Linalyl formate
348	A	Terpinyl formate
497	A	Amyl formate
499	A	Hexyl formate
500	A	Isoamyl formate
501	A	Butyl formate
502	A	Isobutyl formate
503	A	Isopropyl formate
532	A	Decyl formate
349	B	Bornyl formate
350	B	Phenethyl formate
351	B	3-Phenylpropyl formate
352	B	Cinnamyl formate
353	B	£, £-Dimethylphenethyl formate
354	B	Anisyl formate
355	B	Eugenyl formate
356	B	Isoeugenyl formate
357	B	£-Amylcinnamyl formate
498	B	Cyclohexyl formate
565	B	Isobornyl formate
574	B	£-Methylbenzyl formate
606	B	3,7-Dimethyloctyl formate
2060	B	Neryl formate
2153	B	3-Hexenyl formate
2154	B	Piperonyl formate

CE Nos. considered as sub-group: 339, 340, 341, 342, 343, 344, 347, 350, 497, 499, 500, 501, 502, 503, 532

Main toxicological tests available for the evaluation of substances:

Subchronic toxicity : 500

Main name : **Ethyl formate**

CE No. : 339 Category : A Structural formula : CH_3CH_2OOCH
FEMA No. : 2434
CAS No. : 109-94-4 Isomer :

Upper level (mg/kg) Bev : Food : Except :
Main nat food occ in mg/kg : **pineapple : 3-120 ; raspberry : 2-2.3 ; vinegar : 32-185 ; beer : 0.02-2 ; wine (red) : 0.5-8 ; wine (white) : 0-4.5 ; other alcohol : up to 14**

Main tox data for classification : **JECFA : 3 mg/kg bw/d (ref. 1)**
Tox data needed :

Refs. : (1) 23rd session, 1979

Main name : **Propyl formate**

CE No. : 340 Category : A Structural formula : $CH_3CH_2CH_2OOCH$
FEMA No. : 2943
CAS No. : 110-74-7 Isomer :

Upper level (mg/kg) Bev : 20 Food : 80 Except : —
Main nat food occ in mg/kg : **apple ; black currant ; pineapple ; brandy (plum)**

Main tox data for classification : **4-d oral rat study : NEL > 1350 mg/kg bw/d (ref. 1)**
Tox data needed :

Refs. : (1) Toxicol. Appl. Pharmacol. 6, 378, 1964

Main name : **Heptyl formate**

CE No. : 341 Category : A Structural formula : $CH_3(CH_2)_5CH_2OOCH$
FEMA No. : 2552
CAS No. : 112-23-2 Isomer :

Upper level (mg/kg) Bev : 2 Food : 5 Except : —
Main nat food occ in mg/kg : **kumquat**

Main tox data for classification :
Tox data needed :

Refs. :

Main name : **Octyl formate**

CE No. : 342 Category : A Structural formula : $CH_3(CH_2)_6CH_2OOCH$
FEMA No. : 2809
CAS No. : 112-32-3 Isomer :

Upper level (mg/kg) Bev : 1 Food : 5 Except : —
Main nat food occ in mg/kg : beef (heated)

Main tox data for classification :
Tox data needed :

Refs. :

Main name : **Geranyl formate**

CE No. : 343 Category : A Structural formula :

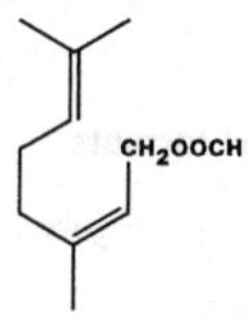

FEMA No. : 2514
CAS No. : 105-86-2 Isomer : YES

Upper level (mg/kg) Bev : 2 Food : 30 Except : —
Main nat food occ in mg/kg : orange juice ; lemon oil ; thyme ; hop oil ; wine (white) ; tea (black)

Main tox data for classification :
Tox data needed :

Refs. :

Main name : **Benzyl formate**

CE No. : 344 Category : A Structural formula :

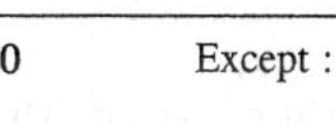

FEMA No. : 2145
CAS No. : 104-57-4 Isomer :

Upper level (mg/kg) Bev : 2 Food : 20 Except : —
Main nat food occ in mg/kg : cranberry : 0.005-0.1

Main tox data for classification :
Tox data needed :

Refs. :

Main name : **Citronellyl formate**

CE No. : 345 Category : A Structural formula :

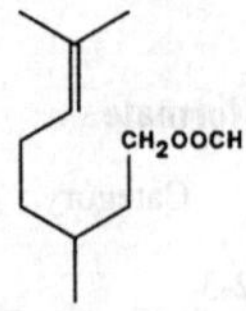

FEMA No. : 2314

CAS No. : 105-85-1 Isomer : YES

Upper level (mg/kg) Bev : 15 Food : 30 Except :

Main nat food occ in mg/kg : kumquat ; black currant (buds) ; honey ; basil

Main tox data for classification :

Tox data needed :

Refs. :

Main name : **Linalyl formate**

CE No. : 347 Category : A Structural formula :

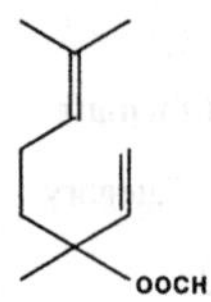

FEMA No. : 2642

CAS No. : 115-99-1 Isomer : YES

Upper level (mg/kg) Bev : 1 Food : 10 Except : —

Main nat food occ in mg/kg : no data found

Main tox data for classification :

Tox data needed :

Refs. :

Main name : **Terpinyl formate**

CE No. : 348 Category : A Structural formula :

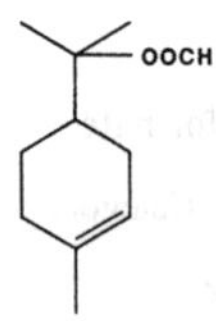

FEMA No. : 3052

CAS No. : 2153-26-6 Isomer : YES

Upper level (mg/kg) Bev : 0.5 Food : 5 Except : —

Main nat food occ in mg/kg : orange juice ; lemon oil ; laurel

Main tox data for classification :

Tox data needed :

Refs. :

Main name : **Bornyl formate**

CE No. : 349 Category : B
FEMA No. : 2161
CAS No. : 7492-41-3

Structural formula :

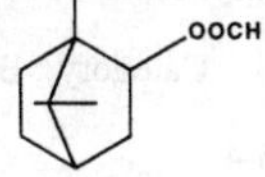

Isomer : YES

Upper level (mg/kg) Bev : 3 Food : 3 Except : —

Main nat food occ in mg/kg : no data found

Main tox data for classification :

Tox data needed : 28-d oral study on CE No 64 ; hydrolysis study

Refs. :

Main name : **Phenethyl formate**

CE No. : 350 Category : B
FEMA No. : 2864
CAS No. : 104-62-1

Structural formula :

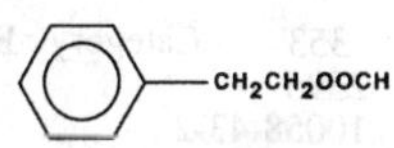

Isomer :

Upper level (mg/kg) Bev : 1 Food : 20 Except : —

Main nat food occ in mg/kg : bilberry : 0.002 ; whisky (bourbon) : 0.1 ; other whisky : up to 0.03 ; cider : 0.1

Main tox data for classification :

Tox data needed : hydrolysis study

Refs. :

Main name : **3-Phenylpropyl formate**

CE No. : 351 Category : B
FEMA No. : 2895
CAS No. : 104-64-3

Structural formula :

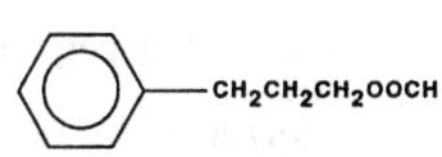

Isomer :

Upper level (mg/kg) Bev : 1 Food : 5 Except : —

Main nat food occ in mg/kg : no data found

Main tox data for classification :

Tox data needed : hydrolysis study

Refs. : (1) Food Cosmet. Toxicol. 14, 835, 1976

Main name : **Cinnamyl formate**

CE No. : 352 Category : **B** Structural : formula :
FEMA No. : 2299
CAS No. : 104-65-4 Isomer : **YES**

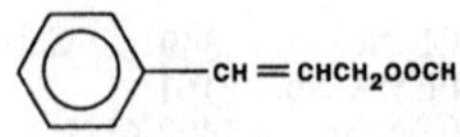

Upper level (mg/kg) Bev : 1 Food : 10 Except : —
Main nat food occ in mg/kg : **no data found**

Main tox data for classification :
Tox data needed : **hydrolysis study**

Refs. :

Main name : **£, £-Dimethylphenethyl formate**

CE No. : 353 Category : **B** Structural : formula :
FEMA No. : 2395
CAS No. : 10058-43-2 Isomer :

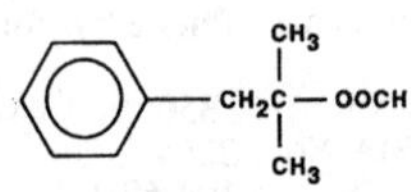

Upper level (mg/kg) Bev : 2 Food : 5 Except : —
Main nat food occ in mg/kg : **no data found**

Main tox data for classification :
Tox data needed : **28-d oral study**

Refs. :

Main name : **Anisyl formate**

CE No. : 354 Category : **B** Structural : formula :
FEMA No. : 2101
CAS No. : 122-91-8 Isomer :

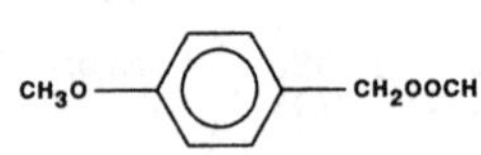

Upper level (mg/kg) Bev : 3 Food : 15 Except : —
Main nat food occ in mg/kg : **no data found**

Main tox data for classification :
Tox data needed : **hydrolysis study**

Refs. :

Main name : **Eugenyl formate**

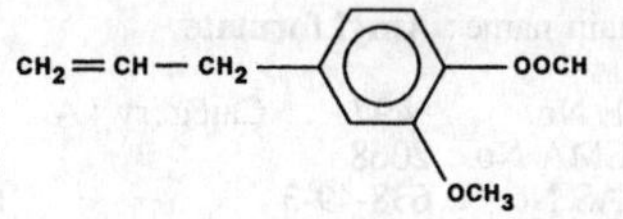

CE No. : 355 Category : B Structural formula :
FEMA No. : 2473
CAS No. : 10031-96-6 Isomer :

Upper level (mg/kg) Bev : — Food : — Except : b : 0.2
Main nat food occ in mg/kg : no data found

Main tox data for classification :
Tox data needed : hydrolysis study

Refs. :

Main name : **Isoeugenyl formate**

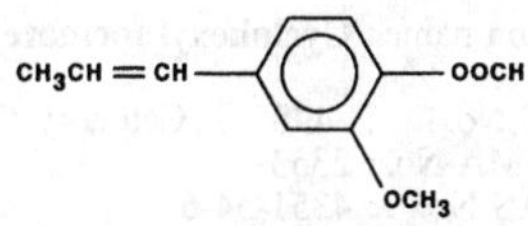

CE No. : 356 Category : B Structural formula :
FEMA No. : 2474
CAS No. : 93-16-3 Isomer : YES

Upper level (mg/kg) Bev : — Food : — Except : b : 0.2
Main nat food occ in mg/kg : no data found

Main tox data for classification :
Tox data needed : hydrolysis study

Refs. :

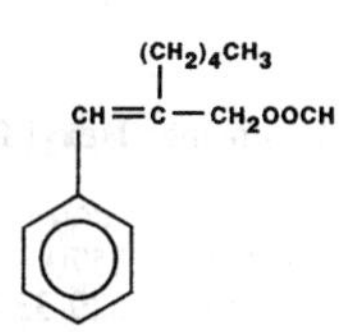

Main name : **£-Amylcinnamyl formate**

CE No. : 357 Category : B Structural formula :
FEMA No. : 2066
CAS No. : 7493-79-0 Isomer : YES

Upper level (mg/kg) Bev : 0.2 Food : 2 Except : —
Main nat food occ in mg/kg : no data found

Main tox data for classification :
Tox data needed : hydrolysis study

Refs. :

Group 9.4.1.1

Main name : **Amyl formate**

CE No. : 497 Category : A Structural : formula : $CH_3(CH_2)_3CH_2OOCH$
FEMA No. : 2068
CAS No. : 638-49-3 Isomer :

Upper level (mg/kg) Bev : 10 Food : 30 Except : —
Main nat food occ in mg/kg : apple ; strawberry ; tomato ; cognac ; whisky ; honey

Main tox data for classification :
Tox data needed :

Refs. :

Main name : **Cyclohexyl formate**

CE No. : 498 Category : B Structural : formula :

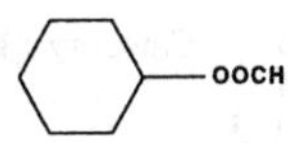

FEMA No. : 2353
CAS No. : 4351-54-6 Isomer :

Upper level (mg/kg) Bev : 10 Food : 10 Except : —
Main nat food occ in mg/kg : no data found

Main tox data for classification :
Tox data needed : 28-d oral study and hydrolysis study on at least one substance of the group

Refs. :

Main name : **Hexyl formate**

CE No. : 499 Category : A Structural : formula : $CH_3(CH_2)_4CH_2OOCH$
FEMA No. : 2570
CAS No. : 629-33-4 Isomer :

Upper level (mg/kg) Bev : 10 Food : 50 Except : —
Main nat food occ in mg/kg : apple juice : trace ; strawberry : 0.02-0.05

Main tox data for classification :
Tox data needed :

Refs. :

Main name : **Isoamyl formate**

CE No. : 500 Category : A Structural formula : $(CH_3)_2CHCH_2CH_2OOCH$
FEMA No. : 2069
CAS No. : 110-45-2 Isomer :

Upper level (mg/kg) Bev : 10 Food : 30 Except : —
Main nat food occ in mg/kg : rum : 2

Main tox data for classification : 12-w oral rat study : NEL > 17.7 mg/kg bw/d (ref. 1)
Tox data needed :

Refs. : (1) Confidential data

Main name : **Butyl formate**

CE No. : 501 Category : A Structural formula : $CH_3(CH_2)_2CH_2OOCH$
FEMA No. : 2196
CAS No. : 592-84-7 Isomer :

Upper level (mg/kg) Bev : 30 Food : 10 Except : —
Main nat food occ in mg/kg : apple juice : trace-0.003

Main tox data for classification :
Tox data needed :

Refs. :

Main name : **Isobutyl formate**

CE No. : 502 Category : A Structural formula : $(CH_3)_2CHCH_2OOCH$
FEMA No. : 2197
CAS No. : 542-55-2 Isomer :

Upper level (mg/kg) Bev : 2 Food : 20 Except : —
Main nat food occ in mg/kg : beer : 0.8

Main tox data for classification :
Tox data needed :

Refs. :

Main name : **Isopropyl formate**

CE No. : 503 Category : A Structural formula : $(CH_3)_2CHOOCH$
FEMA No. : 2944
CAS No. : 625-55-8 Isomer :

Upper level (mg/kg) Bev : 25 Food : 100 Except : —
Main nat food occ in mg/kg : black currant ; grape ; coffee ; brandy (plum)

Main tox data for classification :
Tox data needed :

Refs. :

Main name : **Decyl formate**

CE No. : 532 Category : A Structural formula : $CH_3(CH_2)_8CH_2OOCH$
FEMA No. : —
CAS No. : 5451-52-5 Isomer :

Upper level (mg/kg) Bev : — Food : 5 Except : —
Main nat food occ in mg/kg : no data found

Main tox data for classification :
Tox data needed :

Refs. :

Main name : **Isobornyl formate**

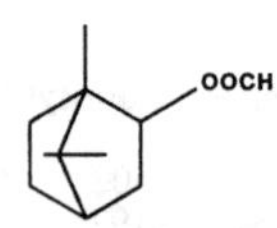

CE No. : 565 Category : B Structural formula :
FEMA No. : 2162
CAS No. : 1200-67-5 Isomer : YES (stereo isomer of bornyl formate N° 349)

Upper level (mg/kg) Bev : 1 Food : 1 Except : —
Main nat food occ in mg/kg : no data found

Main tox data for classification :
Tox data needed : 28-d oral study ; hydrolysis study

Refs. :

Group 9.4.1.1

Main name : **£-Methylbenzyl formate**

CE No. : **574** Category : **B** Structural formula : 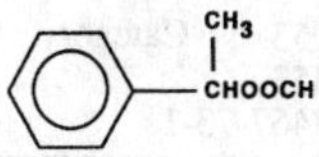
FEMA No. : **2688**
CAS No. : **7775-38-4** Isomer : **YES**

Upper level (mg/kg) Bev : **2** Food : **10** Except : **—**
Main nat food occ in mg/kg : **no data found**

Main tox data for classification :
Tox data needed : **hydrolysis study**

Refs. :

Main name : **3,7-Dimethyloctyl formate**

CE No. : **606** Category : **B** Structural formula : 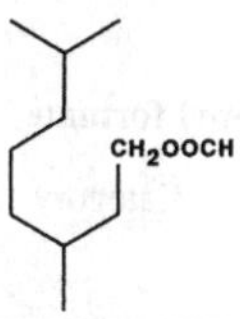
FEMA No. : —
CAS No. : — Isomer : **YES**

Upper level (mg/kg) Bev : **5** Food : **5** Except : **—**
Main nat food occ in mg/kg : **no data found**

Main tox data for classification :
Tox data needed : **28-d oral study and hydrolysis study on CE No 75**

Refs. :

Main name : **Neryl formate**

CE No. : **2060** Category : **B** Structural formula : **cis isomer of geranyl formate N° 343**
FEMA No. : **2776**
CAS No. : **2142-94-1** Isomer : **YES**

Upper level (mg/kg) Bev : **5** Food : **20** Except : **—**
Main nat food occ in mg/kg : **kumquat**

Main tox data for classification :
Tox data needed : **28-d oral study ; hydrolysis study**

Refs. :

Main name : **3-Hexenyl formate**

CE No. : 2153 Category : B Structural formula : $CH_3CH_2CH=CHCH_2CH_2OOCH$ (cis form)
FEMA No. : 3353
CAS No. : 33467-73-1 Isomer : YES

Upper level (mg/kg) Bev : — Food : 5 Except : —
Main nat food occ in mg/kg : raspberry : trace

Main tox data for classification :
Tox data needed : 28-d oral study ; hydrolysis study

Refs. :

Main name : **Piperonyl formate**

CE No. : 2154 Category : B Structural formula :

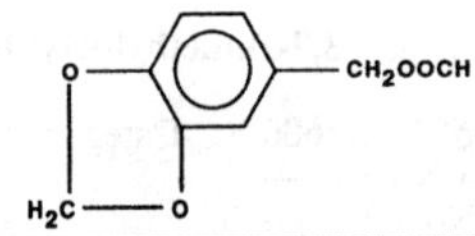

FEMA No. : —
CAS No. : — Isomer :

Upper level (mg/kg) Bev : — Food : 10 Except : —
Main nat food occ in mg/kg : no data found

Main tox data for classification :
Tox data needed : 28-d oral study

Refs. :

GROUP SUMMARY

Group: 9.4.1.2 Esters of aliphatic acids, straight chain, saturated. Acetates

Substances included in the group:

CE No	Cat.	Main name
191	A	Ethyl acetate
192	A	Propyl acetate
193	A	Isopropyl acetate
194	A	Butyl acetate
195	A	Isobutyl acetate
196	A	Hexyl acetate
197	A	Octyl acetate
198	A	Nonyl acetate
199	A	Decyl acetate
200	A	Lauryl acetate
201	A	Geranyl acetate
202	A	Citronellyl acetate
203	A	Linalyl acetate
205	A	Terpinyl acetate
211	A	Pentyl acetate
212	A	Heptyl acetate
213	A	Methyl acetate
214	A	Isoamyl acetate
573	A	£-Methylbenzyl acetate
607	A	Acetonyl acetate
608	A	2-Acetoxy-3-butanone
643	A	2-Hexen-1-yl acetate
204	B	Benzyl acetate
206	B	Menthyl acetate
207	B	Bornyl acetate
208	B	Cinnamyl acetate
209	B	Anisyl acetate
210	B	Eugenyl acetate
215	B	2-Ethylbutyl acetate
216	B	£-Amylcinnamyl acetate
217	B	Cyclohexyl acetate
220	B	Isoeugenyl acetate
221	B	Phenethyl acetate
222	B	3-Phenylpropyl acetate
224	B	Santalyl acetate
225	B	Vanillin acetate
226	B	p-Tolyl acetate
490	B	2-Hexyl-4-acetoxytetrahydrofuran

CE No	Cat.	Main name
527	B	Cedryl acetate
552	B	Guaiacyl acetate
644	B	cis-3-Hexen-1-yl acetate
671	B	4-Phenyl-2-butyl acetate
2061	B	Neryl acetate
2062	B	10-Undecen-1-yl acetate
2063	B	Carvyl acetate
2064	B	Dihydrocarvyl acetate
2065	B	Furfuryl acetate
2066	B	Isobornyl acetate
2067	B	Isopulegyl acetate
2068	B	Piperonyl acetate
2073	B	1,3-Dimethylbutyl acetate
2077	B	£, £-Dimethylphenethyl acetate
2078	B	o-Tolyl acetate
2306	B	Carvone-10-acetate
2308	B	Acetyl thymol
2347	B	3-Octyl acetate

CE Nos. considered as sub-group: 191, 192, 193, 194, 195, 196, 197, 198, 199, 200, 211, 212, 213, 214

Main toxicological tests available for the evaluation of substances:

Subchronic toxicity : 205, 210, 211, 214, 573, 2066
Carcinogenicity : 207
Hydrolysis : 607
Metabolism : 194, 197, 213, 217, 220, 607

Main name : **Ethyl acetate**

CE No. : 191 Category : A Structural formula : $CH_3CH_2OOCCH_3$
FEMA No. : 2414
CAS No. : 141-78-6 Isomer :

Upper level (mg/kg) Bev : Food : Except :
Main nat food occ in mg/kg : banana : 169 ; other fruits : up to 16 ; tomato : 3-6 ; olive oil : 0.02 ; butter : 2 ; cheddar cheese : 0.2-0.8 ; beer : 4-64 ; other alcohol : up to 3,600

Main tox data for classification : JECFA : 25 mg/kg bw/d (ref. 1)
Tox data needed :

Refs. : (1) 11th session, 1967

Main name : **Propyl acetate**

CE No. : 192 Category : A Structural formula : $CH_3(CH_2)_2OOCCH_3$
FEMA No. : 2925
CAS No. : 109-60-4 Isomer :

Upper level (mg/kg) Bev : 5 Food : 15 Except : —
Main nat food occ in mg/kg : apple juice : 0.01-0.3 ; other fruits : up to 0.2 ; tomato : 0.6 ; rum : 0.5 ; beer : 0.001-0.01 ; cider : 0.06-0.1

Main tox data for classification :
Tox data needed :

Refs. :

Main name : **Isopropyl acetate**

CE No. : 193 Category : A Structural formula : $(CH_3)_2CHOOCCH_3$
FEMA No. : 2926
CAS No. : 108-21-4 Isomer :

Upper level (mg/kg) Bev : 15 Food : 70 Except : —
Main nat food occ in mg/kg : black currant : 0.05

Main tox data for classification :
Tox data needed :

Refs. :

Main name : **Butyl acetate**

CE No. : 194 Category : A Structural formula : $CH_3(CH_2)_2CH_2OOCCH_3$
FEMA No. : 2174
CAS No. : 123-86-4 Isomer :

Upper level (mg/kg) Bev : 10 Food : 30 Except : —
Main nat food occ in mg/kg : apple : 0.05-29.5 ; other fruits : up to 4 ; vinegar ; 4-166 ; cider : 0.1-1.3 ; beer ; 0.01-0.2 ; rum : 0.01

Main tox data for classification : metabolism study (ref. 1)
Tox data needed :

Refs. : (1) Food Cosmet. Toxicol. 17, 515, 1979

Main name : **Isobutyl acetate**

CE No. : 195 Category : A Structural formula : $(CH_3)_2CHCH_2OOCCH_3$
FEMA No. : 2175
CAS No. : 110-19-0 Isomer :

Upper level (mg/kg) Bev : 10 Food : 150 Except : —
Main nat food occ in mg/kg : apple juice : trace-0.5 ; other fruits : up to 0.3 ; vinegar : 2.5-600 ; wine, red : 0.02-1.2 ; other alcohol : up to 3

Main tox data for classification :
Tox data needed :

Refs. :

Main name : **Hexyl acetate**

CE No. : 196 Category : A Structural formula : $CH_3(CH_2)_4CH_2OOCCH_3$
FEMA No. : 2565
CAS No. : 142-92-7 Isomer :

Upper level (mg/kg) Bev : 10 Food : 100 Except : —
Main nat food occ in mg/kg : apple : 0.0.1-6.7 ; other fruits : up to 4 ; wine, red : 0.2-4.8 ; other alcohol : up to 4 ; tea, black : 0.2-2.8

Main tox data for classification :
Tox data needed :

Refs. :

Main name : **Octyl acetate**

CE No. : 197 Category : A Structural formula : $CH_3(CH_2)_6CH_2OOCCH_3$
FEMA No. : 2806
CAS No. : 112-14-1 Isomer :

Upper level (mg/kg) Bev : 2 Food : 5 Except : —

Main nat food occ in mg/kg : grape, muscat : 0.01-0.14 ; other fruits : up to 0.08 ; cognac : 0.4 ; beer : 0.01-0.03

Main tox data for classification : metabolism study (ref. 1)

Tox data needed :

Refs. : (1) Food Cosmet. Toxicol. 123, 815, 1974

Main name : **Nonyl acetate**

CE No. : 198 Category : A Structural formula : $CH_3(CH_2)_7CH_2OOCCH_3$
FEMA No. : 2788
CAS No. : 143-13-5 Isomer :

Upper level (mg/kg) Bev : 1 Food : 3 Except : —

Main nat food occ in mg/kg : grape, muscat : 0.1 ; grapefruit juice : 0.02 ; beer : trace ; lemon oil : 20-200

Main tox data for classification :

Tox data needed :

Refs. :

Main name : **Decyl acetate**

CE No. : 199 Category : A Structural formula : $CH_3(CH_2)_8CH_2OOCCH_3$
FEMA No. : 2367
CAS No. : 112-17-4 Isomer :

Upper level (mg/kg) Bev : 3 Food : 10 Except : —

Main nat food occ in mg/kg : grapefruit juice : 0.05 ; strawberry : trace ; grapefruit oil : 1,500 ; lemon oil : 500

Main tox data for classification :

Tox data needed :

Refs. :

Main name : **Lauryl acetate**

CE No. : 200 Category : A Structural formula : $CH_3(CH_2)_{10}CH_2OOCCH_3$
FEMA No. : 2616
CAS No. : 112-66-3 Isomer :

Upper level (mg/kg) Bev : 2 Food : 5 Except : 191
Main nat food occ in mg/kg : mandarin oil

Main tox data for classification :
Tox data needed :

Refs. :

Main name : **Geranyl acetate**

CE No. : 201 Category : A Structural formula :

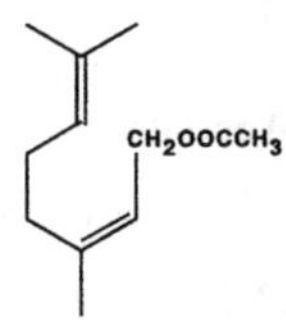

FEMA No. : 2509
CAS No. : 105-87-3 Isomer : YES

Upper level (mg/kg) Bev : Food : Except :
Main nat food occ in mg/kg : grape, muscat : 0.5-0.8 ; other fruits : up to 0.07 ; tomato : 3 ; wine, red : 0.2 ; nutmeg oil : trace ; lemon oil : 1,000-10,000 ; grapefruit oil : 400

Main tox data for classification : JECFA : 0.5 (ref. 1)
Tox data needed :

Refs. : (1) 23rd session, 1979

Main name : **Citronellyl acetate**

CE No. : 202 Category : A Structural formula :

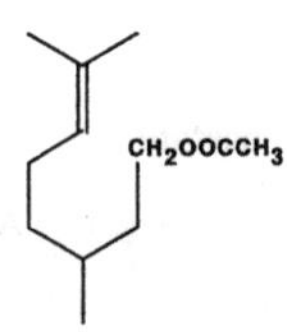

FEMA No. : 2311
CAS No. : 150-84-5 Isomer : YES

Upper level (mg/kg) Bev : 3 Food : 10 Except : —
Main nat food occ in mg/kg : black currant : 0.1-0.4 ; orange juice : 0.01 ; grapefruit juice : 0.01 ; lemon oil : 100-2,000 ; grapefruit oil : 400 ; nutmeg oil : trace

Main tox data for classification : JECFA : 0.5 (ref. 1)
Tox data needed :

Refs. : (1) 23rd session, 1979

Main name : **Linalyl acetate**

CE No. : 203 Category : A Structural :
FEMA No. : 2636 formula :
CAS No. : 115-95-7 Isomer : YES

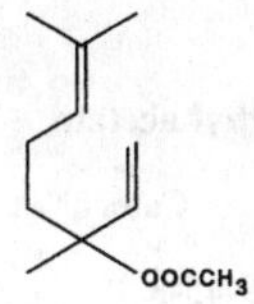

Upper level (mg/kg) Bev : Food : Except :
Main nat food occ in mg/kg : grapefruit juice : 0.16 ; other fruits : up to 0.07 ; tomato : 2.3 ; lemon oil : trace ; nutmeg oil : trace

Main tox data for classification : JECFA : 0.5 mg/kg bw/d (ref. 1)
Tox data needed :

Refs. : (1) 23rd session, 1979

Main name : **Benzyl acetate**

CE No. : 204 Category : B Structural :
FEMA No. : 2135 formula :
CAS No. : 140-11-4 Isomer :

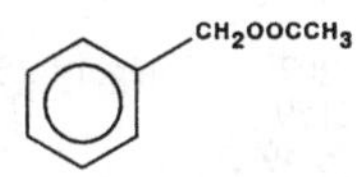

Upper level (mg/kg) Bev : 10 Food : 200 Except :
Main nat food occ in mg/kg : peach : 0.56 ; other fruits : up to 0.1 ; wine (red) : 0.5-3.4 ; whisky : trace ; tea (black) : 4.2 ; cocoa : 0.05

Main tox data for classification : JECFA : 5 mg/kg bw/d (ref. 1)
Tox data needed :

Refs. : (1) 31st session, 1987

Main name : **Terpinyl acetate**

CE No. : 205 Category : A Structural :
FEMA No. : 3047 formula :
CAS No. : 80-26-2 Isomer : YES

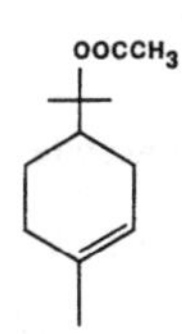

Upper level (mg/kg) Bev : 5 Food : 40 Except : —
Main nat food occ in mg/kg : grapefruit juice : 0.02 ; tea (green) : 0.3 ; nutmeg oil : trace

Main tox data for classification : 20-w oral rat study : NEL > 500 mg/kg bw/d (ref. 1)
Tox data needed :

Refs. : (1) Food Cosmet. Toxicol. 5, 141, 1967

Main name : **Menthyl acetate**

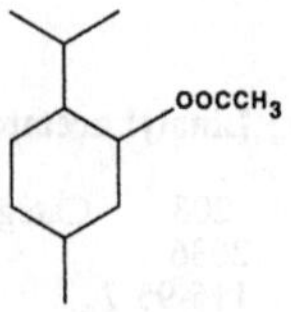

CE No. : 206 Category : B Structural formula :
FEMA No. : 2668
CAS No. : 16409-45-3 Isomer : YES

Upper level (mg/kg) Bev : 5 Food : 25 Except : —
Main nat food occ in mg/kg : orange juice : trace

Main tox data for classification :
Tox data needed : hydrolysis study

Refs. :

Main name : **Bornyl acetate**

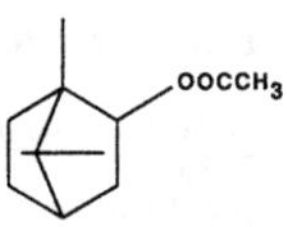

CE No. : 207 Category : B Structural formula :
FEMA No. : 2159
CAS No. : 76-49-3 Isomer : YES

Upper level (mg/kg) Bev : 1 Food : 5 Except : —
Main nat food occ in mg/kg : carrot : trace-1.1 ; nutmeg oil : trace

Main tox data for classification : co-carcinogenicity study (skin) on mice : no effect (ref.1)
Tox data needed : 28-d oral study on CE No 64 ; hydrolysis study

Refs. : (1) J. Nat. Cancer Inst. 46, 1039, 1971

Main name : **Cinnamyl acetate**

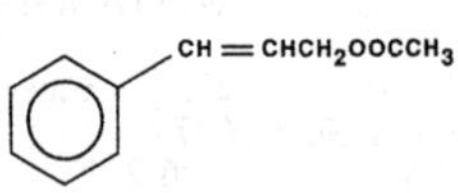

CE No. : 208 Category : B Structural formula :
FEMA No. : 2293
CAS No. : 103-54-8 Isomer : YES

Upper level (mg/kg) Bev : 3 Food : 10 Except : —
Main nat food occ in mg/kg : feyoa and guava ; cinnamon ; tarragon ; litchi

Main tox data for classification :
Tox data needed : hydrolysis study

Refs. :

Group 9.4.1.2

Main name : **Anisyl acetate**

CE No. : 209 Category : B
FEMA No. : 2098
CAS No. : 104-21-2

Structural formula :

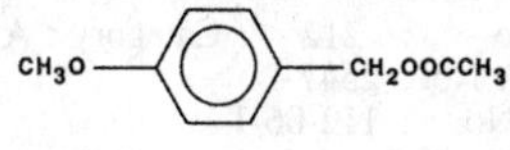

Isomer :

Upper level (mg/kg) Bev : 5 Food : 30 Except : —

Main nat food occ in mg/kg : vanilla

Main tox data for classification :

Tox data needed : hydrolysis study

Refs. :

Main name : **Eugenyl acetate**

CE No. : 210 Category : B
FEMA No. : 2469
CAS No. : 93-28-7

Structural formula :

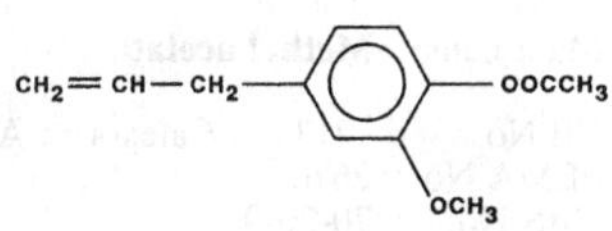

Isomer :

Upper level (mg/kg) Bev : 0.5 Food : 10 Except : —

Main nat food occ in mg/kg : cinnamon ; cloves ; laurel

Main tox data for classification : 19-w oral rat study : NEL 500 mg/kg bw/d (ref. 1)

Tox data needed : hydrolysis study

Refs. : (1) Food Cosmet. Toxicol. 12, 877, 1974

Main name : **Pentyl acetate**

CE No. : 211 Category : A
FEMA No. : —
CAS No. : —

Structural formula : $CH_3(CH_2)_3CH_2OOCCH_3$

Isomer :

Upper level (mg/kg) Bev : 30 Food : 100 Except :

Main nat food occ in mg/kg : apple : 0.02-0.17 ; apple juice : 0.012-0.1 ; grape, muscat : 0.12-0.47 ; vinegar : 52-140 ; soybean : 0.2

Main tox data for classification : 90-d oral rat study : NEL > 500 mg/kg bw/d (ref. 1)

Tox data needed :

Refs. : (1) Confidential data

Main name : **Heptyl acetate**

CE No. : 212 Category : A Structural formula : $CH_3(CH_2)_5CH_2OOCCH_3$
FEMA No. : 2547
CAS No. : 112-06-1 Isomer :

Upper level (mg/kg) Bev : 5 Food : 10 Except : —
Main nat food occ in mg/kg : grape, muscat : 0.12-0.17 ; other fruits : up to 0.01 ; beer : 0.01-0.03

Main tox data for classification :
Tox data needed :

Refs. :

Main name : **Methyl acetate**

CE No. : 213 Category : A Structural formula : CH_3OOCCH_3
FEMA No. : 2676
CAS No. : 70-20-9 Isomer :

Upper level (mg/kg) Bev : 30 Food : 30 Except : —
Main nat food occ in mg/kg : banana : 13 ; other fruits : up to 0.5 ; butter 0.01 ; olive oil : 0.033 ; cider : trace-3 ; other alcohol : up to 0.8 ; vinegar : trace-45

Main tox data for classification : Metabolism study (ref. 1)
Tox data needed :

Refs. : (1) Food Cosmet. Toxicol. 12, 859, 1974

Main name : **Isoamyl acetate**

CE No. : 214 Category : A Structural formula : $(CH_3)_2CHCH_2CH_2OOCCH_3$
FEMA No. : 2055
CAS No. : 123-92-2 Isomer :

Upper level (mg/kg) Bev : 60 Food : 500 Except : —
Main nat food occ in mg/kg : banana : 0.2-25 ; other fruits : up to 6 ; butter : trace ; beer : 0.1-7 ; other alcohol : up to 30 ; tea, black : 1.3 ; cocoa : 0.2

Main tox data for classification : 90-d oral rat study : NEL 500 mg/kg bw/d (ref. 1)
12-w oral rat study : NEL 36.5 mg/kg bw/d (ref. 1)
Tox data needed :

Refs. : (1) Confidential data

Main name : **2-Ethylbutyl acetate**

CE No. : 215 Category : **B** Structural formula : $(CH_3CH_2)_2CHCH_2OOCCH_3$
FEMA No. : 2425
CAS No. : 10031-87-5 Isomer :

Upper level (mg/kg) Bev : 5 Food : — Except : —
Main nat food occ in mg/kg : no data found

Main tox data for classification :
Tox data needed : hydrolysis study

Refs. :

Main name : **£-Amylcinnamyl acetate**

CE No. : 216 Category : **B** Structural formula :

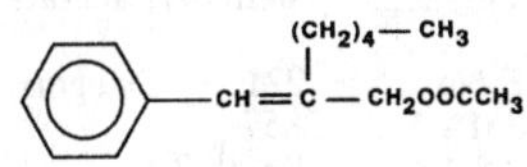

FEMA No. : 2064
CAS No. : 7493-78-9 Isomer : YES

Upper level (mg/kg) Bev : 1 Food : 5 Except : —
Main nat food occ in mg/kg : no data found

Main tox data for classification :
Tox data needed : hydrolysis study

Refs. :

Main name : **Cyclohexyl acetate**

CE No. : 217 Category : **B** Structural formula :

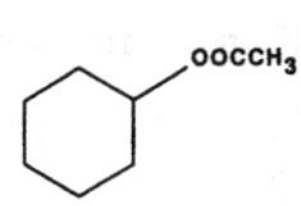

FEMA No. : 2349
CAS No. : 622-45-7 Isomer :

Upper level (mg/kg) Bev : 20 Food : 100 Except : —
Main nat food occ in mg/kg : feyoa and guava ; sauerkraut ; soybean

---

Main tox data for classification : metabolism study (ref. 1)
Tox data needed : hydrolysis study

Refs. : (1) Acta Chem. Scand. 16, 240, 1962

Group 9.4.1.2

Main name : **Isoeugenyl acetate**

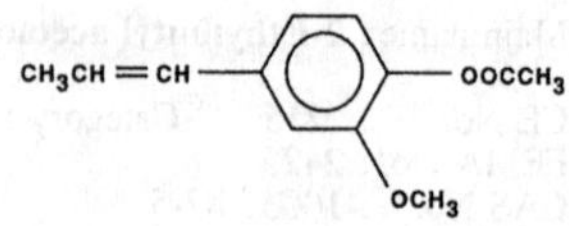

CE No. : 220 Category : B Structural :
FEMA No. : 2470 formula :
CAS No. : 93-29-8 Isomer : YES

Upper level (mg/kg) Bev : 0.5 Food : 15 Except : —
Main nat : no data found
food occ :
in mg/kg :

Main tox : metabolism study (ref. 1)
data for :
classifi- :
cation :
Tox data : hydrolysis study
needed :

Refs. : (1) Food Cosmet. Toxicol. 13, 819, 1975
:

Main name : **Phenethyl acetate**

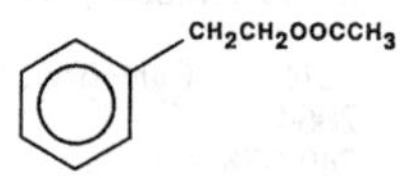

CE No. : 221 Category : B Structural :
FEMA No. : 2857 formula :
CAS No. : 103-45-7 Isomer :

Upper level (mg/kg) Bev : 2 Food : 5 Except : —
Main nat : strawberry : 0.01-0.4 ; other fruits : up to 0.1 ; coffee : 19-56 ; cocoa : 3.5 ;
food occ : chocolate : 4-15 ; other food and beverages : up to 1.5
in mg/kg :

Main tox :
data for :
classifi- :
cation :
Tox data : hydrolysis study
needed :

Refs. :
:

Main name : **3-Phenylpropyl acetate**

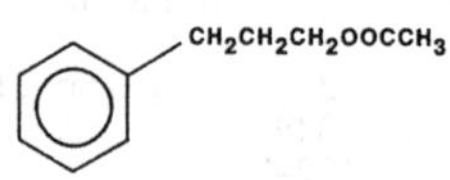

CE No. : 222 Category : B Structural :
FEMA No. : 2890 formula :
CAS No. : 122-72-5 Isomer :

Upper level (mg/kg) Bev : 3 Food : 5 Except : —
Main nat : cocoa : 0.5
food occ :
in mg/kg :

Main tox :
data for :
classifi- :
cation :
Tox data : hydrolysis study
needed :

Refs. :
:

Group 9.4.1.2

Main name : **Santalyl acetate**

CE No. : 224 Category : B
FEMA No. : 3007
CAS No. : 1323-00-8
Structural formula :
Isomer : YES

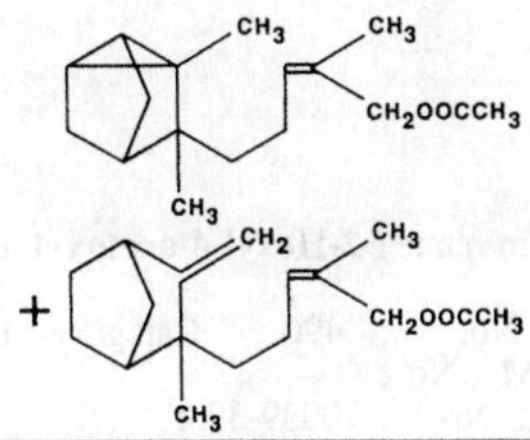

Upper level (mg/kg) Bev : 0.5 Food : 2 Except : —
Main nat food occ in mg/kg : no data found

Main tox data for classification :
Tox data needed : hydrolysis study

Refs. :

Main name : **Vanillin acetate**

CE No. : 225 Category : B
FEMA No. : 3108
CAS No. : 881-68-5
Structural formula :
Isomer :

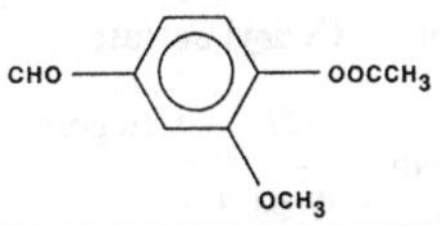

Upper level (mg/kg) Bev : 10 Food : 30 Except : —
Main nat food occ in mg/kg : shoyu (fermented soya bean hydrolysate)

Main tox data for classification :
Tox data needed : hydrolysis study ; metabolism study

Refs. :

Main name : **p-Tolyl acetate**

CE No. : 226 Category : B
FEMA No. : 3073
CAS No. : 140-39-6
Structural formula :
Isomer :

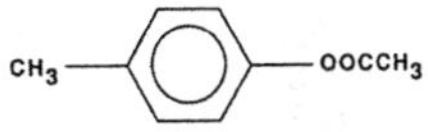

Upper level (mg/kg) Bev : 1 Food : — Except : —
Main nat food occ in mg/kg :

Main tox data for classification :
Tox data needed : hydrolysis study

Refs. :

Main name : **2-Hexyl-4-acetoxytetrahydrofuran**

CE No. : 490 Category : B
FEMA No. : —
CAS No. : 10039-39-1
Structural formula :

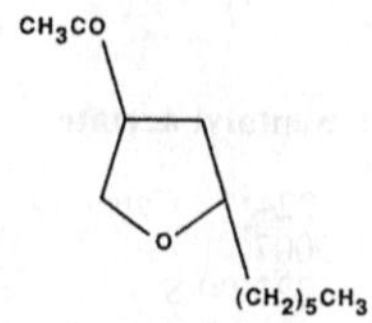

Isomer : YES

Upper level (mg/kg) Bev : 1 Food : 3 Except : —
Main nat food occ in mg/kg : no data found

Main tox data for classification :
Tox data needed : 28-d oral study

Refs. :

Main name : **Cedryl acetate**

CE No. : 527 Category : B
FEMA No. : —
CAS No. : 77-54-3
Structural formula :

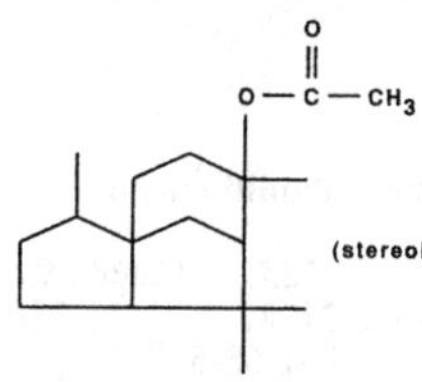

(stereoisomer)

Isomer : YES

Upper level (mg/kg) Bev : 1 Food : 1 Except : —
Main nat food occ in mg/kg : no data found

Main tox data for classification :
Tox data needed : 28-d oral study

Refs. :

Main name : **Guaiacyl acetate**

CE No. : 552 Category : B
FEMA No. : 3687
CAS No. : 613-70-7
Structural formula :

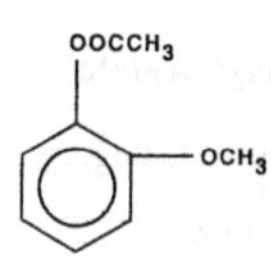

Isomer :

Upper level (mg/kg) Bev : 1 Food : 1 Except : —
Main nat food occ in mg/kg : leek

Main tox data for classification :
Tox data needed : hydrolysis study

Refs. :

Main name : **£-Methylbenzyl acetate**

CE No. : 573 Category : A Structural :
FEMA No. : 2684 formula :
CAS No. : 93-92-5 Isomer : YES

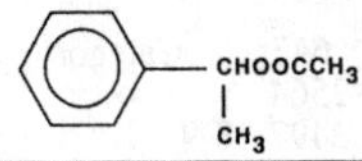

Upper level (mg/kg) Bev : 5 Food : 25 Except : —
Main nat : no data found
food occ :
in mg/kg :

Main tox : 13-w oral rat study : NEL 15 mg/kg bw/d (ref. 1)
data for :
classifi- :
cation :
Tox data :
needed :

Refs. : (1) Food Cosmet. Toxicol. 14, 611, 1976
:

Main name : **Acetonyl acetate**

CE No. : 607 Category : A Structural :
FEMA No. : — formula : $CH_3COCH_2OOCCH_3$
CAS No. : — Isomer :

Upper level (mg/kg) Bev : 5 Food : 10 Except : —
Main nat : pineapple ; wheat bread ; beef, heated : pork, heated ; beer ; cocoa ; coffee ; filbert ;
food occ : roasted ; sukiyaki
in mg/kg :

Main tox : hydrolysis study (ref. 1)
data for : metabolism study (ref. 1)
classifi- :
cation :
Tox data :
needed :

Refs. : (1) Proc. Soc. Exp. Biol. Med. 71, 562, 1949
:

Main name : **2-Acetoxy-3-butanone**

CE No. : 608 Category : A Structural :
FEMA No. : 3526 formula : $CH_3COCH(CH_3)OOCCH_3$
CAS No. : 4906-24-5 Isomer : YES

Upper level (mg/kg) Bev : 1 Food : 10 Except : —
Main nat : wine, red ; cocoa ; arctic bramble
food occ :
in mg/kg :

Main tox :
data for :
classifi- :
cation :
Tox data :
needed :

Refs. :
:

Main name : **2-Hexen-1-yl acetate**

CE No. : 643 Category : A Structural formula : $CH_3(CH_2)_2CH{=}CHCH_2OOCCH_3$
FEMA No. : 2564
CAS No. : 2497-18-9 Isomer : YES

Upper level (mg/kg) Bev : — Food : 0.5 Except : a : 5
Main nat food occ in mg/kg : strawberry : 0.001-2 ; apple juice : 0.02-0.03 ; other fruits : up to 0.01

Main tox data for classification :
Tox data needed :

Refs. :

Main name : **cis-3-Hexen-1-yl acetate**

CE No. : 644 Category : B Structural formula : $CH_3CH_2CH{=}CHCH_2CH_2OOCCH_3$
FEMA No. : 3171
CAS No. : 1708-82-3 Isomer : YES

Upper level (mg/kg) Bev : 5 Food : 5 Except : —
Main nat food occ in mg/kg : mango : 0-0.005

Main tox data for classification :
Tox data needed : 28-d oral study

Refs. :

Main name : **4-Phenyl-2-butyl acetate**

CE No. : 671 Category : B Structural formula : 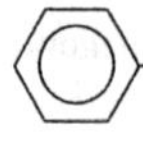 — $CH_2CH_2CH(CH_3)OOCCH_3$
FEMA No. : 2882
CAS No. : 10415-88-0 Isomer : YES

Upper level (mg/kg) Bev : 0.5 Food : 0.5 Except : a : 3
Main nat food occ in mg/kg : no data found

Main tox data for classification :
Tox data needed : 28-d oral study

Refs. :

Main name : **Neryl acetate**

CE No. : 2061 Category : B Structural formula : cis isomer of geranyl acetate n° 201
FEMA No. : 2773
CAS No. : 141-12-8 Isomer : YES

Upper level (mg/kg) Bev : 1 Food : 15 Except : —
Main nat food occ in mg/kg : grape, muscat : 1.1-4.4 ; orange juice : 0.01-0.03 ; grapefruit juice 0.008 ; lemon oil : 3, 000-6,000 ; grapefruit oil : 200-2,200

Main tox data for classification :
Tox data needed : 28-d oral study ; hydrolysis study

Refs. :

Main name : **10-Undecen-1-yl acetate**

CE No. : 2062 Category : B Structural formula : $CH_2{=}CH(CH_2)_8CH_2OOC$ | CH_3
FEMA No. : 3096
CAS No. : 112-42-5 Isomer :

Upper level (mg/kg) Bev : 5 Food : 15 Except : —
Main nat food occ in mg/kg : no data found

Main tox data for classification :
Tox data needed : hydrolysis study

Refs. :

Main name : **Carvyl acetate**

CE No. : 2063 Category : B Structural formula :
FEMA No. : 2250
CAS No. : 97-42-7 Isomer : YES

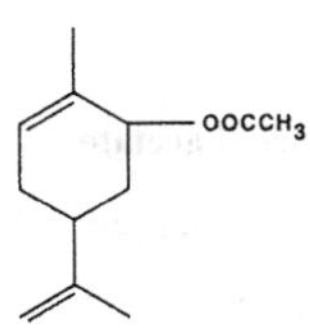

Upper level (mg/kg) Bev : 10 Food : 40 Except : —
Main nat food occ in mg/kg : trans : celery, leaf : 3.4 ; cis : celery, leaf : 0.4

Main tox data for classification :
Tox data needed : hydrolysis study

Refs. :

Group 9.4.1.2

Main name : **Dihydrocarvyl acetate**

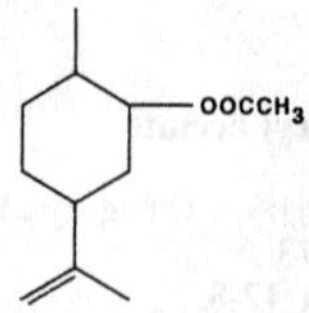

CE No. : 2064 Category : B Structural formula :
FEMA No. : 2380
CAS No. : 20777-49-5 Isomer : YES

Upper level (mg/kg) Bev : 10 Food : 15 Except : —
Main nat food occ in mg/kg : celery, leaf : 0.1

Main tox data for classification :
Tox data needed : hydrolysis study

Refs. :

Main name : **Furfuryl acetate**

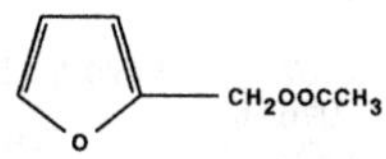

CE No. : 2065 Category : B Structural formula :
FEMA No. : 2490
CAS No. : 623-17-6 Isomer :

Upper level (mg/kg) Bev : 10 Food : 50 Except : —
Main nat food occ in mg/kg : beer : 0.03-0.06 ; coffee : 5.4-16.3 ; almond (roasted) : 3

Main tox data for classification :
Tox data needed : hydrolysis study

Refs. :

Main name : **Isobornyl acetate**

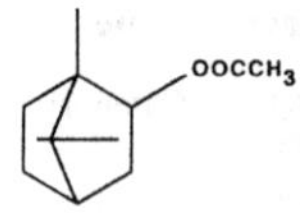

CE No. : 2066 Category : B Structural formula :
FEMA No. : 2160
CAS No. : 125-12-2 Isomer : YES

Upper level (mg/kg) Bev : 0.1 Food : 5 Except : —
Main nat food occ in mg/kg : thyme ; dill

Main tox data for classification : 90-d oral rat study : NEL 15 mg/kg bw/d (ref. 1)
Tox data needed : hydrolysis study

Refs. : (1) Food Cosmet. Toxicol. 13, 566, 1975

Group 9.4.1.2

Main name : **Isopulegyl acetate**

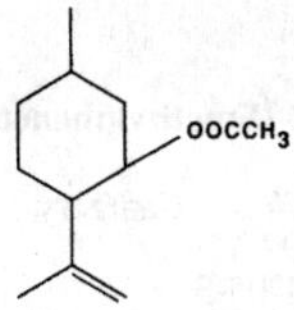

CE No. : 2067 Category : B Structural formula :
FEMA No. : 2965
CAS No. : 57576-09-7 Isomer : YES

Upper level (mg/kg) Bev : — Food : 10 Except : —
Main nat food occ in mg/kg : mint ; buchu oil

Main tox data for classification :
Tox data needed : hydrolysis study

Refs. :

Main name : **Piperonyl acetate**

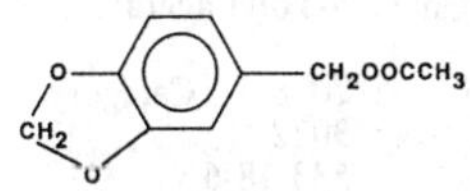

CE No. : 2068 Category : B Structural formula :
FEMA No. : 2912
CAS No. : 326-61-4 Isomer :

Upper level (mg/kg) Bev : 25 Food : 80 Except : —
Main nat food occ in mg/kg : endive

Main tox data for classification :
Tox data needed : 28-d oral study ; mutagenicity study ; metabolism study

Refs. :

Main name : **1,3-Dimethylbutyl acetate**

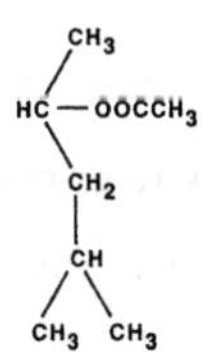

CE No. : 2073 Category : B Structural formula :
FEMA No. : —
CAS No. : — Isomer : YES

Upper level (mg/kg) Bev : 5 Food : 10 Except : —
Main nat food occ in mg/kg : no data found

Main tox data for classification :
Tox data needed : 28-d oral study

Refs. :

Group 9.4.1.2

Main name : **£,£-Dimethylphenethyl acetate**

CE No. : 2077 Category : B Structural :
FEMA No. : 2392 formula :
CAS No. : 151-05-3 Isomer :

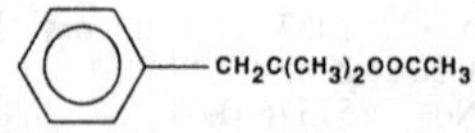

Upper level (mg/kg) Bev : 5 Food : 5 Except : a : 20
Main nat food occ in mg/kg : no data found

Main tox data for classification :
Tox data needed : 28-d oral study

Refs. :

Main name : **o-Tolyl acetate**

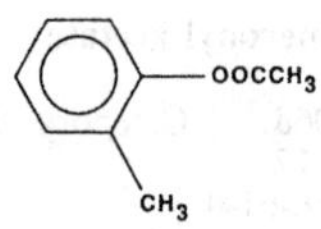

CE No. : 2078 Category : B Structural :
FEMA No. : 3072 formula :
CAS No. : 533-18-6 Isomer :

Upper level (mg/kg) Bev : 3 Food : 10 Except : —
Main nat food occ in mg/kg : no data found

Main tox data for classification :
Tox data needed : hydrolysis study

Refs. :

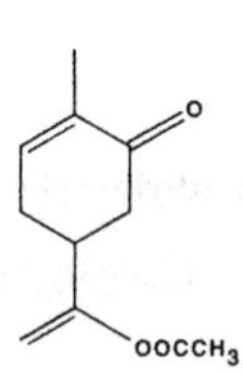

Main name : **Carvone-10-acetate**

CE No. : 2306 Category : B Structural :
FEMA No. : — formula :
CAS No. : — Isomer : YES

Upper level (mg/kg) Bev : — Food : 25 Except : —
Main nat food occ in mg/kg : no data found

Main tox data for classification :
Tox data needed : hydrolysis study

Refs. :

Main name : **Acetyl thymol**

CE No. : 2308 Category : B Structural formula :

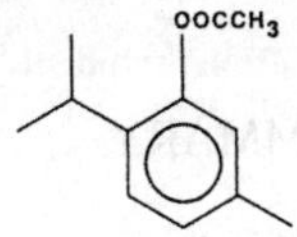

FEMA No. : —
CAS No. : — Isomer :

Upper level (mg/kg) Bev :— Food :25 Except :—
Main nat food occ in mg/kg : thyme ; wild marjoram (origanum vulgare)

Main tox data for classification :
Tox data needed : hydrolysis study

Refs. :

Main name : **3-Octyl acetate**

CE No. : 2347 Category : B Structural formula :

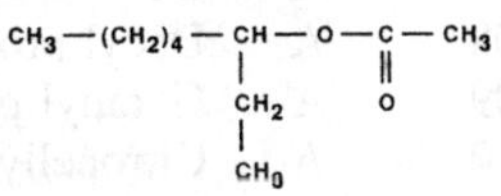

FEMA No. : 3583
CAS No. : 4864-61-3 Isomer : **YES**

Upper level (mg/kg) Bev :— Food :25 Except :—
Main nat food occ in mg/kg : mint

Main tox data for classification :
Tox data needed : hydrolysis study

Refs. :

GROUP SUMMARY

Group: 9.4.1.3 Esters of aliphatic acids, straight chain, saturated. Propionates

Substances included in the group:

CE No	Cat.	Main name
402	A	Ethyl propionate
403	A	Propyl propionate
404	A	Isopropyl propionate
405	A	Butyl propionate
406	A	Isobutyl propionate
407	A	Octyl propionate
408	A	Decyl propionate
409	A	Geranyl propionate
410	A	Citronellyl propionate
411	A	Linalyl propionate
413	A	Benzyl propionate
415	A	Methyl propionate
416	A	Pentyl propionate
417	A	Isoamyl propionate
420	A	Hexyl propionate
412	B	Isobornyl propionate
414	B	Cinnamyl propionate
418	B	Phenethyl propionate
419	B	3-Phenylpropyl propionate
421	B	Cyclohexyl propionate
423	B	Terpinyl propionate
424	B	Carvyl propionate
425	B	£-Methylbenzyl propionate
426	B	Anisyl propionate
509	B	Neryl propionate

CE Nos. considered as sub-group: 402, 403, 404, 405, 406, 407, 408, 415, 416, 417, 420

Main toxicological tests available for the evaluation of substances:

Subchronic toxicity : 402, 417
Metabolism : 417

Main name : **Ethyl propionate**

CE No. : 402 Category : A Structural formula : $CH_3CH_2OOCCH_2CH_3$
FEMA No. : 2456
CAS No. : 105-37-3 Isomer :

Upper level (mg/kg) Bev : 10 Food : 80 Except : c : 100
Main nat food occ in mg/kg : apple juice : 0.01-0.4 ; other fruits : up to 0.1 ; tomato : 1.6-2.3 ; wine (red) : trace-20 ; other alcohol : up to 50

Main tox data for classification : 90-d oral rat study : NEL > 0.2 mg/kg bw/d (ref. 1)
Tox data needed :

Refs. : (1) Confidential data

Main name : **Propyl propionate**

CE No. : 403 Category : A Structural formula : $CH_3CH_2CH_2OOCCH_2CH_3$
FEMA No. : 2958
CAS No. : 106-36-5 Isomer :

Upper level (mg/kg) Bev : 5 Food : 25 Except : —
Main nat food occ in mg/kg : apple juice : trace-0.012 ; rum : 0.2

Main tox data for classification :
Tox data needed :

Refs. :

Main name : **Isopropyl propionate**

CE No. : 404 Category : A Structural formula : $(CH_3)_2CHOOCCH_2CH_3$
FEMA No. : 2959
CAS No. : 637-78-5 Isomer :

Upper level (mg/kg) Bev : 10 Food : 50 Except : —
Main nat food occ in mg/kg : Kumquat ; black currant ; papaya ; brandy (plum)

Main tox data for classification :
Tox data needed :

Refs. :

Main name : **Butyl propionate**

CE No. : 405 Category : A Structural :
FEMA No. : 2211 formula : $CH_3(CH_2)_2CH_2OOCCH_2CH_3$
CAS No. : 590-01-2 Isomer :

Upper level (mg/kg) Bev : 5 Food : 25 Except : —
Main nat food occ in mg/kg : apple : 0.015 ; apple juice : trace ; raspberry : trace

Main tox data for classification :
Tox data needed :

Refs. :

Main name : **Isobutyl propionate**

CE No. : 406 Category : A Structural :
FEMA No. : 2212 formula : $(CH_3)_2CHCH_2OOCCH_2CH_3$
CAS No. : 540-42-1 Isomer :

Upper level (mg/kg) Bev : 5 Food : 35 Except : —
Main nat food occ in mg/kg : rum : 0.5

Main tox data for classification :
Tox data needed :

Refs. :

Main name : **Octyl propionate**

CE No. : 407 Category : A Structural :
FEMA No. : 2813 formula : $CH_3(CH_2)_6CH_2OOCCH_2CH_3$
CAS No. : 142-60-9 Isomer :

Upper level (mg/kg) Bev : 1 Food : 3 Except : —
Main nat food occ in mg/kg : hop oil

Main tox data for classification :
Tox data needed :

Refs. :

Main name : **Decyl propionate**

CE No. : 408 Category : A
FEMA No. : 2369
CAS No. : 5454-19-3
Structural formula : $CH_3(CH_2)_8CH_2OOCCH_2CH_3$
Isomer :

Upper level (mg/kg) Bev : 1 Food : 5 Except : —
Main nat food occ in mg/kg : no data found

Main tox data for classification :
Tox data needed :

Refs. :

Main name : **Geranyl propionate**

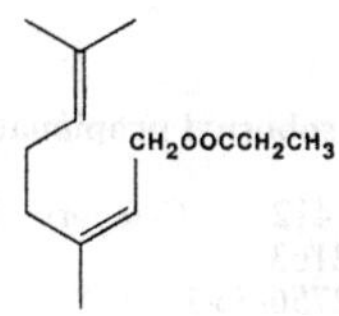

CE No. : 409 Category : A
FEMA No. : 2517
CAS No. : 105-90-8
Structural formula :
Isomer : YES

Upper level (mg/kg) Bev : 1 Food : 10 Except :
Main nat food occ in mg/kg : citrus fruits ; hop oil

Main tox data for classification :
Tox data needed :

Refs. :

Main name : **Citronellyl propionate**

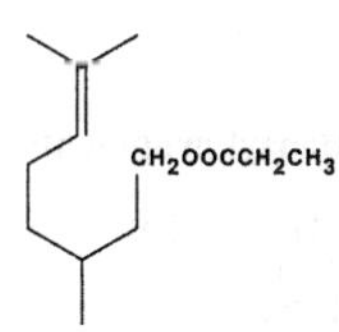

CE No. : 410 Category : A
FEMA No. : 2316
CAS No. : 141-14-0
Structural formula :
Isomer : YES

Upper level (mg/kg) Bev : 3 Food : 20 Except : —
Main nat food occ in mg/kg : tomato : 18

Main tox data for classification :
Tox data needed :

Refs. :

Main name : **Linalyl propionate**

CE No. : 411 Category : A
FEMA No. : 2645
CAS No. : 144-39-8

Structural formula :

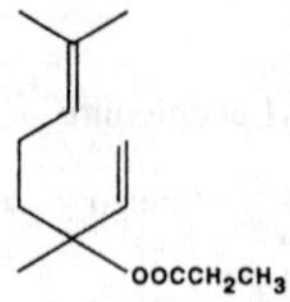

Isomer : YES

Upper level (mg/kg) Bev : 5 Food : 10 Except : —

Main nat food occ in mg/kg : citrus fruits ; hop oil

Main tox data for classification :

Tox data needed :

Refs. :

Main name : **Isobornyl propionate**

CE No. : 412 Category : B
FEMA No. : 2163
CAS No. : 2756-56-1

Structural formula :

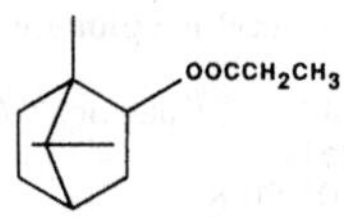

Isomer : YES

Upper level (mg/kg) Bev : 1 Food : 1 Except : —

Main nat food occ in mg/kg : no data found

Main tox data for classification :

Tox data needed : hydrolysis study

Refs. :

Main name : **Benzyl propionate**

CE No. : 413 Category : A
FEMA No. : 2150
CAS No. : 122-63-4

Structural formula :

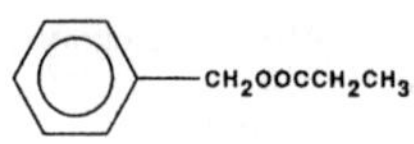

Isomer :

Upper level (mg/kg) Bev : 4 Food : 20 Except : —

Main nat food occ in mg/kg : no data found

Main tox data for classification :

Tox data needed :

Refs. :

Group 9.4.1.3

Main name : **Cinnamyl propionate**

CE No. : 414 Category : B
FEMA No. : 2301
CAS No. : 103-56-0
Structural formula :

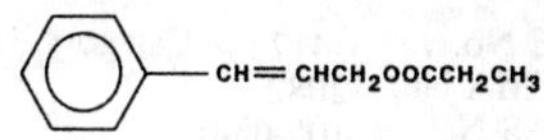

Isomer : YES

Upper level (mg/kg) Bev : 1 Food : 8 Except : —
Main nat food occ in mg/kg : no data found

Main tox data for classification :
Tox data needed : hydrolysis study

Refs. :

Main name : **Methyl propionate**

CE No. : 415 Category : A
FEMA No. : 2742
CAS No. : 554-12-1
Structural formula : $CH_3OOCH_2CH_3$
Isomer :

Upper level (mg/kg) Bev : 20 Food : 20 Except : —
Main nat food occ in mg/kg : raspberry : 0.02-0.2 ; kiwi fruit : 0.001

Main tox data for classification :
Tox data needed :

Refs. :

Main name : **Pentyl propionate**

CE No. : 416 Category : A
FEMA No. : —
CAS No. : 624-54-4
Structural formula : $CH_3(CH_2)_3CH_2OOCCH_2CH_3$
Isomer :

Upper level (mg/kg) Bev : — Food : 70 Except : —
Main nat food occ in mg/kg : grape (muscat) : 0.2-0.4

Main tox data for classification :
Tox data needed :

Refs. :

Group 9.4.1.3

Main name : **Isoamyl propionate**

CE No. : 417 Category : A
FEMA No. : 2082
CAS No. : 105-68-0
Structural formula : $(CH_3)_2CHCH_2CH_2OOCCH_2CH_3$
Isomer :

Upper level (mg/kg) Bev : 5 Food : 40 Except : —

Main nat food occ in mg/kg : beer : 0.02 ; rum : 0.1 ; cognac : 0.01

Main tox data for classification : 90-d oral rat study, on mixtures : NEL > 0.2 mg/kg bw/d (ref. 1)
: metabolism study (ref. 2)

Tox data needed :

Refs. : (1) Oser et al. 1965, unpubl. ; (2) Ernährungsforschung 7, 211, 1962

Main name : **Phenethyl propionate**

CE No. : 418 Category : B
FEMA No. : 2867
CAS No. : 122-70-3
Structural formula :

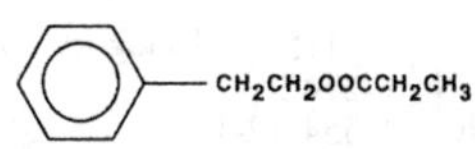

Isomer :

Upper level (mg/kg) Bev : 5 Food : 15 Except : —

Main nat food occ in mg/kg : beer : 0.01

Main tox data for classification :

Tox data needed : hydrolysis study

Refs. :

Main name : **3-Phenylpropyl propionate**

CE No. : 419 Category : B
FEMA No. : 2897
CAS No. : 122-74-7
Structural formula :

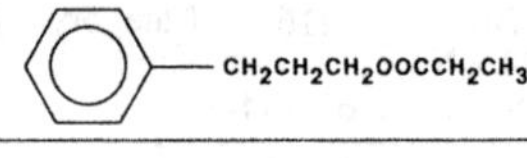

Isomer :

Upper level (mg/kg) Bev : 0.5 Food : 2 Except : —

Main nat food occ in mg/kg : no data found

Main tox data for classification :

Tox data needed : hydrolysis study

Refs. :

Main name : **Hexyl propionate**

CE No. : 420 Category : A Structural formula : $CH_3(CH_2)_4CH_2OOCCH_2CH_3$
FEMA No. : 2576
CAS No. : 2445-76-3 Isomer :

Upper level (mg/kg) Bev : 5 Food : 20 Except : —
Main nat food occ in mg/kg : apple ; melon ; passion fruit ; hop oil ; rum ; cocoa

Main tox data for classification :
Tox data needed :

Refs. :

Main name : **Cyclohexyl propionate**

CE No. : 421 Category : B Structural formula :
FEMA No. : 2354
CAS No. : 6222-35-1 Isomer :

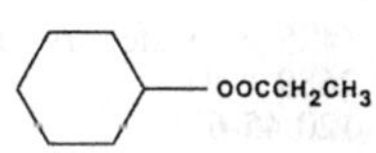

Upper level (mg/kg) Bev : 2 Food : 5 Except : —
Main nat food occ in mg/kg : no data found

Main tox data for classification :
Tox data needed : hydrolysis study

Refs. :

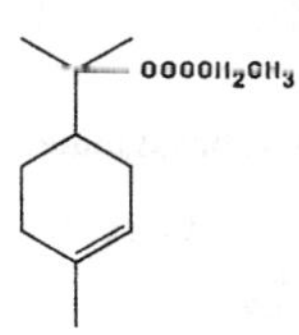

Main name : **Terpinyl propionate**

CE No. : 423 Category : B Structural formula :
FEMA No. : 3053
CAS No. : 55066-57-4 Isomer : YES

Upper level (mg/kg) Bev : 1 Food : 5 Except : —
Main nat food occ in mg/kg : kumquat ; celery

Main tox data for classification :
Tox data needed : hydrolysis study

Refs. :

Group 9.4.1.3

Main name : **Carvyl propionate**

CE No. : 424 Category : B Structural formula :
FEMA No. : 2251
CAS No. : 97-45-0 Isomer : YES

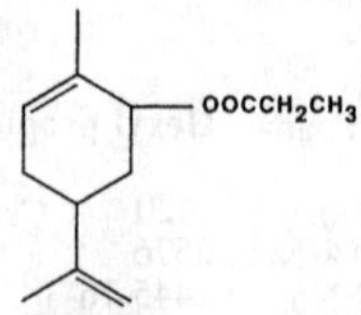

Upper level (mg/kg) Bev : 1 Food : 25 Except : —
Main nat food occ in mg/kg : no data found

Main tox data for classification :
Tox data needed : hydrolysis study

Refs. :

Main name : **£-Methylbenzyl propionate**

CE No. : 425 Category : B Structural formula :
FEMA No. : 2689
CAS No. : 120-45-6 Isomer : YES

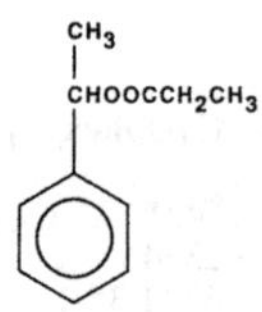

Upper level (mg/kg) Bev : 5 Food : 10 Except : —
Main nat food occ in mg/kg : beer ; mint

Main tox data for classification :
Tox data needed : hydrolysis study

Refs. :

Main name : **Anisyl propionate**

CE No. : 426 Category : B Structural formula :
FEMA No. : 2102
CAS No. : 7549-33-9 Isomer :

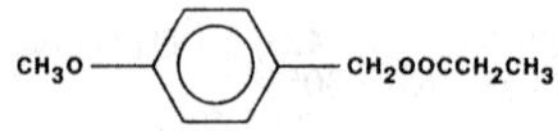

Upper level (mg/kg) Bev : 5 Food : 20 Except : —
Main nat food occ in mg/kg : fruits

Main tox data for classification :
Tox data needed : hydrolysis study

Refs. :

Group 9.4.1.3

Main name : **Neryl propionate**

CE No. : 509	Category : B	Structural :	
FEMA No. : 2777		formula :	cis isomer of geranyl propionate n° 409
CAS No. : 105-91-9		Isomer : YES	

Upper level (mg/kg)	Bev : 5	Food : 20	Except : —

Main nat food occ in mg/kg : kumquat ; hop oil ; chervil

Main tox data for classification :

Tox data needed : 28-d oral study ; hydrolysis study

Refs. :

GROUP SUMMARY

Group: 9.4.1.4 Esters of aliphatic acids, straight chain, saturated. Butyrates

Substances included in the group:

CE No	Cat.	Main name
263	A	Methyl butyrate
264	A	Ethyl butyrate
266	A	Propyl butyrate
267	A	Isopropyl butyrate
268	A	Butyl butyrate
269	A	Isobutyl butyrate
270	A	Amyl butyrate
271	A	Hexyl butyrate
272	A	Octyl butyrate
273	A	Decyl butyrate
274	A	Geranyl butyrate
275	A	Citronellyl butyrate
276	A	Linalyl butyrate
277	A	Benzyl butyrate
282	A	Isoamyl butyrate
504	A	Heptyl butyrate
278	B	Terpinyl butyrate
279	B	Cinnamyl butyrate
280	B	Allyl butyrate
285	B	2-Phenylpropyl butyrate
286	B	Anisyl butyrate
505	B	Neryl butyrate
506	B	Phenethyl butyrate
564	B	Isobornyl butyrate
628	B	£-Ethyl benzyl butyrate
638	B	Furfuryl butyrate
2082	B	Cyclohexyl butyrate
2083	B	£-Methylbenzyl butyrate
2276	B	£-Methylphenethyl butyrate

CE Nos. considered as sub-group: 263, 264, 266, 267, 268, 269, 270, 271, 272, 273, 282, 504

Main toxicological tests available for the evaluation of substances:

Subchronic toxicity : 270, 277, 2276, 6002
Chronic toxicity : 280, 6002

Main name : **Methyl butyrate**

CE No. : 263 Category : A
FEMA No. : 2693
CAS No. : 623-42-7

Structural formula : $CH_3OOC(CH_2)_2CH_3$
Isomer :

Upper level (mg/kg) Bev : 17 Food : 200 Except : —

Main nat food occ in mg/kg : kiwi fruit : 0.1-10.5 ; apple juice : 0.01-5 ; strawberry : 0.02-5 ; mango : 0.02 ; beef (heated) : 0.05

Main tox data for classification :

Tox data needed :

Refs. :

Main name : **Ethyl butyrate**

CE No. : 264 Category : A
FEMA No. : 2427
CAS No. : 105-54-4

Structural formula : $CH_3CH_2OOC(CH_2)_2CH_3$
Isomer :

Upper level (mg/kg) Bev : Food : Except :

Main nat food occ in mg/kg : mango : trace-8.5 ; other fruits : up to 7 ; Swiss cheese : 0.1-1 ; cheddar cheese : 0.2-1.2 ; butter : 0.01 ; wine (red) : 0.1-1.8 ; other alcohol : up to 220

Main tox data for classification : JECFA : 15 mg/kg bw/d (ref. 1)

Tox data needed :

Refs. : (1) 11th session, 1967

Main name : **Propyl butyrate**

CE No. : 266 Category : A
FEMA No. : 2934
CAS No. : 105-66-8

Structural formula : $CH_3CH_2CH_2OOC(CH_2)_2CH_3$
Isomer :

Upper level (mg/kg) Bev : 5 Food : 15 Except : a : 100

Main nat food occ in mg/kg : apple juice : trace-0.06 ; kiwi fruit : trace ; rum : 0.03

Main tox data for classification :

Tox data needed :

Refs. :

Main name : **Isopropyl butyrate**

CE No. : 267 Category : A Structural formula : $(CH_3)_2CHOOC(CH_2)_2CH_3$
FEMA No. : 2935
CAS No. : 638-11-9 Isomer :

Upper level (mg/kg) Bev : 10 Food : 40 Except : —
Main nat food occ in mg/kg : strawberry : 0.01-0.1

Main tox data for classification :
Tox data needed :

Refs. :

Main name : **Butyl butyrate**

CE No. : 268 Category : A Structural formula : $CH_3(CH_2)_2CH_2OOC(CH_2)_2CH_3$
FEMA No. : 2168
CAS No. : 109-21-7 Isomer :

Upper level (mg/kg) Bev : — Food : 50 Except : —
Main nat food occ in mg/kg : apple : 0.2 ; apple juice : 0.007-0.05 ; strawberry : 0.01-0.08 ; mango : 0-0.04 ; orange juice : trace

Main tox data for classification :
Tox data needed :

Refs. :

Main name : **Isobutyl butyrate**

CE No. : 269 Category : A Structural formula : $(CH_3)_2CHCH_2OOC(CH_2)_2CH_3$
FEMA No. : 2187
CAS No. : 539-90-2 Isomer :

Upper level (mg/kg) Bev : 10 Food : 25 Except : —
Main nat food occ in mg/kg : mango : 0.005-0.05 ; apple juice : trace ; cognac : 0.01

Main tox data for classification :
Tox data needed :

Refs. :

Main name : **Amyl butyrate**

CE No. : 270 Category : A Structural formula : $CH_3(CH_2)_3CH_2OOC(CH_2)_2CH_3$
FEMA No. : 2059
CAS No. : 540-18-1 Isomer :

Upper level (mg/kg) Bev : 20 Food : 10 Except : —

Main nat food occ in mg/kg : apple juice : trace-0.007

Main tox data for classification : 90-d oral rat study, 1 dose : NEL > 500 mg/kg bw/d (ref. 1)

Tox data needed :

Refs. : (1) Hagan, 1967

Main name : **Hexyl butyrate**

CE No. : 271 Category : A Structural formula : $CH_3(CH_2)_4CH_2OOC(CH_2)_2CH_3$
FEMA No. : 2568
CAS No. : 2639-63-6 Isomer :

Upper level (mg/kg) Bev : 3 Food : 10 Except : —

Main nat food occ in mg/kg : apple : 0.03-2.4 ; other fruits : up to 0.3

Main tox data for classification :

Tox data needed :

Refs. :

Main name : **Octyl butyrate**

CE No. : 272 Category : A Structural formula : $CH_3(CH_2)_6CH_2OOC(CH_2)_2CH_3$
FEMA No. : 2807
CAS No. : 110-39-4 Isomer :

Upper level (mg/kg) Bev : 1 Food : 3 Except : —

Main nat food occ in mg/kg : strawberry : 0.01-0.03

Main tox data for classification :

Tox data needed :

Refs. :

Main name : **Decyl butyrate**

CE No. : 273 Category : A Structural :
FEMA No. : 2368 formula : $CH_3(CH_2)_8CH_2OOC(CH_2)_2CH_3$
CAS No. : 5454-09-1 Isomer :

Upper level (mg/kg) Bev : 0.2 Food : 10 Except : —
Main nat food occ in mg/kg : strawberry : 0.01-0.03

Main tox data for classification :
Tox data needed :

Refs. :

Main name : **Geranyl butyrate**

CE No. : 274 Category : A Structural :
FEMA No. : 2512 formula :
CAS No. : 106-29-6 Isomer : YES

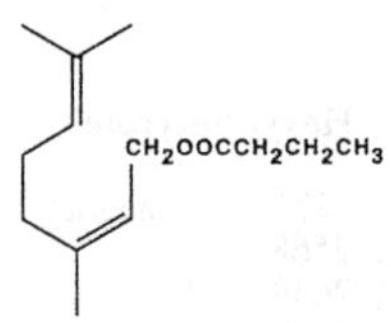

Upper level (mg/kg) Bev : 2 Food : 10 Except : —
Main nat food occ in mg/kg : tomato : 3

Main tox data for classification :
Tox data needed :

Refs. :

Main name : **Citronellyl butyrate**

CE No. : 275 Category : A Structural :
FEMA No. : 2312 formula :
CAS No. : 141-16-2 Isomer : YES

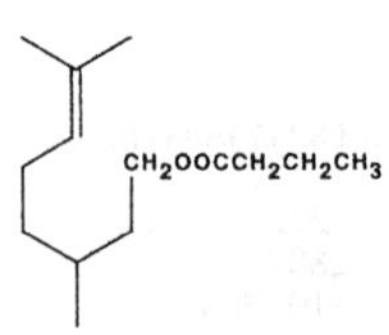

Upper level (mg/kg) Bev : 4 Food : 10 Except : —
Main nat food occ in mg/kg : tomato : 9

Main tox data for classification :
Tox data needed :

Refs. :

Group 9.4.1.4

Main name : **Linalyl butyrate**

CE No. : 276 Category : A Structural formula :
FEMA No. : 2639
CAS No. : 78-36-4 Isomer : YES

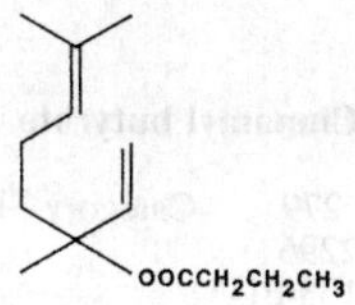

Upper level (mg/kg) Bev : 1 Food : 15 Except : —
Main nat food occ in mg/kg : kumquat

Main tox data for classification :
Tox data needed :

Refs. :

Main name : **Benzyl butyrate**

CE No. : 277 Category : A Structural formula :
FEMA No. : 2140
CAS No. : 103-37-7 Isomer :

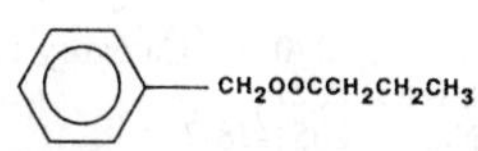

Upper level (mg/kg) Bev : 5 Food : 10 Except : —
Main nat food occ in mg/kg : papaya ; mandarin papaya ; passion fruit ; cherimoya ; tea (black) ; vanilla

Main tox data for classification : 90-d oral rat study : NEL > 21 mg/kg bw/d (ref. 1)
Tox data needed :

Refs. : (1) Trubek Lab., 1967

Main name : **Terpinyl butyrate**

CE No. : 278 Category : A Structural formula :
FEMA No. : 3049
CAS No. : 2153-28-8 Isomer : YES

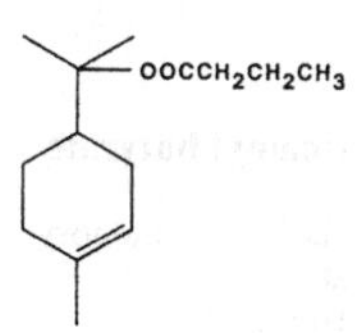

Upper level (mg/kg) Bev : 5 Food : 10 Except : —
Main nat food occ in mg/kg : no data found

Main tox data for classification :
Tox data needed : hydrolysis study

Refs. :

Main name : **Cinnamyl butyrate**

CE No. : 279 Category : B Structural :
FEMA No. : 2296 formula :
CAS No. : 103-61-7 Isomer : YES

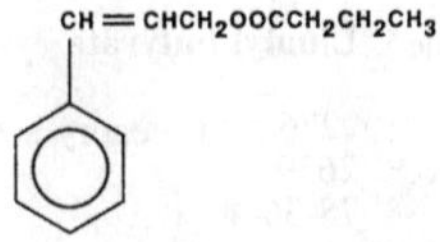

Upper level (mg/kg) Bev : 2 Food : 11 Except : —
Main nat food occ in mg/kg : apple juice : trace

Main tox data for classification :
Tox data needed : hydrolysis study

Refs. :

Main name : **Allyl butyrate**

CE No. : 280 Category : A Structural formula : $CH_2 = CHCH_2OOC(CH_2)_2CH_3$
FEMA No. : 2021
CAS No. : 2051-78-7 Isomer :

Upper level (mg/kg) Bev : 1 Food : 3 Except : —
Main nat food occ in mg/kg : no data found

Main tox data for classification : 18-w oral rat study, 1 dose : NEL < 90 mg/kg bw/d (ref. 1)
Tox data needed : 28-d oral study ; mutagenicity studies ; hydrolysis study

Refs. : (1) Food Cosmet. Toxicol. 5, 141, 1967

Main name : **Isoamyl butyrate**

CE No. : 282 Category : A Structural formula : $(CH_3)_2CHCH_2CH_2OOC(CH_2)_2CH_3$
FEMA No. : 2060
CAS No. : 106-27-4 Isomer :

Upper level (mg/kg) Bev : Food : Except :
Main nat food occ in mg/kg : grape (muscat) : 0.1 ; other fruits : up to 0.05 ; tomato : 0.2 ; rum : 1.5

Main tox data for classification : JECFA : 3 mg/kg bw/d (ref. 1)
Tox data needed :

Refs. : (1) 23rd session, 1979

Main name : **2-Phenylpropyl butyrate**

CE No. : 285 Category : B Structural formula :
FEMA No. : 2891
CAS No. : 80866-83-7 Isomer : YES

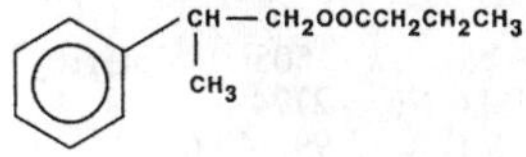

Upper level (mg/kg) Bev : 1 Food : 2 Except : —
Main nat food occ in mg/kg : no data found

Main tox data for classification :
Tox data needed : 28-d oral study on CE No 2257

Refs. :

Main name : **Anisyl butyrate**

CE No. : 286 Category : B Structural formula :
FEMA No. : 2100
CAS No. : 6963-56-0 Isomer :

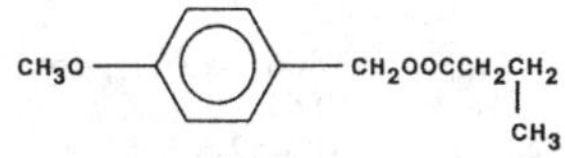

Upper level (mg/kg) Bev : 3 Food : 10 Except : —
Main nat food occ in mg/kg : no data found

Main tox data for classification :
Tox data needed : hydrolysis study

Refs. :

Main name : **Heptyl butyrate**

CE No. : 504 Category : A Structural formula : $CH_3(CH_2)_5CH_2OOC(CH_2)_2CH_3$
FEMA No. : 2549
CAS No. : 5870-93-9 Isomer :

Upper level (mg/kg) Bev : 1 Food : 3 Except : —
Main nat food occ in mg/kg : beef (heated) ; babaco fruit

Main tox data for classification :
Tox data needed :

Refs. :

Main name : **Neryl butyrate**

CE No. : 505 Category : B
FEMA No. : 2774
CAS No. : 999-40-6
Structural formula : cis isomer of geranyl butyrate n° 274
Isomer : YES

Upper level (mg/kg) Bev : 1 Food : 25 Except : —

Main nat food occ in mg/kg : kumquat

Main tox data for classification :

Tox data needed : hydrolysis study ; 28-d oral study on CE No 2018

Refs. :

Main name : **Phenethyl butyrate**

CE No. : 506 Category : B
FEMA No. : 2861
CAS No. : 103-52-6
Structural formula :

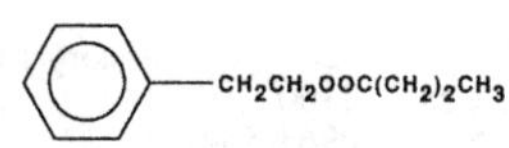

Isomer :

Upper level (mg/kg) Bev : 3 Food : 10 Except : —

Main nat food occ in mg/kg : cognac : 0.02 ; cider : trace

Main tox data for classification :

Tox data needed : hydrolysis study

Refs. :

Main name : **Isobornyl butyrate**

CE No. : 564 Category : B
FEMA No. : —
CAS No. : 58479-55-3
Structural formula :

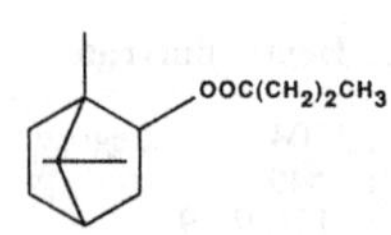

Isomer : YES

Upper level (mg/kg) Bev : 5 Food : 10 Except : —

Main nat food occ in mg/kg : no data found

Main tox data for classification :

Tox data needed : 28-d oral study and hydrolysis study on CE No 64

Refs. :

Group 9.4.1.4

Main name : **£-Ethyl benzyl butyrate**

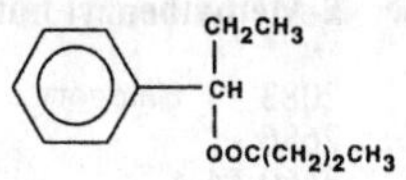

CE No. : **628** Category : **B** Structural formula :
FEMA No. : **2424**
CAS No. : **10031-86-4** Isomer : **YES**

Upper level (mg/kg) Bev : **0.5** Food : **0.5** Except : **—**
Main nat food occ in mg/kg : **no data found**

Main tox data for classification :
Tox data needed : **28-d oral study on one of the following CE Nos : 68, 82, 674, 699**

Refs. :

Main name : **Furfuryl butyrate**

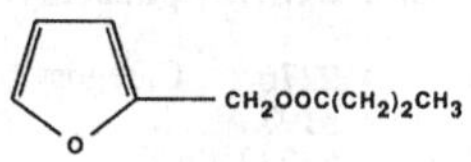

CE No. : **638** Category : **B** Structural formula :
FEMA No. : **—**
CAS No. : **623-21-2** Isomer :

Upper level (mg/kg) Bev : **—** Food : **1** Except : **—**
Main nat food occ in mg/kg : **coffee : 0.8**

Main tox data for classification :
Tox data needed : **28-d oral study on CE No 2023 ; hydrolysis study on CE No 2065**

Refs. :

Main name : **Cyclohexyl butyrate**

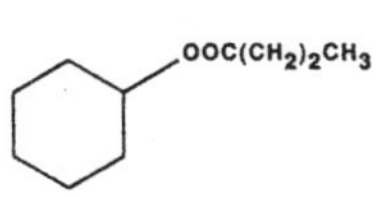

CE No. : **2082** Category : **B** Structural formula :
FEMA No. : **2351**
CAS No. : **1551-44-6** Isomer :

Upper level (mg/kg) Bev : **3** Food : **10** Except : **—**
Main nat food occ in mg/kg : **kumquat**

Main tox data for classification :
Tox data needed : **28-d oral studies on two and hydrolysis studies on several of the following CE Nos : 217, 257, 337, 421, 459, 528, 2082**

Refs. :

Main name : **£-Methylbenzyl butyrate**

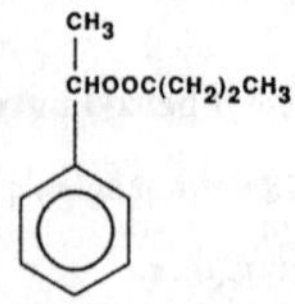

CE No. : 2083 Category : B Structural :
FEMA No. : 2686 formula :
CAS No. : 3460-44-4 Isomer : YES

Upper level (mg/kg) Bev : 5 Food : 20 Except : —
Main nat food occ in mg/kg : no data found

Main tox data for classification :
Tox data needed : hydrolysis study

Refs. :

Main name : **£-Methylphenethyl butyrate**

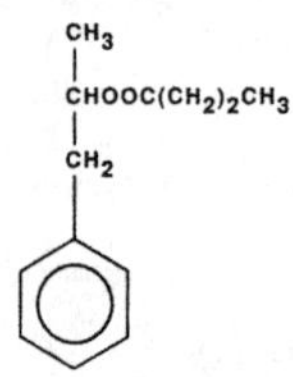

CE No. : 2276 Category : B Structural :
FEMA No. : 3197 formula :
CAS No. : 68922-11-2 Isomer : YES

Upper level (mg/kg) Bev : 0.5 Food : 3 Except : a : 5
Main nat food occ in mg/kg : no data found

Main tox data for classification : 90-d oral rat study, 1 dose : NEL > 3.3 mg/kg bw/d (ref. 1)
Tox data needed : mutagenicity studies

Refs. : (1) Confidential data

GROUP SUMMARY

Group: 9.4.1.5 Esters of aliphatic acids, straight chain, saturated. Valerates

Substances included in the group:

CE No	Cat.	Main name
465	A	Ethyl valerate
466	A	Butyl valerate
467	A	Pentyl valerate
468	A	Geranyl valerate
469	A	Citronellyl valerate
470	A	Benzyl valerate
588	A	Methyl valerate
648	A	Isopentyl valerate
679	A	Propyl valerianate
2303	A	Isobutyl n-valerate
471	B	Bornyl valerate
472	B	Menthyl valerate
673	B	2-Phenylethyl valerate

CE Nos. considered as sub-group: 465, 466, 467, 588, 648, 679, 2303

Main toxicological tests available for the evaluation of substances:

Chronic toxicity : 310, 2181
Hydrolysis : 2181
Acute : 314

Main name : **Ethyl valerate**

CE No. : 465 Category : A Structural :
FEMA No. : 2462 formula : $CH_3CH_2OOC(CH_2)_3CH_3$
CAS No. : 539-82-2 Isomer :

Upper level (mg/kg) Bev : 5 Food : 30 Except : —
Main nat : apple juice : trace ; kiwi fruit : trace ; rum : 40 ; wine (white) : 1.3 ; wine (red) :
food occ : 5-10
in mg/kg :

Main tox :
data for :
classifi- :
cation :
Tox data :
needed :

Refs. :
:

Main name : **Butyl valerate**

CE No. : 466 Category : A Structural :
FEMA No. : 2217 formula : $CH_3(CH_2)_2CH_2OOC(CH_2)_3CH_3$
CAS No. : 591-68-4 Isomer :

Upper level (mg/kg) Bev : 3 Food : 20 Except : —
Main nat : apple juice : trace
food occ :
in mg/kg :

Main tox :
data for :
classifi- :
cation :
Tox data :
needed :

Refs. :
:

Main name : **Pentyl valerate**

CE No. : 467 Category : A Structural :
FEMA No. : — formula : $CH_3(CH_2)_3CH_2OOC(CH_2)_3CH_3$
CAS No. : 2173-56-0 Isomer :

Upper level (mg/kg) Bev : — Food : 50 Except : —
Main nat : apple juice : trace
food occ :
in mg/kg :

Main tox : 90-d oral rat study : NEL > 500 mg/kg bw/d (ref. 1)
data for :
classifi- :
cation :
Tox data :
needed :

Refs. : (1) Food Cosmet. Toxicol. 5, 169, 1967
:

Main name : **Geranyl valerate**

CE No. : **468** Category : **A** Structural : formula :
FEMA No. : —
CAS No. : **10402-47-8** Isomer : **YES**

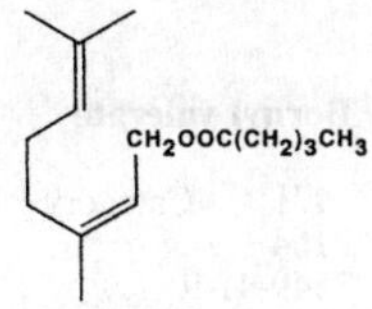

Upper level (mg/kg) Bev : **1** Food : **10** Except : —
Main nat food occ in mg/kg : **no data found**

Main tox data for classification :
Tox data needed :

Refs. :

Main name : **Citronellyl valerate**

CE No. : **469** Category : **A** Structural : formula :
FEMA No. : **2317**
CAS No. : **7540-53-6** Isomer : **YES**

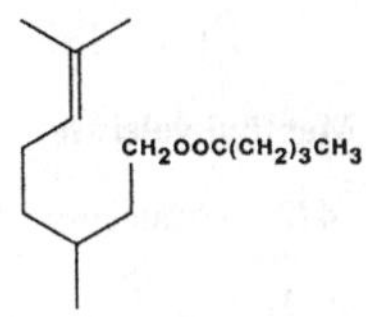

Upper level (mg/kg) Bev : **1** Food : **10** Except : —
Main nat food occ in mg/kg : **no data found**

Main tox data for classification :
Tox data needed :

Refs. :

Main name : **Benzyl valerate**

CE No. : **470** Category : **A** Structural : formula :
FEMA No. : —
CAS No. : **10361-39-4** Isomer :

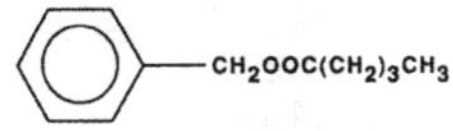

Upper level (mg/kg) Bev : — Food : **5** Except : —
Main nat food occ in mg/kg : **no data found**

Main tox data for classification :
Tox data needed :

Refs. :

Main name : **Bornyl valerate**

CE No. : 471 Category : B
FEMA No. : 2164
CAS No. : 7549-41-9

Structural formula :

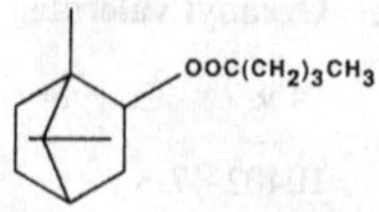

Isomer : YES

Upper level (mg/kg) Bev : — Food : 1 Except : —
Main nat food occ in mg/kg : no data found

Main tox data for classification :
Tox data needed : hydrolysis study on CE No 207

Refs. :

Main name : **Menthyl valerate**

CE No. : 472 Category : B
FEMA No. : —
CAS No. : 89-47-4

Structural formula :

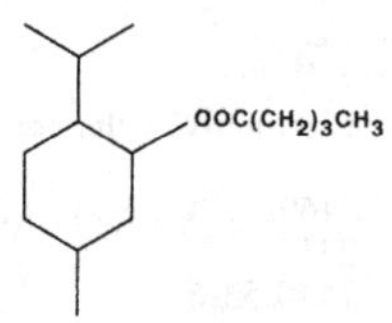

Isomer : YES

Upper level (mg/kg) Bev : 5 Food : 15 Except : —
Main nat food occ in mg/kg : mint

Main tox data for classification :
Tox data needed : hydrolysis study

Refs. :

Main name : **Methyl valerate**

CE No. : 588 Category : A
FEMA No. : 2752
CAS No. : 624-24-8

Structural formula : $CH_3OOC(CH_2)_3CH_3$

Isomer :

Upper level (mg/kg) Bev : 10 Food : 40 Except : —
Main nat food occ in mg/kg : pineapple : 0.5 ; kiwi fruit : trace

Main tox data for classification : 90-d oral rat study : NEL > 500 mg/kg bw/d (ref. 1)
Tox data needed :

Refs. : (1) Confidential data

Main name : **Isopentyl valerate**

CE No. : 648 Category : A Structural :
FEMA No. : — formula : $(CH_3)_2CH(CH_2)_2OOC(CH_2)_3CH_3$
CAS No. : 2050-09-1 Isomer :

Upper level (mg/kg) Bev : 1 Food : 20 Except : c : 10
Main nat : rum : 0.5 ; whisky (bourbon) : 0.2 ; other whisky : up to 0.01
food occ :
in mg/kg :

Main tox :
data for :
classifi- :
cation :
Tox data :
needed :

Refs. :
:

Main name : **2-Phenylethyl valerate**

CE No. : 673 Category : B Structural :
FEMA No. : — formula : 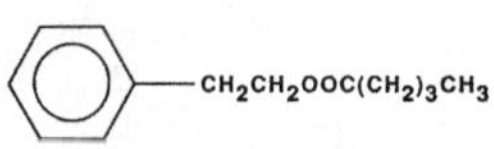
CAS No. : 7460-74-4 Isomer :

Upper level (mg/kg) Bev : 1 Food : 1 Except : —
Main nat : mint ; rum ; cider
food occ :
in mg/kg :

Main tox :
data for :
classifi- :
cation :
Tox data : hydrolysis study
needed :

Refs. :
:

Main name : **Propyl valerianate**

CE No. : 679 Category : A Structural :
FEMA No. : — formula : $CH_3CH_2CH_2OOC(CH_2)_3CH_3$
CAS No. : 141-06-0 Isomer :

Upper level (mg/kg) Bev : 1 Food : 10 Except : —
Main nat : apple ; kumquat ; vanilla
food occ :
in mg/kg :

Main tox :
data for :
classifi- :
cation :
Tox data :
needed :

Refs. :
:

Group 9.4.1.5

Main name : **Isobutyl n-Valerate**

CE No. : 2303 Category : A Structural formula :
FEMA No. : —
CAS No. : 10588-10-0 Isomer :

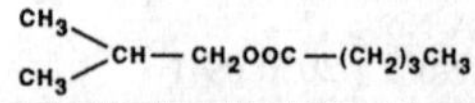

Upper level (mg/kg) Bev : — Food : 25 Except : —

Main nat food occ in mg/kg : apple ; strawberry ; tomato ; rum ; wine (white) ; vanilla

---

Main tox data for classification :

Tox data needed :

Refs. :

GROUP SUMMARY

Group: 9.4.1.6 Esters of aliphatic acids, straight chain, saturated. Hexanoates

Substances included in the group:

CE No	Cat.	Main name
310	A	Ethyl hexanoate
311	A	Propyl hexanoate
312	A	Isopropyl hexanoate
313	A	Butyl hexanoate
314	A	Isobutyl hexanoate
315	A	Amyl hexanoate
316	A	Hexyl hexanoate
317	A	Geranyl hexanoate
318	A	Linalyl hexanoate
319	A	Methyl hexanoate
320	A	Isoamyl hexanoate
321	B	3-Phenylpropyl hexanoate
528	B	Cyclohexyl hexanoate
2181	B	Allyl hexanoate

CE Nos. considered as sub-group: 310, 311, 312, 313, 314, 315, 316, 319, 320

Main toxicological tests available for the evaluation of substances:

Chronic toxicity : 310, 2181
Hydrolysis : 2181
Acute : 314

Group 9.4.1.6

Main name : **Ethyl hexanoate**

CE No. : 310 Category : A Structural formula : $CH_3CH_2OOC(CH_2)_4CH_3$
FEMA No. : 2439
CAS No. : 123-66-0 Isomer :

Upper level (mg/kg) Bev : 5 Food : 40 Except : —
Main nat food occ in mg/kg : strawberry : 0.1-5 ; other fruits : up to 3 ; butter : 0.02 ; wine (red) : trace -3.4 ; other alcohol : up to 64 ; cocoa : 0.1

Main tox data for classification : 17-w oral rat study : NEL > 500 mg/kg bw/d (ref. 1)
: 1-y oral rat study : NEL > 125 mg/kg bw/d (ref. 1)
Tox data needed :

Refs. : (1) Food Cosmet. Toxicol. 14, 761, 1976

Main name : **Propyl hexanoate**

CE No. : 311 Category : A Structural formula : $CH_3CH_2CH_2OOC(CH_2)_4CH_3$
FEMA No. : 2949
CAS No. : 626-77-7 Isomer :

Upper level (mg/kg) Bev : 3 Food : 10 Except : —
Main nat food occ in mg/kg : apple juice : trace-0.02

Main tox data for classification :
Tox data needed :

Refs. :

Main name : Isopropyl hexanoate

CE No. : 312 Category : A Structural formula : $(CH_3)_2CHOOC(CH_2)_4CH_3$
FEMA No. : 2950
CAS No. : 2311-46-8 Isomer :

Upper level (mg/kg) Bev : 1 Food : 40 Except : —
Main nat food occ in mg/kg : grape ; strawberry ; blue cheese

Main tox data for classification :
Tox data needed :

Refs. :

Main name : **Butyl hexanoate**

CE No. : 313 Category : A Structural :
FEMA No. : 2201 formula : $CH_3(CH_2)_2CH_2OOC(CH_2)_4CH_3$
CAS No. : 626-82-4 Isomer :

Upper level (mg/kg) Bev : 2 Food : 10 Except : —
Main nat food occ in mg/kg : strawberry : trace ; mango : 0-0.02

Main tox data for classification :
Tox data needed :

Refs. :

Main name : **Isobutyl hexanoate**

CE No. : 314 Category : A Structural :
FEMA No. : 2202 formula : $(CH_3)_2CHCH_2OOC(CH_2)_4CH_3$
CAS No. : 105-79-3 Isomer :

Upper level (mg/kg) Bev : 5 Food : 10 Except : —
Main nat food occ in mg/kg : apple juice : trace ; beer : 0.01-0.03 ; cognac : 0.4

Main tox data for classification : 6-d oral chicken study : NEL 5 % in diet (ref. 1)
Tox data needed :

Refs. : (1) Food Cosmet. Toxicol. 16, 797, 1978

Main name : **Amyl hexanoate**

CE No. : 315 Category : A Structural :
FEMA No. : 2074 formula : $CH_3(CH_2)_3CH_2OOC(CH_2)_4CH_3$
CAS No. : 540-07-8 Isomer :

Upper level (mg/kg) Bev : 5 Food : 20 Except : —
Main nat food occ in mg/kg : apple juice : 0.002

Main tox data for classification :
Tox data needed :

Refs. :

Main name : **Hexyl hexanoate**

CE No. : **316** Category : **A** Structural formula : $CH_3(CH_2)_4CH_2OOC(CH_2)_4CH_3$
FEMA No. : **2572**
CAS No. : **6378-65-0** Isomer :

Upper level (mg/kg) Bev : **3** Food : **10** Except : **—**
Main nat food occ in mg/kg : **apple : 0.14-2.3 ; apple juice : trace-0.01 ; grape (muscat) : 0.3-0.8 ; strawberry : 0.01-0.03**

Main tox data for classification :
Tox data needed :

Refs. :

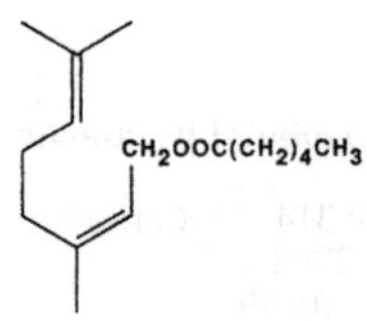

Main name : **Geranyl hexanoate**

CE No. : **317** Category : **A** Structural formula :
FEMA No. : **2515**
CAS No. : **10032-02-7** Isomer : **YES**

Upper level (mg/kg) Bev : **1** Food : **10** Except : **—**
Main nat food occ in mg/kg : **kumquat ; passion fruit**

Main tox data for classification :
Tox data needed :

Refs. :

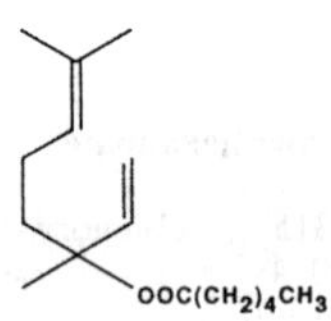

Main name : **Linalyl hexanoate**

CE No. : **318** Category : **A** Structural formula :
FEMA No. : **2643**
CAS No. : **7779-23-9** Isomer : **YES**

Upper level (mg/kg) Bev : **—** Food : **10** Except : **—**
Main nat food occ in mg/kg : **no data found**

Main tox data for classification :
Tox data needed :

Refs. :

Group 9.4.1.6

Main name : **Methyl hexanoate**

CE No. : **319** Category : **A** Structural formula : $CH_3OOC(CH_2)_4CH_3$
FEMA No. : **2708**
CAS No. : **106-70-7** Isomer :

Upper level (mg/kg) Bev : **5** Food : **20** Except : —
Main nat food occ in mg/kg : **strawberry : 0.01-2.2 ; other fruits : up to 0.06 ; Swiss cheese : 0.3-4.1 ; cider : 0.2**

Main tox data for classification :
Tox data needed :

Refs. :

Main name : **Isoamyl hexanoate**

CE No. : **320** Category : **A** Structural formula : $(CH_3)_2CHCH_2CH_2OOC(CH_2)_4CH_3$
FEMA No. : **2075**
CAS No. : **2198-61-0** Isomer :

Upper level (mg/kg) Bev : **10** Food : **20** Except : —
Main nat food occ in mg/kg : **apple : 0.003 ; grapefruit juice : 0.0001 ; beer : 0.01-0.4 ; wine (red) : 1.1-1.5 ; other alcohol : up to 1**

Main tox data for classification :
Tox data needed :

Refs. :

Main name : **3-Phenylpropyl hexanoate**

CE No. : **321** Category : **B** Structural formula :
FEMA No. : **2896**
CAS No. : **6281-40-9** Isomer :

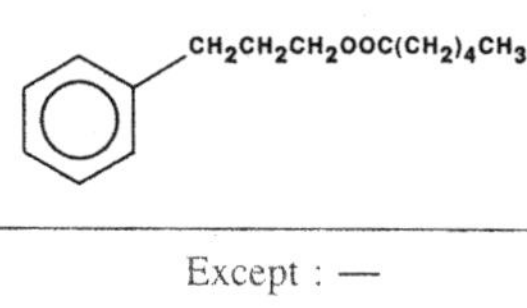

Upper level (mg/kg) Bev : **1** Food : **5** Except : —
Main nat food occ in mg/kg : **no data found**

Main tox data for classification :
Tox data needed : **hydrolysis study**

Refs. :

Main name : **Cyclohexyl hexanoate**

CE No. : 528 Category : B
FEMA No. : —
CAS No. : 6243-10-3
Structural formula :

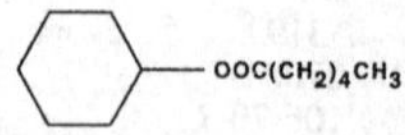

Isomer :

Upper level (mg/kg) Bev : — Food : 10 Except : —

Main nat food occ in mg/kg : no data found

Main tox data for classification :

Tox data needed : 28-d oral studies on two of the following CE Nos : 217, 257, 337, 421, 459, 498, 528, 2082 ; hydrolysis study

Refs. :

Main name : **Allyl hexanoate**

CE No. : 2181 Category : B
FEMA No. : 2032
CAS No. : 123-68-2
Structural formula : $CH_2{=}CH{-}CH_2OOC(CH_2)_4CH_3$
Isomer :

Upper level (mg/kg) Bev : 3 Food : 5 Except : —

Main nat food occ in mg/kg : potato (baked)

Main tox data for classification :
- 13-w oral rat study, 3 doses : NEL > 12 mg/kg bw/d (ref. 1)
- 18-w oral rat study, 3 doses : NEL < 100 mg/kg bw/d (ref. 2)
- 1 1/2-y oral rat study, 2 doses : NEL > 50 and < 250 mg/kg bw/d (ref. 3)
- hydrolysis study (ref. 4)

Tox data needed : long-term toxicity and carcinogenicity study on CE No 2136

Refs. : (1) Food Cosmet. Toxicol. 16, 197, 1978 ; (2) Food Cosmet. Toxicol. 5, 141, 1967 ; (3) Med. Ernähr. 8, 244, 1967 ; (4) Confidential data

GROUP SUMMARY

Group: 9.4.1.7 Esters of aliphatic acids, straight chain, saturated. Heptanoates

Substances included in the group:

CE No	Cat.	Main name
363	A	Butyl heptanoate
364	A	Isobutyl heptanoate
365	A	Ethyl heptanoate
367	A	Propyl heptanoate
368	A	Methyl heptanoate
366	B	Octyl heptanoate
369	B	Allyl heptanoate
370	B	Amyl heptanoate
596	B	2-Phenylethyl heptanoate

CE Nos. considered as sub-group: 363, 364, 365, 366, 367, 368, 369, 370, 596

Main toxicological tests available for the evaluation of substances:

Chronic toxicity : 369

Main name : **Butyl heptanoate**

CE No. : 363 Category : A Structural formula : $CH_3(CH_2)_2CH_2OOC(CH_2)_5CH_3$
FEMA No. : 2199
CAS No. : 5454-28-4 Isomer :

Upper level (mg/kg) Bev : 0.5 Food : 25 Except : —
Main nat food occ in mg/kg : apple : 0.008 ; apple juice : trace-0.005

Main tox data for classification :
Tox data needed :

Refs. :

Main name : **Isobutyl heptanoate**

CE No. : 364 Category : A Structural formula : $(CH_3)_2CHCH_2OOC(CH_2)_5CH_3$
FEMA No. : 2200
CAS No. : 7779-80-8 Isomer :

Upper level (mg/kg) Bev : 1 Food : 30 Except : —
Main nat food occ in mg/kg : apple ; cognac

Main tox data for classification :
Tox data needed :

Refs. :

Main name : **Ethyl heptanoate**

CE No. : 365 Category : A Structural formula : $CH_3CH_2OOC(CH_2)_5CH_3$
FEMA No. : 2437
CAS No. : 106-30-9 Isomer :

Upper level (mg/kg) Bev : Food : Except :
Main nat food occ in mg/kg : grapefruit juice : 0001 ; beer : 0.03 ; other alcohol : up to 3

Main tox data for classification : JECFA : 2.5 mg/kg bw/d (ref. 1)
Tox data needed :

Refs. : (1) 23rd session, 1979

Main name : **Octyl heptanoate**

CE No. : 366 Category : B
FEMA No. : 2810
CAS No. : 5132-75-2
Structural formula : $CH_3(CH_2)_6CH_2OOC(CH_2)_5CH_3$
Isomer :

Upper level (mg/kg) Bev : 0.1 Food : 0.2 Except : —
Main nat food occ in mg/kg : no data found

Main tox data for classification :
Tox data needed : hydrolysis study

Refs. :

Main name : **Propyl heptanoate**

CE No. : 367 Category : A
FEMA No. : 2948
CAS No. : 7778-87-2
Structural formula : $CH_3CH_2CH_2OOC(CH_2)_5CH_3$
Isomer :

Upper level (mg/kg) Bev : 3 Food : 5 Except : —
Main nat food occ in mg/kg : apple ; rum

Main tox data for classification :
Tox data needed :

Refs. :

Main name : **Methyl heptanoate**

CE No. : 368 Category : A
FEMA No. : 2705
CAS No. : 106-73-0
Structural formula : $CH_3OOC(CH_2)_5CH_3$
Isomer :

Upper level (mg/kg) Bev : 1 Food : 1 Except : —
Main nat food occ in mg/kg : cranberry : 0.1

Main tox data for classification :
Tox data needed :

Refs. :

Main name : **Allyl heptanoate**

CE No. : 369 Category : B Structural :
FEMA No. : 2031 formula : $CH_2{=}CHCH_2OOC(CH_2)_5CH_3$
CAS No. : 142-19-8 Isomer :

Upper level (mg/kg) Bev : 2 Food : 10 Except : —
Main nat : no data found
food occ :
in mg/kg :

Main tox : 18-w oral rat study, 3 doses : NEL > 50 mg/kg bw/d (ref. 1)
data for :
classifi- :
cation :
Tox data : 28-d oral study ; mutagenicity studies on CE No 369 ; oral long-term toxicity study ;
needed : carcinogenicity study on CE No 2136

Refs. : (1) Toxicol. Appl. Pharmacol. 7, 18, 1965
:

Main name : **Amyl heptanoate**

CE No. : 370 Category : B Structural :
FEMA No. : 2073 formula : $CH_3(CH_2)_3CH_2OOC(CH_2)_5CH_3$
CAS No. : 7493-82-5 Isomer :

Upper level (mg/kg) Bev : 5 Food : 5 Except : —
Main nat : no data found
food occ :
in mg/kg :

Main tox :
data for :
classifi- :
cation :
Tox data : hydrolysis study
needed :

Refs. :
:

Main name : **2-Phenylethyl heptanoate**

CE No. : 596 Category : B Structural :
FEMA No. : — formula :
CAS No. : — Isomer :

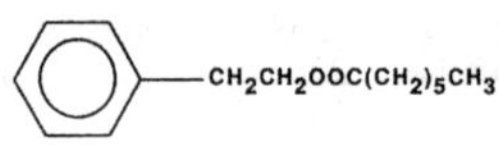

Upper level (mg/kg) Bev : — Food : — Except : d : 1
Main nat : no data found
food occ :
in mg/kg :

Main tox :
data for :
classifi- :
cation :
Tox data : hydrolysis study
needed :

Refs. :
:

GROUP SUMMARY

Group: 9.4.1.8 Esters of aliphatic acids, straight chain, saturated. Octanoates

Substances included in the group:

CE No	Cat.	Main name
392	A	Ethyl octanoate
393	A	Amyl octanoate
398	A	Methyl octanoate
401	A	Isoamyl octanoate
742	A	Butyl octanoate
394	B	Hexyl octanoate
395	B	Octyl octanoate
396	B	Nonyl octanoate
397	B	Linalyl octanoate
399	B	Heptyl octanoate

CE Nos. considered as sub-group: 392, 393, 394, 395, 396, 397, 398, 399, 401, 742

Group 9.4.1.8

Main name : **Ethyl octanoate**

CE No. : 392 Category : **A** Structural formula : $CH_3CH_2OOC(CH_2)_6CH_3$
FEMA No. : 2449
CAS No. : 106-32-1 Isomer :

Upper level (mg/kg) Bev : 1 Food : 50 Except : c : 10
Main nat food occ in mg/kg : strawberry : 0.01-0.2 ; other fruits : up to 0.2 ; butter : 0.03 ; beer : 0.1-2.3 ; other alcohol : up to 39 ; cocoa : 0.1

Main tox data for classification :
Tox data needed :

Refs. :

Main name : **Amyl octanoate**

CE No. : 393 Category : **A** Structural formula : $CH_3(CH_2)_3CH_2OOC(CH_2)_6CH_3$
FEMA No. : 2079
CAS No. : 638-25-5 Isomer :

Upper level (mg/kg) Bev : 5 Food : 5 Except : —
Main nat food occ in mg/kg : apple juice : trace-0.069

Main tox data for classification :
Tox data needed :

Refs. :

Main name : **Hexyl octanoate**

CE No. : 394 Category : **B** Structural formula : $CH_3(CH_2)_4CH_2OOC(CH_2)_6CH_3$
FEMA No. : 2575
CAS No. : 1117-55-1 Isomer :

Upper level (mg/kg) Bev : 1 Food : 1 Except : —
Main nat food occ in mg/kg : grape, muscat : 0.12-0.18 ; apple : 0.02 ; apple juice : trace-0.001 ; strawberry : trace ; wine, red : 2.9-3 ; wine, white : 2.6

Main tox data for classification :
Tox data needed : hydrolysis studies on two of the following CE Nos : 394-396, 399

Refs. :

Main name : **Octyl octanoate**

CE No. : 395 Category : B Structural formula : $CH_3(CH_2)_6CH_2OOC(CH_2)_6CH_3$
FEMA No. : 2811
CAS No. : 2306-88-9 Isomer :

Upper level (mg/kg) Bev : 0.5 Food : 0.5 Except : —
Main nat food occ in mg/kg : orange

Main tox data for classification :
Tox data needed : hydrolysis studies on two of the following CE Nos : 394-396, 399

Refs. :

Main name : **Nonyl octanoate**

CE No. : 396 Category : B Structural formula : $CH_3(CH_2)_7CH_2OOC(CH_2)_6CH_3$
FEMA No. : 2790
CAS No. : 7786-48-3 Isomer :

Upper level (mg/kg) Bev : 2 Food : 0.1 Except : —
Main nat food occ in mg/kg : orange

Main tox data for classification :
Tox data needed : hydrolysis studies on two of the following CE Nos : 394-396, 399

Refs. :

Main name : **Linalyl octanoate**

CE No. : 397 Category : B Structural formula :
FEMA No. : 2644
CAS No. : 10024-64-3 Isomer : YES

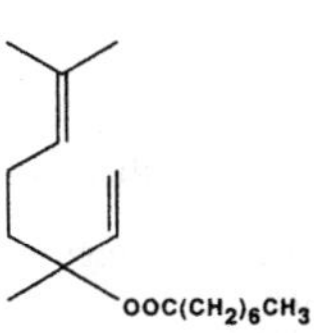

Upper level (mg/kg) Bev : 1 Food : 1 Except : —
Main nat food occ in mg/kg : no data found

Main tox data for classification :
Tox data needed : hydrolysis study

Refs. :

Main name : **Methyl octanoate**

CE No. : 398 Category : A
FEMA No. : 2728
CAS No. : 111-11-5
Structural formula : $CH_3OOC(CH_2)_6CH_3$
Isomer :

Upper level (mg/kg) Bev : 0.2 Food : 1 Except : a : 10

Main nat food occ in mg/kg : pineapple : 0.8 ; apple : 0.002 ; strawberry : 0.001-0.1 ; rum : 0.1 ; cider : 0.02 ; tea, black : 3-8 ; coconut : 0.1

Main tox data for classification :

Tox data needed :

Refs. :

Main name : **Heptyl octanoate**

CE No. : 399 Category : B
FEMA No. : 2553
CAS No. : 4265-97-8
Structural formula : $CH_3(CH_2)_5CH_2OOC(CH_2)_6CH_3$
Isomer :

Upper level (mg/kg) Bev : 1 Food : — Except : —

Main nat food occ in mg/kg : no data found

Main tox data for classification :

Tox data needed : hydrolysis studies on two of the following CE Nos : 394-396, 399

Refs. :

Main name : **Isoamyl octanoate**

CE No. : 401 Category : A
FEMA No. : 2080
CAS No. : 2035-99-6
Structural formula : $(CH_3)_2CHCH_2CH_2OOC(CH_2)_6CH_3$
Isomer :

Upper level (mg/kg) Bev : 5 Food : 5 Except : —

Main nat food occ in mg/kg : grape (concord) : 0.1-0.2 ; apple : 0.008 ; beer : 0.8 ; other alcohol : up to 2 ; wine (white) : 0.004-0.008

Main tox data for classification :

Tox data needed :

Refs. :

Group 9.4.1.8

Main name : **Butyl octanoate**			
CE No. : 742	Category : A	Structural formula :	$CH_3—(CH_2)_3—O—C(=O)—(CH_2)_6CH_3$
FEMA No. : —			
CAS No. : 589-75-3		Isomer :	
Upper level (mg/kg)	Bev : 2	Food : 10	Except : —
Main nat food occ in mg/kg :	apple : 0.28 ; apple juice : 0.005 ; orange juice : trace		
Main tox data for classification :			
Tox data needed :			
Refs. :			

GROUP SUMMARY

Group: 9.4.1.9 Esters of aliphatic acids, straight chain, saturated. Nonanoates

Substances included in the group:

CE No	Cat.	Main name
388	A	Ethyl nonanoate
389	A	Methyl nonanoate
391	A	Isoamyl nonanoate
2351	A	Propyl nonanoate
2348	B	Octyl nonanoate
2352	B	Hexyl nonanoate

CE Nos. considered as sub-group: 388, 389, 391, 2348, 2351, 2352

Group 9.4.1.9

Main name : **Ethyl nonanoate**

CE No. : 388 Category : A Structural formula : $CH_3CH_2OOC(CH_2)_7CH_3$
FEMA No. : 2447
CAS No. : 123-29-5 Isomer :

Upper level (mg/kg) Bev : Food : Except :
Main nat food occ in mg/kg : rum : 0.31 ; other alcohol : traces

Main tox data for classification : JECFA : 2.5 mg/kg bw/d (ref. 1)
Tox data needed :

Refs. : (1) 23rd session, 1979

Main name : **Methyl nonanoate**

CE No. : 389 Category : A Structural formula : $CH_3OOC(CH_2)_7CH_3$
FEMA No. : 2724
CAS No. : 1731-84-6 Isomer :

Upper level (mg/kg) Bev : 3 Food : 5 Except : —
Main nat food occ in mg/kg : banana ; pineapple ; strawberry ; milk products ; hop oil ; wine

Main tox data for classification :
Tox data needed :

Refs. :

Main name : **Isoamyl nonanoate**

CE No. : 391 Category : A Structural formula : $(CH_3)_2CHCH_2CH_2OOC(CH_2)_7CH_3$
FEMA No. : 2078
CAS No. : 7779-70-6 Isomer :

Upper level (mg/kg) Bev : 1 Food : 5 Except : —
Main nat food occ in mg/kg : banana ; strawberry ; pork (heated) ; beer ; whisky ; wine

Main tox data for classification :
Tox data needed :

Refs. :

Group 9.4.1.9

Main name : **Octyl nonanoate**

CE No. : 2348 Category : B Structural formula : $CH_3(CH_2)_7-O-C(=O)-(CH_2)_7CH_3$
FEMA No. : —
CAS No. : — Isomer :

Upper level (mg/kg) Bev : — Food : 10 Except : —
Main nat food occ in mg/kg : no data found

Main tox data for classification :
Tox data needed : hydrolysis study

Refs. :

Main name : **Propyl nonanoate**

CE No. : 2351 Category : A Structural formula : $CH_3(CH_2)_2-O-C(=O)-(CH_2)_7-CH_3$
FEMA No. : —
CAS No. : — Isomer :

Upper level (mg/kg) Bev : — Food : 15 Except : —
Main nat food occ in mg/kg : apple

Main tox data for classification :
Tox data needed :

Refs. :

Main name : **Hexyl nonanoate**

CE No. : 2352 Category : B Structural formula : $CH_3-(CH_2)_5-O-C(=O)-(CH_2)_7CH_3$
FEMA No. : —
CAS No. : — Isomer :

Upper level (mg/kg) Bev : — Food : 25 Except : —
Main nat food occ in mg/kg : no data found

Main tox data for classification :
Tox data needed : hydrolysis study

Refs. :

GROUP SUMMARY

Group: 9.4.1.10 Esters of aliphatic acids, straight chain, saturated. Decanoates

Substances included in the group:

CE No	Cat.	Main name
309	A	Ethyl decanoate
611	A	Amyl decanoate
2304	A	Methyl decanoate

CE Nos. considered as sub-group: 309, 611, 2304

Main toxicological tests available for the evaluation of substances:

Metabolism : 309

Main name : **Ethyl decanoate**

CE No. : 309 Category : A Structural formula : $CH_3CH_2OOC(CH_2)_8CH_3$
FEMA No. : 2432
CAS No. : 110-38-3 Isomer :

Upper level (mg/kg) Bev : 2 Food : 10 Except : —
Main nat food occ in mg/kg : grape (muscat) : 0.6-0.11 ; other fruits : up to 0.08 ; wine (white) : 0-2.1 ; other alcohol : up to 85 ; cocoa : 0.5

Main tox data for classification : metabolism study (ref. 1)
Tox data needed :

Refs. : (1) Patty, 1981

Main name : **Amyl decanoate**

CE No. : 611 Category : A Structural formula : $CH_3(CH_2)_4OOC(CH_2)_8CH_3$
FEMA No. : —
CAS No. : 5933-87-9 Isomer :

Upper level (mg/kg) Bev : 1 Food : 1 Except : —
Main nat food occ in mg/kg : cognac : 0.2

Main tox data for classification :
Tox data needed :

Refs. :

Main name : **Methyl decanoate**

CE No. : 2304 Category : A Structural formula : $CH_3-O-C(=O)-(CH_2)_8-CH_3$
FEMA No. : —
CAS No. : 110-42-9 Isomer :

Upper level (mg/kg) Bev : — Food : — Except : a : 2
Main nat food occ in mg/kg : strawberry : 0.01-0.05 ; apple : 0.006 ; rum : 0,2 ; cognac : 0.02 ; coconut : trace

Main tox data for classification :
Tox data needed :

Refs. :

GROUP SUMMARY

Group: 9.4.1.11 Esters of aliphatic acids, straight chain, saturated.
Dodecanoates

Substances included in the group:

CE No	Cat.	Main name
375	A	Ethyl laurate
376	A	Butyl laurate
377	A	Methyl laurate
379	A	Isoamyl laurate
378	B	p-Tolyl laurate
682	B	o-Tolyl dodecanoate

CE Nos. considered as sub-group: 375, 376, 377, 379

Main name : **Ethyl laurate**

CE No. : 375 Category : A Structural formula : $CH_3CH_2OOC(CH_2)_{10}CH_3$
FEMA No. : 2441
CAS No. : 106-33-2 Isomer :

Upper level (mg/kg) Bev : Food : Except :
Main nat food occ in mg/kg : mango : 0-0.2 ; apple juice : trace ; beer : 0.001-5 ; others : up to 45 ; cocoa : 0.1-0.3 ; coconut : trace

Main tox data for classification : JECFA : 1 mg/kg bw/d (ref. 1)
Tox data needed :

Refs. : (1) 23rd session, 1980

Main name : **Butyl laurate**

CE No. : 376 Category : A Structural formula : $CH_3(CH_2)_2CH_2OOC(CH_2)_{10}CH_3$
FEMA No. : 2206
CAS No. : 106-18-3 Isomer :

Upper level (mg/kg) Bev : 0.5 Food : 1 Except : a : 20
Main nat food occ in mg/kg : apple juice : 0.002-0.005

Main tox data for classification :
Tox data needed :

Refs. :

Main name : **Methyl laurate**

CE No. : 377 Category : A Structural formula : $CH_3OOC(CH_2)_{10}CH_3$
FEMA No. : 2715
CAS No. : 111-82-0 Isomer :

Upper level (mg/kg) Bev : 0.5 Food : 1 Except : —
Main nat food occ in mg/kg : strawberry : 0.05-0.3 ; apple : 0.002 ; bilberry : 0.0002 ; rum : 0.1 ; coconut : trace

Main tox data for classification :
Tox data needed :

Refs. :

Main name : **p-Tolyl laurate**

CE No. : 378 Category : B
FEMA No. : 3076
CAS No. : 10024-57-4
Structural formula :

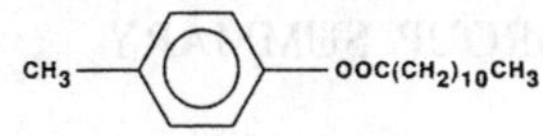

Isomer :

Upper level (mg/kg) Bev : 1 Food : 2 Except : —
Main nat food occ in mg/kg : no data found

Main tox data for classification :
Tox data needed : hydrolysis study

Refs. :

Main name : **Isoamyl laurate**

CE No. : 379 Category : A
FEMA No. : 2077
CAS No. : 6309-51-9
Structural formula : $(CH_3)_2CHCH_2CH_2OOC(CH_2)_8CH_3$
Isomer :

Upper level (mg/kg) Bev : 0.1 Food : 0.5 Except : —
Main nat food occ in mg/kg : grape (concord) : 0.2-3 ; beer : 0.01 ; cognac : 0.05 ; rum : 1

Main tox data for classification :
Tox data needed :

Refs. :

Main name : **o-Tolyl dodecanoate**

CE No. : 682 Category : B
FEMA No. : —
CAS No. : —
Structural formula :

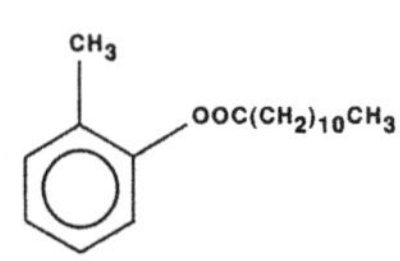

Isomer :

Upper level (mg/kg) Bev : — Food : 0.5 Except : —
Main nat food occ in mg/kg : no data found

Main tox data for classification :
Tox data needed : hydrolysis study

Refs. :

GROUP SUMMARY

Group: 9.4.1.12 Esters of aliphatic acids, straight chain, saturated. Myristates

Substances included in the group:

CE No	Cat.	Main name
385	B	Ethyl myristate
386	B	Isopropyl myristate
387	B	Methyl myristate

CE Nos. considered as sub-group: 385, 386, 387

Group 9.4.1.12

Main name : **Ethyl myristate**

CE No. : 385 Category : B Structural formula : $CH_3CH_2OOC(CH_2)_{12}CH_3$
FEMA No. : 2445
CAS No. : 124-06-1 Isomer :

Upper level (mg/kg) Bev : 5 Food : 10 Except : —
Main nat food occ in mg/kg : grape (muscat) : 0.1-0.6 ; mango : 0-0.25 ; whisky (bourbon) : 0.8-7.8 ; other alcohol : up to 6 ; coconut : trace

Main tox data for classification :
Tox data needed : Hydrolysis study

Refs. :

Main name : **Isopropyl myristate**

CE No. : 386 Category : B Structural formula : $(CH_3)_2CHOOC(CH_2)_{12}CH_3$
FEMA No. : 3556
CAS No. : 110-27-0 Isomer :

Upper level (mg/kg) Bev : — Food : 5 Except : —
Main nat food occ in mg/kg : kumquat ; papaya ; brandy (plum)

Main tox data for classification :
Tox data needed : hydrolysis study

Refs. :

Main name : **Methyl myristate**

CE No. : 387 Category : B Structural formula : $CH_3OOC(CH_2)_{12}CH_3$
FEMA No. : 2722
CAS No. : 124-10-7 Isomer :

Upper level (mg/kg) Bev : 0.5 Food : 3 Except : —
Main nat food occ in mg/kg : apple : trace ; bilberry : 0.002 ; coconut : trace

Main tox data for classification :
Tox data needed : hydrolysis study

Refs. :

GROUP SUMMARY

Group: 9.4.1.13 Esters of aliphatic acids, straight chain, saturated. Hexadecanoates

Substances included in the group:

CE No	Cat.	Main name
581	B	Methyl hexadecanoate
634	B	Ethyl palmitate

CE Nos. considered as sub-group: 581, 634

Group 9.4.1.13

Main name : **Methyl hexadecanoate**

CE No. : 581 Category : B Structural :
FEMA No. : — formula : $CH_3(CH_2)_{14}COOCH_3$
CAS No. : — Isomer :

Upper level (mg/kg) Bev : — Food : 30 Except : —
Main nat food occ in mg/kg : grapefruit juice : 0.02 ; bilberry : 0.02 ; celery (root) : 0.4 ; rum : 0.3 ; tea (green) : 0.5-1.1 ; coconut : trace

Main tox data for classification :
Tox data needed : hydrolysis study

Refs. :

Main name : **Ethyl palmitate**

CE No. : 634 Category : B Structural :
FEMA No. : 2451 formula : $CH_3CH_2OOC(CH_2)_{14}CH_3$
CAS No. : 628-97-7 Isomer :

Upper level (mg/kg) Bev : — Food : 20 Except : —
Main nat food occ in mg/kg : grapefruit juice : 0.04 ; other fruits : up to 0.1 ; whisky (malt) : 9-37 ; other alcohol : up to 50 ; cocoa : 0.3 ; tea (green) : 0.1-0.5 ; coconut : trace

Main tox data for classification :
Tox data needed : hydrolysis study

Refs. :

GROUP SUMMARY

Group: 9.4.2.1 Esters of aliphatic acids, straight chain, unsaturated. Acrylates

Substances included in the group:

CE No	Cat.	Main name
245	A	Ethyl acrylate

Group 9.4.2.1

Main name : **Ethyl acrylate**

CE No. : **245**	Category : **A**	Structural : formula :	$CH_3CH_2OOCCH{=}CH_2$
FEMA No. : **2418**			
CAS No. : **140-88-5**		Isomer :	

Upper level (mg/kg)	Bev : **0.2**	Food : **1**	Except : —

Main nat food occ in mg/kg : **pineapple : 0.8**

Main tox data for classification :

Tox data needed :

Refs. :

GROUP SUMMARY

Group: 9.4.2.2 Esters of aliphatic acids, straight chain, unsaturated. Crotonates

Substances included in the group:

CE No	Cat.	Main name
2244	B	Ethyl trans-2-Butenoate

Main name : **Ethyl trans-2-Butenoate**

CE No. : 2244 Category :B Structural : formula : $CH_3CH_2OOCCH{=}CHCH_3$
FEMA No. : 3486
CAS No. : 10544-63-5 Isomer :YES

Upper level (mg/kg) Bev :— Food :2 Except :—
Main nat food occ in mg/kg : grape (concord) : 0.33 ; strawberry : 0.01-0.1

Main tox data for classification :
Tox data needed : 28-d oral study

Refs. :

GROUP SUMMARY

Group: 9.4.2.3 Esters of aliphatic acids, straight chain, unsaturated. Hexenoates

Substances included in the group:

CE No	Cat.	Main name
583	B	Methyl 2-hexenoate
631	B	Ethyl 2-hexenoate

CE Nos. considered as sub-group: 583, 631

Main name : **Methyl 2-hexenoate**

CE No. : 583 Category : **B**
FEMA No. : 2709
CAS No. : 32585-08-3
Structural formula : $CH_3(CH_2)_2CH{=}CHCOOCH_3$
Isomer : YES

Upper level (mg/kg) Bev : 0.1 Food : 0.1 Except : —
Main nat food occ in mg/kg : peas

Main tox data for classification :
Tox data needed : 28-d oral study

Refs. :

Main name : **Ethyl 2-hexenoate**

CE No. : 631 Category : **B**
FEMA No. : 3675
CAS No. : 1552-67-6
Structural formula : $CH_3CH_2OOC{-}CH{=}CH{-}CH_2CH_2CH_3$
Isomer : YES

Upper level (mg/kg) Bev : 1 Food : 5 Except : —
Main nat food occ in mg/kg : strawberry : trace

Main tox data for classification :
Tox data needed : 28-d oral study

Refs. :

GROUP SUMMARY

Group: 9.4.2.4 Esters of aliphatic acids, straight chain, unsaturated. Sorbates

Substances included in the group:

CE No	Cat.	Main name
635	A	Ethyl sorbate

Group 9.4.2.4

Main name : **Ethyl sorbate**

CE No. : 635	Category : A	Structural formula :	$CH_3CH_2OOCCH{=}CH{-}CH{=}CH{-}CH_3$
FEMA No. : 2459			
CAS No. : 2396-84-1		Isomer :	

Upper level (mg/kg)	Bev : 5	Food : 10	Except : a : 20 j

Main nat food occ in mg/kg : cognac ; wine ; prickly pear

Main tox data for classification : JECFA : 25 mg/kg bw/d (ref. 1)

Tox data needed :

Refs. : (1) 17th session, 1969

GROUP SUMMARY

Group: 9.4.2.8 Esters of aliphatic acids, straight chain, unsaturated. 10-Undecenoates

Substances included in the group:

CE No	Cat.	Main name
2103	B	Butyl 10-undecenoate

Group 9.4.2.8

Main name : **Butyl 10-undecenoate**

CE No. : **2103**	Category : **B**	Structural formula :	$CH_3(CH_2)_3OOC(CH_2)_8CH{=}CH_2$
FEMA No. : **2216**			
CAS No. : **109-42-2**		Isomer :	

Upper level (mg/kg)	Bev : **1**	Food : **10**	Except : **—**

Main nat food occ in mg/kg : **no data found**

Main tox data for classification :

Tox data needed : **hydrolysis study**

Refs. :

GROUP SUMMARY

Group: 9.4.2.9 Esters of aliphatic acids, straight chain, unsaturated. Oleates

Substances included in the group:

CE No	Cat.	Main name
633	A	Ethyl oleate
741	A	Butyl oleate

CE Nos. considered as sub-group: 633, 741

Group 9.4.2.9

Main name : **Ethyl oleate**

CE No. : 633 Category : A Structural :
FEMA No. : 2450 formula : $CH_3CH_2OOC(CH_2)_7CH{=}CH(CH_2)_7CH_3$
CAS No. : 111-62-6 Isomer : YES

Upper level (mg/kg) Bev : 0.1 Food : 10 Except : —
Main nat : grapefruit juice : 0.01 ; rum : 8 ; other alcohol : up to 2
food occ :
in mg/kg :

Main tox :
data for :
classifi- :
cation :
Tox data :
needed :

Refs. :
:

Main name : **Butyl oleate**

CE No. : 741 Category : A Structural :
FEMA No. : — formula :
CAS No. : 142-77-8 Isomer : YES

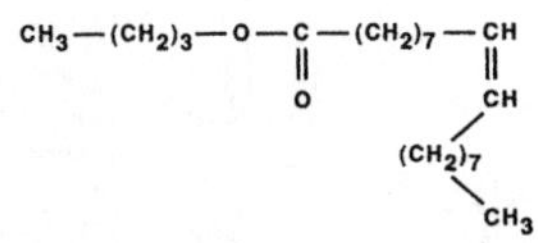

Upper level (mg/kg) Bev : — Food : 10 Except : —
Main nat : no data found
food occ :
in mg/kg :

Main tox :
data for :
classifi- :
cation :
Tox data :
needed :

Refs. :
:

GROUP SUMMARY

Group: 9.4.2.10 Esters of aliphatic acids, straight chain, unsaturated. Linoleates

Substances included in the group:

CE No	Cat.	Main name
711	A	Ethyl linoleate
713	A	Methyl linoleate (48 %) methyl linolenate (52 %) mixture

CE Nos. considered as sub-group: 711, 713

Group 9.4.2.10

Main name : **Ethyl linoleate**

CE No. : 711 Category : A
FEMA No. : —
CAS No. : 544-35-4

Structural formula : 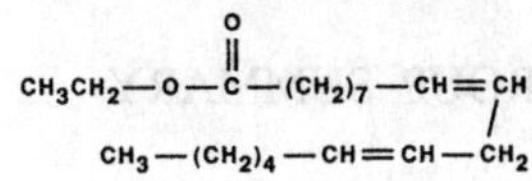
Isomer : YES

Upper level (mg/kg) Bev : — Food : — Except : a : 25

Main nat food occ in mg/kg : grape (muscat) : 0.2-0.3 ; grapefruit juice : 0.03 ; cognac : 0.5-10 ; other alcohol : up to 50

Main tox data for classification :

Tox data needed :

Refs. :

Main name : **Methyl linoleate (48 %) methyl linolenate (52 %) mixture**

CE No. : 713 Category : A
FEMA No. : 3411
CAS No. : 310-00-8

Structural formula : 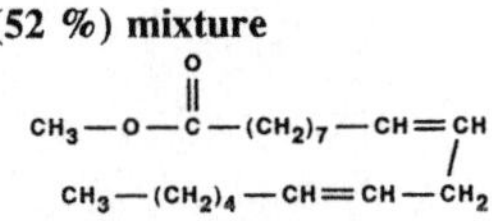
Isomer : YES

Upper level (mg/kg) Bev : 10 Food : 10 Except : —

Main nat food occ in mg/kg : grapefruit juice : 0.04

Main tox data for classification :

Tox data needed :

Refs. :

GROUP SUMMARY

Group: 9.4.2.11 Esters of aliphatic acids, straight chain, unsaturated. Linolenates

Substances included in the group:

CE No	Cat.	Main name
712	A	Ethyl linolenate
714	A	Methyl linolenate

CE Nos. considered as sub-group: 712, 714

Group 9.4.2.11

Main name : **Ethyl linolenate**

CE No. : 712 Category : A
FEMA No. : —
CAS No. : 1191-41-9 Isomer : YES
Structural formula :

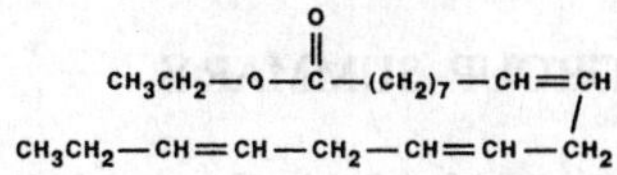

Upper level (mg/kg) Bev : — Food : — Except : a : 25
Main nat food occ in mg/kg : grapefruit juice : 0.02 ; cognac : 2-3

Main tox data for classification :
Tox data needed :

Refs. :

Main name : **Methyl linolenate**

CE No. : 714 Category : A
FEMA No. : —
CAS No. : 301-00-8 Isomer : YES
Structural formula :

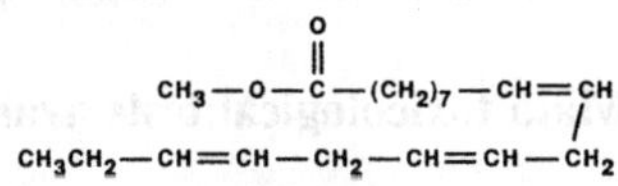

Upper level (mg/kg) Bev : 10 Food : 10 Except : —
Main nat food occ in mg/kg : grapefruit juice : 0.02

Main tox data for classification :
Tox data needed :

Refs. :

GROUP SUMMARY

Group: 9.4.2.12 Esters of aliphatic acids, straight chain, unsaturated.
2-Inoates

Substances included in the group:

CE No	Cat.	Main name
479	A	Methyl 2-nonynoate
480	A	Ethyl 2-nonynoate
481	A	Methyl 2-octynoate
2111	A	Methyl 2-undecynoate

CE Nos. considered as sub-group: 479, 480, 481, 2111

Main toxicological tests available for the evaluation of substances:

Chronic toxicity : 481

Group 9.4.2.12

Main name : **Methyl 2-nonynoate**

CE No. : 479 Category : A
FEMA No. : 2726
CAS No. : 111-80-8

Structural formula : $CH_3OOCC{\equiv}C(CH_2)_5CH_3$

Isomer :

Upper level (mg/kg) Bev : — Food : 1 Except : —

Main nat food occ in mg/kg : no data found

Main tox data for classification :

Tox data needed :

Refs. :

Main name : **Ethyl 2-nonynoate**

CE No. : 480 Category : A
FEMA No. : 2448
CAS No. : 10031-92-2

Structural formula : $CH_3CH_2OOCC{\equiv}C(CH_2)_5CH_3$

Isomer :

Upper level (mg/kg) Bev : — Food : 1 Except : —

Main nat food occ in mg/kg : no data found

Main tox data for classification :

Tox data needed :

Refs. :

Main name : **Methyl 2-octynoate**

CE No. : 481 Category : A
FEMA No. : 2729
CAS No. : 111-12-6

Structural formula : $CH_3OOCC{\equiv}C(CH_2)_4CH_3$

Isomer :

Upper level (mg/kg) Bev : 1 Food : 5 Except : —

Main nat food occ in mg/kg : no data found

Main tox data for classification : 2-y oral rat study : NEL 50 mg/kg bw/d (ref. 1)

Tox data needed :

Refs. : (1) Food Cosmet. Toxicol. 17, 375, 1979

Group 9.4.2.12

Main name : **Methyl 2-undecynoate**

CE No. : 2111 Category : A Structural :
FEMA No. : 2751 formula : $CH_3OOC—C\equiv C(CH_2)_7CH_3$
CAS No. : 10522-18-6 Isomer :

Upper level (mg/kg) Bev : — Food : 20 Except : —
Main nat : no data found
food occ :
in mg/kg :

Main tox :
data for :
classifi- :
cation :
Tox data :
needed :

Refs. :
:

GROUP SUMMARY

Group: 9.4.3.1 Esters of branched chain aliphatic acids. Isobutyrates

Substances included in the group:

CE No	Cat.	Main name
287	A	Methyl isobutyrate
288	A	Ethyl isobutyrate
289	A	Propyl isobutyrate
290	A	Isopropyl isobutyrate
291	A	Butyl isobutyrate
292	A	Isobutyl isobutyrate
294	A	3-Methylbutyl 2-methylpropanoate
295	A	Heptyl isobutyrate
296	A	Citronellyl isobutyrate
298	A	Linalyl isobutyrate
299	B	Neryl isobutyrate
300	B	Terpinyl isobutyrate
301	B	Benzyl isobutyrate
302	B	Phenethyl isobutyrate
303	B	3-Phenylpropyl isobutyrate
304	B	p-Tolyl isobutyrate
305	B	Piperonyl isobutyrate
306	B	Geranyl isobutyrate
496	B	Cinnamyl isobutyrate
593	B	Octyl isobutyrate
646	B	Hexyl isobutyrate
681	B	o-Tolyl isobutyrate
2087	B	2-Phenylpropyl isobutyrate
2088	B	£-Methylbenzyl isobutyrate

CE Nos. considered as sub-group: 287, 288, 289, 290, 291, 292, 294, 295

Main toxicological tests available for the evaluation of substances:

Chronic toxicity : 292, 298
Metabolism : 291, 593

Main name : **Methyl isobutyrate**

CE No. : 287 Category : **A** Structural formula : $CH_3OOCCH(CH_3)_2$
FEMA No. : 2694
CAS No. : 547-63-7 Isomer :

Upper level (mg/kg) Bev : 20 Food : 200 Except : —
Main nat food occ in mg/kg : apple juice : 0.5-1.6 ; kiwi fruit : 0.001

Main tox data for classification :
Tox data needed :

Refs. :

Main name : **Ethyl isobutyrate**

CE No. : 288 Category : **A** Structural formula : $CH_3CH_2OOCCH(CH_3)_2$
FEMA No. : 2428
CAS No. : 97-62-1 Isomer :

Upper level (mg/kg) Bev : 10 Food : 200 Except : —
Main nat food occ in mg/kg : grape (muscat) : 0.2-0.3 ; other fruits : up to 0.2 ; beer : 0.1-0.5 ; other alcohol : up to 8

Main tox data for classification :
Tox data needed :

Refs. :

Main name : **Propyl isobutyrate**

CE No. : 289 Category : **A** Structural formula : $CH_3CH_2CH_2OOCCH(CH_3)_2$
FEMA No. : 2936
CAS No. : 644-49-5 Isomer :

Upper level (mg/kg) Bev : 10 Food : 20 Except : —
Main nat food occ in mg/kg : apple ; cheese ; hop oil ; honey ; olive

Main tox data for classification :
Tox data needed :

Refs. :

Main name : **Isopropyl isobutyrate**

CE No. : 290 Category : A Structural :
FEMA No. : 2937 formula : $(CH_3)_2CHOOCCH(CH_3)_2$
CAS No. : 617-50-5 Isomer :

Upper level (mg/kg) Bev : 20 Food : 100 Except : —
Main nat food occ in mg/kg : apple ; pineapple

Main tox data for classification :
Tox data needed :

Refs. :

Main name : **Butyl isobutyrate**

CE No. : 291 Category : A Structural :
FEMA No. : 2188 formula : $CH_3(CH_2)_2CH_2OOCCH(CH_3)_2$
CAS No. : 97-87-0 Isomer :

Upper level (mg/kg) Bev : 10 Food : 40 Except : —
Main nat food occ in mg/kg : apple : 0.13 ; apple juice : trace

Main tox data for classification : metabolism study (ref. 1)
Tox data needed :

Refs. : (1) Food Cosmet. Toxicol. 13, 731, 1975

Main name : **Isobutyl isobutyrate**

CE No. : 292 Category : A Structural :
FEMA No. : 2189 formula : $(CH_3)_2CHCH_2OOCCH(CH_3)_2$
CAS No. : 97-85-8 Isomer :

Upper level (mg/kg) Bev : 10 Food : 15 Except : —
Main nat food occ in mg/kg : banana ; grape ; melon ; strawberry ; hop oil ; olive ; whisky ; passion fruit ; wine; sherry ; plum wine

Main tox data for classification : 18-w oral rat study : NEL 1 mg/kg bw/d (ref. 1)
Tox data needed :

Refs. : (1) Food Cosmet. Toxicol. 16, 337, 1978

Main name : **3-Methylbutyl 2-methylpropanoate**

CE No. : 294 Category : A Structural formula : $(CH_3)_2CHCH_2CH_2OOCCH(CH_3)_2$
FEMA No. : 3507
CAS No. : 2050-01-3 Isomer :

Upper level (mg/kg) Bev : 15 Food : 70 Except : —
Main nat food occ in mg/kg : grape (muscat) : 0.8-0.23 ; whisky (bourbon) : 2.3 ; other alcohol : up to 0.7

Main tox data for classification :
Tox data needed :

Refs. :

Main name : **Heptyl isobutyrate**

CE No. : 295 Category : A Structural formula : $CH_3(CH_2)_5CH_2OOCCH(CH_3)_2$
FEMA No. : 2550
CAS No. : 2349-13-5 Isomer :

Upper level (mg/kg) Bev : 1 Food : 3 Except : —
Main nat food occ in mg/kg : hop oil

Main tox data for classification :
Tox data needed :

Refs. :

Main name : **Citronellyl isobutyrate**

CE No. : 296 Category : A Structural formula :
FEMA No. : 2313
CAS No. : 97-89-2 Isomer : YES

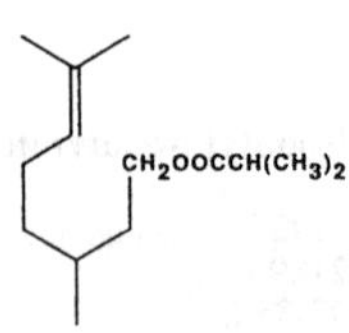

Upper level (mg/kg) Bev : 2 Food : 10 Except : —
Main nat food occ in mg/kg : no data found

Main tox data for classification :
Tox data needed :

Refs. :

Main name : **Linalyl isobutyrate**

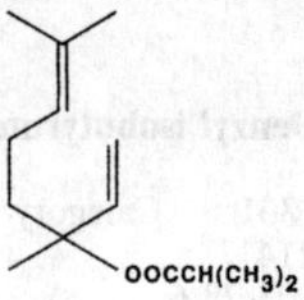

CE No. : 298 Category : A Structural :
FEMA No. : 2640 formula :
CAS No. : 78-35-3 Isomer : YES

Upper level (mg/kg) Bev : 2 Food : 15 Except : —
Main nat food occ in mg/kg : no data found

Main tox data for classification : 18-w oral rat study : NEL > 10,000 ppm (ref. 1)
Tox data needed :

Refs. : (1) Food Cosmet. Toxicol. 13, 835, 1975

Main name : **Neryl isobutyrate**

CE No. : 299 Category : B Structural formula : cis isomer of geranyl *iso*butyrate n° 306
FEMA No. : 2775
CAS No. : 2345-24-6 Isomer : YES

Upper level (mg/kg) Bev : 1 Food : 5 Except : —
Main nat food occ in mg/kg : no data found

Main tox data for classification :
Tox data needed : 28-d oral study and hydrolysis study on one substance of the esters of group 9.1.4.4

Refs. :

Main name : **Terpinyl isobutyrate**

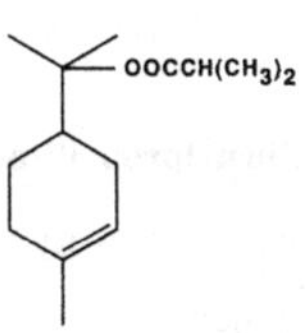

CE No. : 300 Category : B Structural :
FEMA No. : 3050 formula :
CAS No. : 55066-55-2 7774-65-4 Isomer : YES

Upper level (mg/kg) Bev : 1 Food : 5 Except : —
Main nat food occ in mg/kg : no data found

Main tox data for classification :
Tox data needed : hydrolysis study

Refs. :

Main name : **Benzyl isobutyrate**

CE No. : **301** Category : **B** Structural formula : 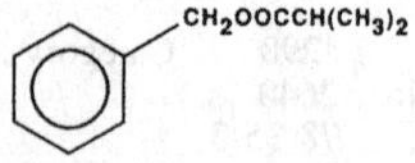
FEMA No. : **2141**
CAS No. : **103-28-6** Isomer :

Upper level (mg/kg) Bev : **5** Food : **20** Except : **—**
Main nat food occ in mg/kg : **mint ; beer ; passion fruit ; cherimoya**

Main tox data for classifi-cation :
Tox data needed : **hydrolysis study**

Refs. :

Main name : **Phenethyl isobutyrate**

CE No. : **302** Category : **B** Structural formula : 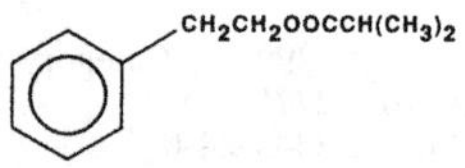
FEMA No. : **2862**
CAS No. : **103-48-0** Isomer :

Upper level (mg/kg) Bev : **3** Food : **10** Except : **a : 15**
Main nat food occ in mg/kg : **mint ; beer ; cognac ; rum ; cider ; olive**

Main tox data for classifi-cation :
Tox data needed : **hydrolysis study**

Refs. :

Main name : **3-Phenylpropyl isobutyrate**

CE No. : **303** Category : **B** Structural formula : 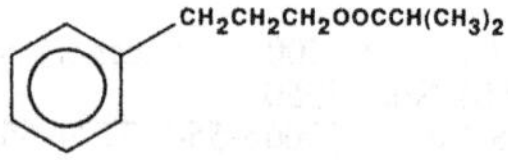
FEMA No. : **2893**
CAS No. : **103-58-2** Isomer :

Upper level (mg/kg) Bev : **1** Food : **5** Except : **—**
Main nat food occ in mg/kg : **no data found**

Main tox data for classifi-cation :
Tox data needed : **hydrolysis study**

Refs. :

Main name : **p-Tolyl isobutyrate**

CE No. : 304 Category : B
FEMA No. : 3075
CAS No. : 103-93-5

Structural formula : 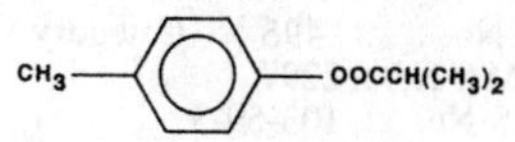

Isomer :

Upper level (mg/kg) Bev : 0.1 Food : 0.2 Except : —

Main nat food occ in mg/kg : no data found

Main tox data for classification :

Tox data needed : hydrolysis study

Refs. :

Main name : **Piperonyl isobutyrate**

CE No. : 305 Category : B
FEMA No. : 2913
CAS No. : 5461-08-5

Structural formula : 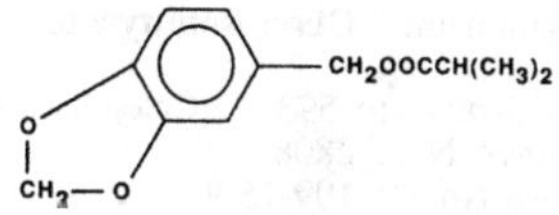

Isomer :

Upper level (mg/kg) Bev : 1 Food : 3 Except : —

Main nat food occ in mg/kg : no data found

Main tox data for classification :

Tox data needed : hydrolysis study, mutagenicity studies

Refs. :

Main name : **Geranyl isobutyrate**

CE No. : 306 Category : B
FEMA No. : 2513
CAS No. : 2345-26-8

Structural formula : 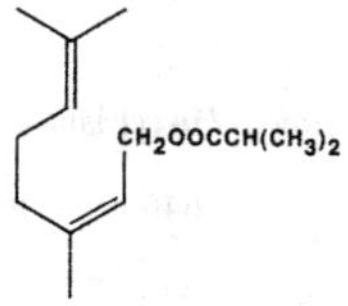

Isomer : YES

Upper level (mg/kg) Bev : 1 Food : 20 Except : —

Main nat food occ in mg/kg : beer : 0.02

Main tox data for classification :

Tox data needed : hydrolysis study

Refs. :

Main name : **Cinnamyl isobutyrate**

CE No. : 496 Category : B
FEMA No. : 2297
CAS No. : 103-59-3
Structural formula :

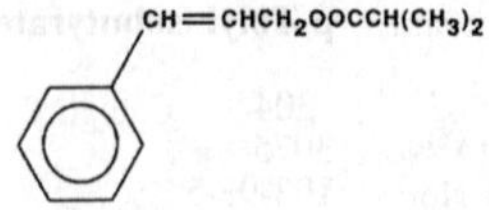

Isomer : YES

Upper level (mg/kg) Bev : 2 Food : 20 Except : —
Main nat food occ in mg/kg : no data found

Main tox data for classification :
Tox data needed : 28-d oral study on CE No 65 ; hydrolysis study on one of the following CE Nos : 208, 279, 352, 414, 454, 496

Refs. :

Main name : **Octyl isobutyrate**

CE No. : 593 Category : B
FEMA No. : 2808
CAS No. : 109-15-9
Structural formula : $CH_3(CH_2)_6CH_2OOCCH(CH_3)_2$
Isomer :

Upper level (mg/kg) Bev : 5 Food : 5 Except : —
Main nat food occ in mg/kg : grapefruit juice : 0.0005

Main tox data for classification : metabolism study (ref. 1)
Tox data needed : hydrolysis study

Refs. : (1) Food Cosmet. Toxicol. 13, 893, 1975

Main name : **Hexyl isobutyrate**

CE No. : 646 Category : B
FEMA No. : 3172
CAS No. : 2349-07-7
Structural formula : $CH_3(CH_2)_4CH_2OOCCH(CH_3)_2$
Isomer :

Upper level (mg/kg) Bev : 3 Food : 3 Except : —
Main nat food occ in mg/kg : apple juice : 0.061 ; grape (concord) : 0.06-0.28 ; apple juice : trace

Main tox data for classification :
Tox data needed : hydrolysis study

Refs. :

Group 9.4.3.1

Main name : **o-Tolyl isobutyrate**

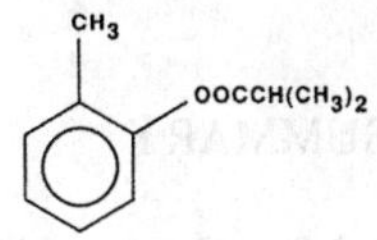

CE No. : 681 Category : B Structural formula :
FEMA No. : 3753
CAS No. : 36438-54-7 Isomer :

Upper level (mg/kg) Bev : 1 Food : 1 Except : —
Main nat food occ in mg/kg : no data found

Main tox data for classification :
Tox data needed : hydrolysis study

Refs. :

Main name : **2-Phenylpropyl isobutyrate**

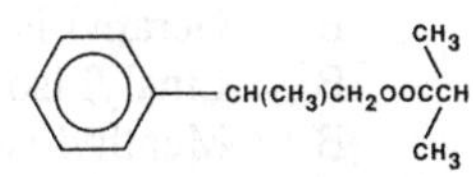

CE No. : 2087 Category : B Structural formula :
FEMA No. : 2892
CAS No. : 65813-53-8 Isomer : YES

Upper level (mg/kg) Bev : 5 Food : 20 Except : —
Main nat food occ in mg/kg : no data found

Main tox data for classification :
Tox data needed : hydrolysis study

Refs. :

Main name : **£-Methylbenzyl isobutyrate**

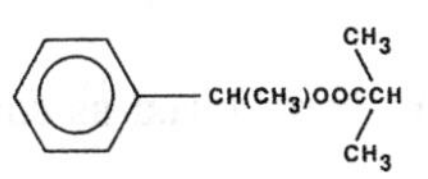

CE No. : 2088 Category : B Structural formula :
FEMA No. : 2687
CAS No. : 7775-39-5 Isomer : YES

Upper level (mg/kg) Bev : 2 Food : 10 Except : —
Main nat food occ in mg/kg : no data found

Main tox data for classification :
Tox data needed : 28-d oral study and hydrolysis study on CE No 2030

Refs. :

GROUP SUMMARY

Group: 9.4.3.2 Esters of branched chain aliphatic acids. Isovalerates

Substances included in the Group:

CE No	Cat.	Main name
455	A	Citronellyl isovalerate
442	B	Ethyl isovalerate
443	B	Propyl isovalerate
444	B	Butyl isovalerate
445	B	Isopropyl isovalerate
446	B	Octyl isovalerate
447	B	Nonyl isovalerate
448	B	Geranyl isovalerate
449	B	Linalyl isovalerate
450	B	Menthyl isovalerate
451	B	Bornyl isovalerate
452	B	Isobornyl isovalerate
453	B	Benzyl isovalerate
454	B	Cinnamyl isovalerate
456	B	Terpinyl isovalerate
457	B	Methyl isovalerate
458	B	Isoamyl isovalerate
459	B	Cyclohexyl isovalerate
461	B	Phenethyl isovalerate
462	B	3-Phenylpropyl isovalerate
463	B	£-Amylcinnamyl isovalerate
508	B	Neryl isovalerate
568	B	2-Methylpropyl 3-methylbutyrate
2224	B	Pentyl isovalerate
2344	B	3-Hexenyl 3-methylbutanoate

CE Nos. considered as sub-group: 442, 443, 444, 445, 446, 447, 457, 458, 568, 2224

Main toxicological tests available for the evaluation of substances:

Subchronic toxicity : 442, 458

Main name : **Ethyl isovalerate**

CE No. : 442 Category : **B** Structural formula : $CH_3CH_2OOCCH_2CH(CH_3)_2$
FEMA No. : 2463
CAS No. : 108-64-5 Isomer :

Upper level (mg/kg) Bev : 5 Food : 30 Except : —
Main nat food occ in mg/kg : apple juice : 0.9-3.5 ; other fruits : up to 0.4 ; cider : 4 ; other alcohol : up to 3

Main tox data for classification : 12-w oral rat study, 1 dose, cocktail : NEL > 0.3 mg/kg bw/d (ref. 1)
: hydrolysis study (ref. 2)
Tox data needed : 28-d oral study on CE No 458 and 2224

Refs. : (1) Confidential data ; (2) Toxicol. 8, 197, 1977

Main name : **Propyl isovalerate**

CE No. : 443 Category : **B** Structural formula : $CH_3CH_2CH_2OOCCH_2CH(CH_3)_2$
FEMA No. : 2960
CAS No. : 557-00-6 Isomer :

Upper level (mg/kg) Bev : 5 Food : 20 Except : —
Main nat food occ in mg/kg : apple ; banana ; jack fruit

Main tox data for classification :
Tox data needed : 28-d oral studies on CE No 458 and 2224

Refs. :

Main name : **Butyl isovalerate**

CE No. : 444 Category : **B** Structural formula : $CH_3(CH_2)_2CH_2OOCCH_2CH(CH_3)_2$
FEMA No. : 2218
CAS No. : 109-19-3 Isomer :

Upper level (mg/kg) Bev : 5 Food : 50 Except : —
Main nat food occ in mg/kg : strawberry : trace

Main tox data for classification :
Tox data needed : 28-d oral studies on CE No 458 and 2224

Refs. :

Main name : **Isopropyl isovalerate**

CE No. : 445 Category : B Structural formula : $(CH_3)_2CHOOCCH_2CH(CH_3)_2$
FEMA No. : 2961
CAS No. : 32665-23-9 Isomer :

Upper level (mg/kg) Bev : 3 Food : 10 Except : —
Main nat food occ in mg/kg : apple

Main tox data for classification :
Tox data needed : hydrolysis study

Refs. :

Main name : **Octyl isovalerate**

CE No. : 446 Category : B Structural formula : $CH_3(CH_2)_6CH_2OOCCH_2CH(CH_3)_2$
FEMA No. : 2814
CAS No. : 7786-58-5 Isomer :

Upper level (mg/kg) Bev : 1 Food : 10 Except : —
Main nat food occ in mg/kg : citrus fruits ; pear ; mint

Main tox data for classification :
Tox data needed : 28-d oral studies on CE No 458 and 2224

Refs. :

Main name : **Nonyl isovalerate**

CE No. : 447 Category : B Structural formula : $CH_3(CH_2)_7CH_2OOCCH_2CH(CH_3)_2$
FEMA No. : 2791
CAS No. : 7786-47-2 Isomer :

Upper level (mg/kg) Bev : 1 Food : 5 Except : —
Main nat food occ in mg/kg : no data found

Main tox data for classification :
Tox data needed : 28-d oral study on CE No 458 and 2224

Refs. :

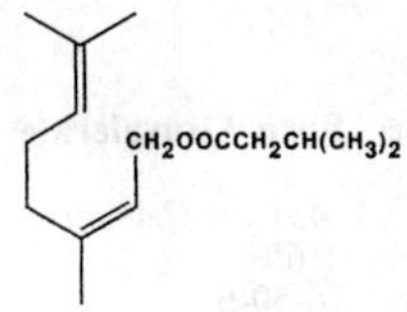

Main name : **Geranyl isovalerate**

CE No. : 448 Category : B
FEMA No. : 2518
CAS No. : 109-20-6

Structural formula :
Isomer : YES

Upper level (mg/kg) Bev : 5 Food : 10 Except : —

Main nat food occ in mg/kg : no data found

Main tox data for classification :

Tox data needed : hydrolysis study

Refs. :

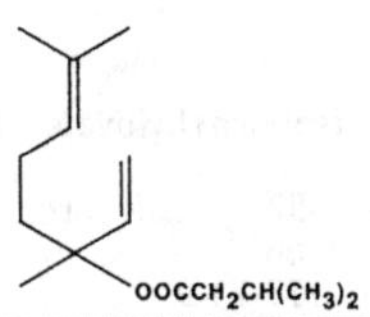

Main name : **Linalyl isovalerate**

CE No. : 449 Category : B
FEMA No. : 2646
CAS No. : 1118-27-0

Structural formula :
Isomer : YES

Upper level (mg/kg) Bev : 1 Food : 30 Except : —

Main nat food occ in mg/kg : no data found

Main tox data for classification :

Tox data needed : hydrolysis study

Refs. :

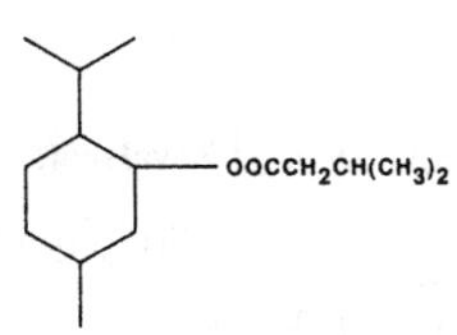

Main name : **Menthyl isovalerate**

CE No. : 450 Category : B
FEMA No. : 2669
CAS No. : 16409-46-4

Structural formula :
Isomer : YES

Upper level (mg/kg) Bev : 5 Food : 20 Except : —

Main nat food occ in mg/kg : nutmeg oil : 4,000

Main tox data for classification :

Tox data needed : hydrolysis study

Refs. :

Group 9.4.3.2

Main name : **Bornyl isovalerate**

CE No. : 451 Category : B
FEMA No. : 2165
CAS No. : 76-50-6

Structural formula :

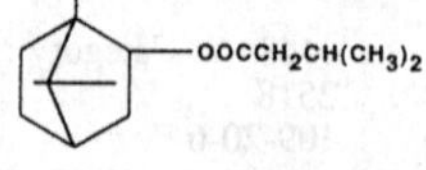

Isomer : YES

Upper level (mg/kg) Bev : 1 Food : 15 Except : —

Main nat food occ in mg/kg : no data found

Main tox data for classification :

Tox data needed : hydrolysis study and 28-d oral study on CE No 64

Refs. :

Main name : **Isobornyl isovalerate**

CE No. : 452 Category : B
FEMA No. : 2166
CAS No. : 7779-73-9

Structural formula : isomer of bornyl *iso*valerate n° 451

Isomer : YES

Upper level (mg/kg) Bev : 1 Food : 2 Except : —

Main nat food occ in mg/kg : no data found

Main tox data for classification :

Tox data needed : hydrolysis study and 28-d oral study on CE No 64

Refs. :

Main name : **Benzyl isovalerate**

CE No. : 453 Category : B
FEMA No. : 2152
CAS No. : 103-38-8

Structural formula :

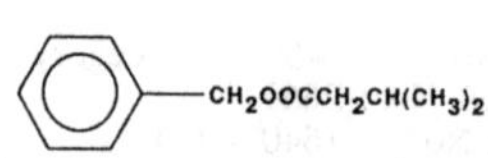

Isomer :

Upper level (mg/kg) Bev : 2 Food : 20 Except : —

Main nat food occ in mg/kg : cherimoya

Main tox data for classification :

Tox data needed : hydrolysis study

Refs. :

Group 9.4.3.2

Main name : **Cinnamyl isovalerate**

CE No. : 454 Category : **B** Structural formula : 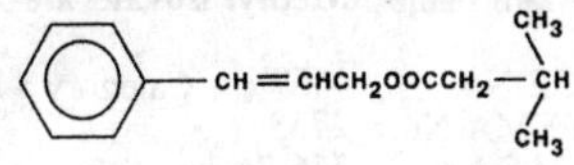
FEMA No. : 2302
CAS No. : 140-27-2 Isomer : **YES**

Upper level (mg/kg) Bev : 2 Food : 10 Except : —
Main nat food occ in mg/kg : no data found

Main tox data for classification :
Tox data needed : 28-d oral study on CE No 65 ; hydrolysis study on one of the following : CE Nos : 208, 279, 352, 414, 454, 496

Refs. :

Main name : **Citronellyl isovalerate**

CE No. : 455 Category : **A** Structural formula : 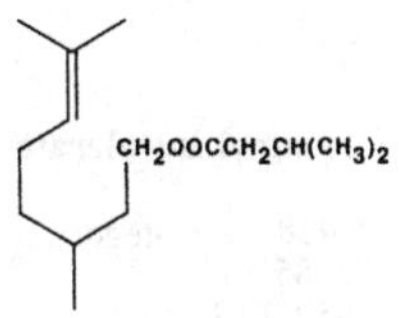
FEMA No. : —
CAS No. : — Isomer : **YES**

Upper level (mg/kg) Bev : — Food : 1 Except : —
Main nat food occ in mg/kg : no data found

Main tox data for classification :
Tox data needed :

Refs. :

Main name : **Terpinyl isovalerate**

CE No. : 456 Category : **B** Structural formula : 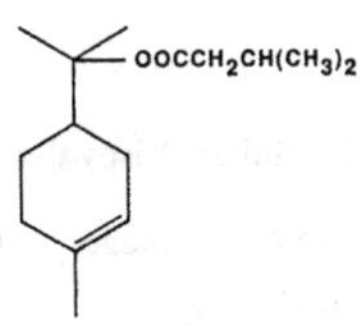
FEMA No. : 3054
CAS No. : 1142-85-4 Isomer : **YES**

Upper level (mg/kg) Bev : 1 Food : 10 Except : —
Main nat food occ in mg/kg : no data found

Main tox data for classification :
Tox data needed : hydrolysis study

Refs. :

Group 9.4.3.2

Main name : **Methyl isovalerate**

CE No. : 457 Category : B
FEMA No. : 2753
CAS No. : 556-24-1
Structural formula : $CH_3OOCCH_2CH(CH_3)_2$
Isomer :

Upper level (mg/kg) Bev : 10 Food : 30 Except : —
Main nat food occ in mg/kg : pineapple : 0.6 ; peach : 0.24

Main tox data for classification :
Tox data needed : 28-d oral studies on CE No 458 and 2224

Refs. :

Main name : **Isoamyl isovalerate**

CE No. : 458 Category : B
FEMA No. : 2085
CAS No. : 659-70-1
Structural formula :

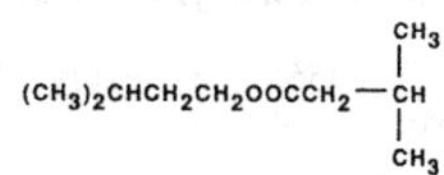

Isomer :

Upper level (mg/kg) Bev : 10 Food : 60 Except : —
Main nat food occ in mg/kg : beer : 0.04 ; whisky : up to 0.5

Main tox data for classification : 12-w oral rat study, 1 dose, cocktail : NEL > 3.9 mg/kg bw/d (ref. 1)
: hydrolysis study (ref. 2)
Tox data needed : 28-d oral studies on CE No 458 and 2224

Refs. : (1) Confidential data ; (2) Toxicol. 8, 197, 1977

Main name : **Cyclohexyl isovalerate**

CE No. : 459 Category : B
FEMA No. : 2355
CAS No. : 7774-44-9
Structural formula :

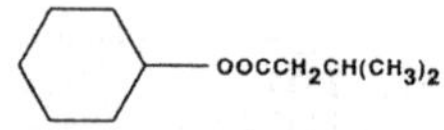

Isomer :

Upper level (mg/kg) Bev : 15 Food : 90 Except : —
Main nat food occ in mg/kg : no data found

Main tox data for classification :
Tox data needed : 28-d oral study and hydrolysis study on at least one substance of group 9.1.6

Refs. :

Main name : **Phenethyl isovalerate**

CE No. : 461 Category : B
FEMA No. : 2871
CAS No. : 140-26-1
Structural formula :
Isomer :

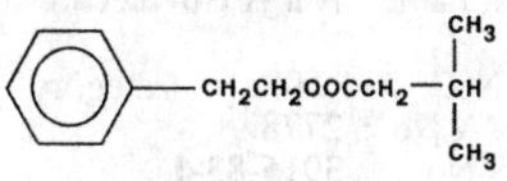

Upper level (mg/kg) Bev : — Food : 5 Except : —
Main nat food occ in mg/kg : beer : 0.02

Main tox data for classification :
Tox data needed : Hydrolysis study

Refs. :

Main name : **3-Phenylpropyl isovalerate**

CE No. : 462 Category : B
FEMA No. : 2899
CAS No. : 5452-07-3
Structural formula :
Isomer : N

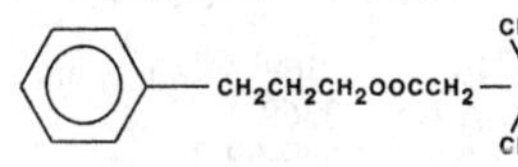

Upper level (mg/kg) Bev : 1 Food : 2 Except : —
Main nat food occ in mg/kg : no data found

Main tox data for classification :
Tox data needed : 28-d oral study on CE No 80 ; hydrolysis study

Refs. :

Main name : **£-Amylcinnamyl isovalerate**

CE No. : 463 Category : B
FEMA No. : 2067
CAS No. : 7493-80-3
Structural formula :
Isomer : YES

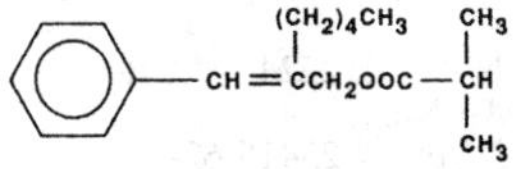

Upper level (mg/kg) Bev : 1 Food : 2 Except : —
Main nat food occ in mg/kg : no data found

Main tox data for classification :
Tox data needed : hydrolysis study

Refs. :

Group 9.4.3.2

Main name : **Neryl isovalerate**

CE No. : **508**	Category : **B**	Structural formula :	***cis* isomer of geranyl *iso*valerate n° 448**
FEMA No. : **2778**			
CAS No. : **3915-83-1**	Isomer : **YES**		

Upper level (mg/kg)	Bev : **1**	Food : **5**	Except : —

Main nat food occ in mg/kg : **no data found**

Main tox data for classification :

Tox data needed : **28-d oral study on one of the esters and hydrolysis studies on several esters of group 9.1.4.4**

Refs. :

Main name : **2-Methylpropyl 3-methylbutyrate**

CE No. : **568**	Category : **B**	Structural formula :	$(CH_3)_2CHCH_2OOCCH_2CH(CH_3)_2$
FEMA No. : **3369**			
CAS No. : **589-59-3**	Isomer :		

Upper level (mg/kg)	Bev : **10**	Food : **10**	Except : **a : 20**

Main nat food occ in mg/kg : **banana ; black currant ; fig ; jack fruit ; tomato ; wine**

Main tox data for classification :

Tox data needed : **28-d oral rat studies on CE No 458 and 2224**

Refs. :

Main name : **Pentyl isovalerate**

CE No. : **2224**	Category : **B**	Structural formula :	$CH_3(CH_2)_4OOCCH_2CH(CH_3)_2$
FEMA No. : —			
CAS No. : **25415-62-7**	Isomer :		

Upper level (mg/kg)	Bev : **30**	Food : **30**	Except : —

Main nat food occ in mg/kg : **banana ; cherimoya ; beef (heated) ; beer**

Main tox data for classification :

Tox data needed : **28-d oral studies on CE No 458 and 2224**

Refs. :

Group 9.4.3.2

Main name : **3-Hexenyl 3-methylbutanoate**

CE No. : **2344** Category : **B** Structural :
FEMA No. : **3498** formula :
CAS No. : **35154-45-1** Isomer : **YES**

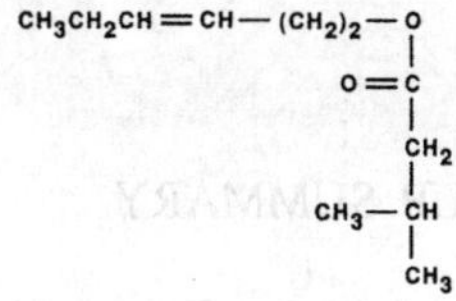

Upper level (mg/kg) Bev : **0.1** Food : **0.2** Except : —
Main nat : **cherimoya ; capsicum species ; mint**
food occ :
in mg/kg :

Main tox :
data for :
classifi- :
cation :
Tox data : **hydrolysis study**
needed :

Refs. :
:

GROUP SUMMARY

Group: 9.4.3.3 Esters of branched chain aliphatic acids. 2-Methylbutyrates

Substances included in the group:

CE No	Cat.	Main name
265	B	Ethyl 2-methylbutyrate
2085	B	Methyl 2-methylbutyrate
2345	B	3-Hexenyl 2-methylbutanoate
4132	B	Hexyl 2-methylbutanoate

CE Nos. considered as sub-group: 265, 2085, 2345, 4132

Main name : **Ethyl 2-methylbutyrate**

CE No. : 265 Category : B Structural formula : $CH_3CH_2CH(CH_3)COOCH_2CH_3$
FEMA No. : 2443
CAS No. : 7452-79-1 Isomer : YES

Upper level (mg/kg) Bev : 0.5 Food : 5 Except : —
Main nat food occ in mg/kg : strawberry : 0.01-1 ; other fruits : up to 0.04 ; rum : 2.5 ; other alcohol : up to 0.06

Main tox data for classification :
Tox data needed : hydrolysis study

Refs. :

Main name : **Methyl 2-methylbutyrate**

CE No. : 2085 Category : B Structural formula : $CH_3CH_2CH(CH_3)COOCH_3$
FEMA No. : 2719
CAS No. : 868-57-5 Isomer : YES

Upper level (mg/kg) Bev : 5 Food : 10 Except : —
Main nat food occ in mg/kg : strawberry : 0.01-0.15

Main tox data for classification :
Tox data needed : hydrolysis study

Refs. :

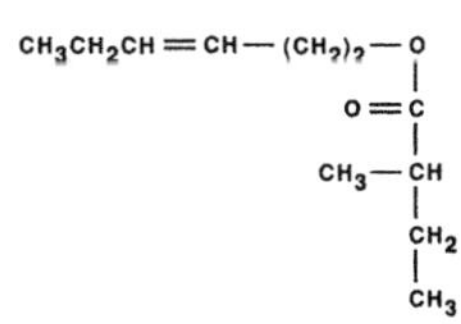

Main name : **3-Hexenyl 2-methylbutanoate**

CE No. : 2345 Category : B Structural formula :
FEMA No. : 3497
CAS No. : 10094-41-4 Isomer : YES

Upper level (mg/kg) Bev : — Food : 10 Except : —
Main nat food occ in mg/kg : cis : tea (green) : 0.1

Main tox data for classification :
Tox data needed : 28-d oral study

Refs. :

Group 9.4.3.3

Main name : **Hexyl 2-methylbutanoate**

CE No. : 4132 Category : B
FEMA No. : 3499
CAS No. : 10032-15-2 Isomer :

Structural formula :

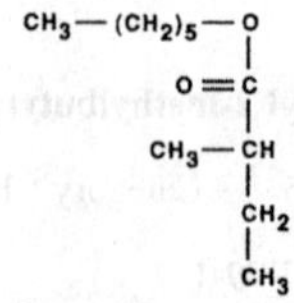

Upper level (mg/kg) Bev : 20 Food : — Except : —

Main nat food occ in mg/kg : apple : 0.65 ; grape (concord) : 0.03

Main tox data for classification :

Tox data needed : hydrolysis study

Refs. :

GROUP SUMMARY

Group: 9.4.3.4 Esters of branched chain aliphatic acids. Isocaproates

Substances included in the group:

CE No	Cat.	Main name
322	B	Methyl 4-methylvalerate

Group 9.4.3.4

Main name : **Methyl 4-methylvalerate**

CE No. : 322	Category : B	Structural formula :	$CH_3OOC(CH_2)_2CH(CH_3)_2$
FEMA No. : 2721			
CAS No. : 2412-80-8		Isomer :	

Upper level (mg/kg)	Bev : 10	Food : 40	Except : —

Main nat food occ in mg/kg : pineapple : 1.4

Main tox data for classification :

Tox data needed : 28-d oral study

Refs. :

GROUP SUMMARY

Group: 9.4.3.6 Esters of branched chain aliphatic acids. 2-Methylcrotonates

Substances included in the group:

CE No	Cat.	Main name
247	B	Isobutyl angelate
2184	B	Benzyl trans-2-Methyl-2-butenoate
2185	B	Ethyl tiglate
2186	B	Phenethyl tiglate

CE Nos. considered as sub-group: 247, 2183, 2184, 2185, 2186

Main toxicological tests available for the evaluation of substances:

Hydrolysis : 2184

Group 9.4.3.6

Main name : **Isobutyl angelate**

CE No. : 247 Category : B Structural formula : $CH_3CH{=}C(CH_3){-}COOCH_2CH(CH_3)_2$
FEMA No. : 2180
CAS No. : 7779-81-9 Isomer : YES

Upper level (mg/kg) Bev : 2 Food : 5 Except : —
Main nat food occ in mg/kg : no data found

Main tox data for classification :
Tox data needed : 28-d oral study on CE No 247 or 2185 and on CE No 2184 or 2186

Refs. :

Main name : **Benzyl trans-2-Methyl-2-butenoate**

CE No. : 2184 Category : B Structural formula :
FEMA No. : 3330
CAS No. : 37526-88-8 Isomer : YES

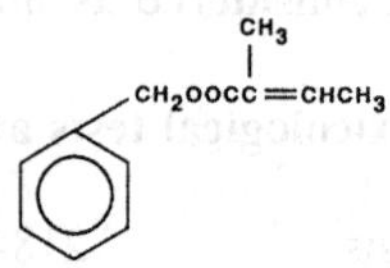

Upper level (mg/kg) Bev : — Food : 5 Except : —
Main nat food occ in mg/kg : no data found

Main tox data for classification : hydrolysis study (ref. 1)
Tox data needed : 28-d oral study on CE No 247 or 2185 and 28-d oral study on CE No 2184 or 2186

Refs. : (1) Confidential data

Main name : **Ethyl tiglate**

CE No. : 2185 Category : B Structural formula : $CH_3CH_2OOC(CH_3){=}CHCH_3$
FEMA No. : 2460
CAS No. : 5837-78-5 Isomer : YES

Upper level (mg/kg) Bev : 10 Food : 20 Except : —
Main nat food occ in mg/kg : mango ; coriander seed

Main tox data for classification :
Tox data needed : 28-d oral study on CE No 247 or 2185 and 28-d oral study on CE No 2184 or 2186

Refs. :

Group 9.4.3.6

Main name : **Phenethyl tiglate**

CE No. : **2186** Category : **B** Structural formula : 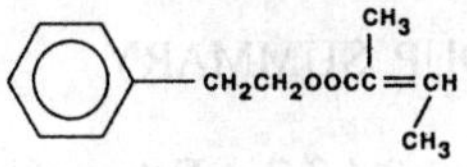

FEMA No. : **2870**

CAS No. : **55719-85-2** Isomer : **YES**

Upper level (mg/kg) Bev : **1** Food : **10** Except : **—**

Main nat food occ in mg/kg : **no data found**

Main tox data for classification :

Tox data needed : **28-d oral study on CE No 247 or 2185 and 28-d oral study on CE No 2184 or 2186**

Refs. :

GROUP SUMMARY

Group: 9.4.3.7 Esters of branched chain aliphatic acids. 3-Methylcrotonates

Substances included in the group:

CE No	Cat.	Main name
246	B	2-Phenylethyl-3-methyl crotanoate

Main toxicological tests available for the evaluation of substances:

Subchronic toxicity : 246

Group 9.4.3.7

Main name : **2-Phenylethyl-3-methyl crotanoate**

CE No. : 246 Category : B
FEMA No. : —
CAS No. : 42078-65-9

Structural formula :

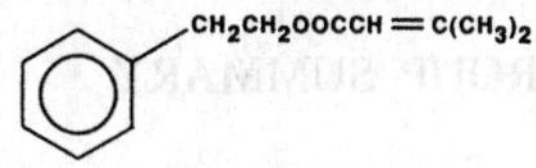

Isomer :

Upper level (mg/kg) Bev : 2 Food : 2 Except : a : 2

Main nat food occ in mg/kg : no data found

Main tox data for classification : 90-d oral rat study, 1 dose : NEL > 1.6 mg/kg bw/d (ref. 1)

Tox data needed : mutagenicity studies

Refs. : (1) Confidential data

GROUP SUMMARY

Group: 9.4.4 Esters of cycloaliphatic acids

Substances included in the group:

CE No	Cat.	Main name
2223	B	Allyl cyclohexanepropionate

Main toxicological tests available for the evaluation of substances:

Subchronic toxicity	:	2223
Chronic toxicity	:	2223
Hydrolysis	:	2223

Group 9.4.4

Main name : **Allyl cyclohexanepropionate**

CE No. : **2223** Category : **B**
FEMA No. : **2026**
CAS No. : **2705-87-5**

Structural formula :

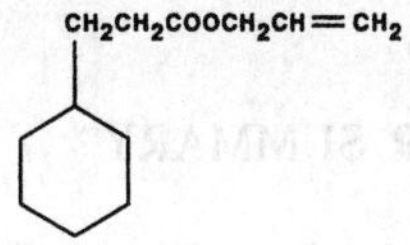

Isomer :

Upper level (mg/kg) Bev : **10** Food : **10** Except : **—**

Main nat food occ in mg/kg : **no data found**

Main tox data for classification :
- **90-d oral rat study, 3 doses : NEL > 100 mg/kg bw/d (ref. 1)**
- **1-y oral rat study, 1 dose : NEL > 125 mg/kg bw/d (ref. 2)**
- **hydrolysis study (ref. 3)**

Tox data needed : **oral long-term carcinogenicity study on CE No 2136**

Refs. : **(1) Q. Bull. Assoc. FDA Off. U.S., 15, 82, 1957 ; (2) Food Cosmet. Toxicol. 5, 141, 1967 ; (3) Confidential data**

GROUP SUMMARY

Group: 9.4.5 Esters of hydroxy acids

Substances included in the group:

CE No	Cat.	Main name
371	A	Ethyl lactate
372	A	Butyl lactate
2107	A	Butyl butyrolacetate
2242	A	Ethyl-O-butyryl lactate

CE Nos. considered as sub-group: 2107, 2242

Main toxicological tests available for the evaluation of substances:

Acute : 371

Main name : **Ethyl lactate**

CE No. : 371 Category : A
FEMA No. : 2440
CAS No. : 97-64-3
Structural formula : $CH_3CH_2OOCCH(OH)CH_3$
Isomer : YES

Upper level (mg/kg) Bev : Food : Except :
Main nat food occ in mg/kg : raspberry : 0.01-0.3 ; wine (red) : 24-382 ; wine (white) : 0.17-378 ; other alcohol : up to 280

Main tox data for classification : 12-d oral rat study : NEL 5 mg/kg bw/d (ref. 1)
Tox data needed :

Refs. : (1) WHO Food Add. Series 17, 78, 1982

Main name : **Butyl lactate**

CE No. : 372 Category : A
FEMA No. : 2205
CAS No. : 138-22-7
Structural formula : $CH_3(CH_2)_2CH_2OOCCH(OH)CH_3$
Isomer : YES

Upper level (mg/kg) Bev : Food : Except :
Main nat food occ in mg/kg : cognac

Main tox data for classification :
Tox data needed :

Refs. :

Main name : **Butyl butyrolacetate**

CE No. : 2107 Category : A
FEMA No. : 2190
CAS No. : 7492-70-8
Structural formula : $CH_3CH(OOC(CH_2)_2CH_3)COOCH_2(CH_2)_2CH_3$
Isomer : YES

Upper level (mg/kg) Bev : 15 Food : 10 Except : —
Main nat food occ in mg/kg : no data found

Main tox data for classification :
Tox data needed :

Refs. :

Main name : **Ethyl-O-butyryl lactate**

CE No. : **2242**	Category : **A**	Structural formula :	$CH_3CHCOOCH_2CH_3$ / $OOC(CH_2)_2CH_3$
FEMA No. : —			
CAS No. : —		Isomer : **YES**	

Upper level (mg/kg)	Bev : —	Food : **10**	Except : —

Main nat food occ in mg/kg :

Main tox data for classification :

Tox data needed :

Refs. :

GROUP SUMMARY

Group: 9.4.6.1 Esters of keto acids. Pyruvates

Substances included in the group:

CE No	Cat.	Main name
430	B	Ethyl pyruvate
431	B	Isoamyl pyruvate

CE Nos. considered as sub-group: 430, 431

Group 9.4.6.1

Main name : **Ethyl pyruvate**

CE No. : 430 Category : B Structural formula : $CH_3CH_2OOCCOCH_3$
FEMA No. : 2457
CAS No. : 617-35-6 Isomer :

Upper level (mg/kg) Bev : 50 Food : 40 Except : —
Main nat food occ in mg/kg : wine, white : 0.76-1.47

Main tox data for classification :
Tox data needed : hydrolysis study

Refs. :

Main name : **Isoamyl pyruvate**

CE No. : 431 Category : B Structural formula : $(CH_3)_2CHCH_2CH_2OOCCOCH_3$
FEMA No. : 2083
CAS No. : 7779-72-8 Isomer :

Upper level (mg/kg) Bev : 5 Food : 10 Except : —
Main nat food occ in mg/kg : no data found

Main tox data for classification :
Tox data needed : hydrolysis study

Refs. :

GROUP SUMMARY

Group: 9.4.6.2 Esters of keto acids. Acetoacetates

Substances included in the group:

CE No	Cat.	Main name
227	B	Isoamyl acetoacetate
240	B	Ethyl acetoacetate
241	B	Butyl acetoacetate
242	B	Isobutyl acetoacetate
243	B	Geranyl acetoacetate
244	B	Benzyl acetoacetate

CE Nos. considered as sub-group: 227, 240, 241, 242, 243, 244

Group 9.4.6.2

Main name : **Isoamyl acetoacetate**

CE No. : 227 Category : B
FEMA No. : 3551
CAS No. : 2308-18-1
Structural formula : $(CH_3)_2CHCH_2CH_2OOCH_2COCH_3$
Isomer :

Upper level (mg/kg) Bev : 5 Food : 25 Except : —
Main nat food occ in mg/kg : no data found

Main tox data for classification :
Tox data needed : hydrolysis studies on two substances of CE Nos : 227, 240-244

Refs. :

Main name : **Ethyl acetoacetate**

CE No. : 240 Category : B
FEMA No. : 2415
CAS No. : 141-97-9
Structural formula : $CH_3CH_2OOCCH_2COCH_3$
Isomer :

Upper level (mg/kg) Bev : 50 Food : 50 Except : —
Main nat food occ in mg/kg : strawberry : trace

Main tox data for classification :
Tox data needed : hydrolysis study on two substances of CE Nos : 227, 240-244

Refs. :

Main name : **Butyl acetoacetate**

CE No. : 241 Category : B
FEMA No. : 2176
CAS No. : 591-60-6
Structural formula : $CH_3(CH_2)_2CH_2OOCCH_2COCH_3$
Isomer :

Upper level (mg/kg) Bev : 5 Food : 25 Except : —
Main nat food occ in mg/kg : no data found

Main tox data for classification :
Tox data needed : hydrolysis studies on two substances of CE Nos : 227, 240-244

Refs. :

Group 9.4.6.2

Main name : **Isobutyl acetoacetate**

CE No. : **242** Category : **B** Structural formula : $(CH_3)_2CHCH_2OOCCH_2COCH_3$
FEMA No. : **2177**
CAS No. : **7779-75-1** Isomer :

Upper level (mg/kg) Bev : **5** Food : **25** Except : —
Main nat food occ in mg/kg : **no data found**

Main tox data for classification :
Tox data needed : **hydrolysis study on at least one substance of CE Nos 227 or 240-244**

Refs. :

Main name : **Geranyl acetoacetate**

CE No. : **243** Category : **B** Structural formula :
FEMA No. : **2510**
CAS No. : **10032-00-5** Isomer : **YES**

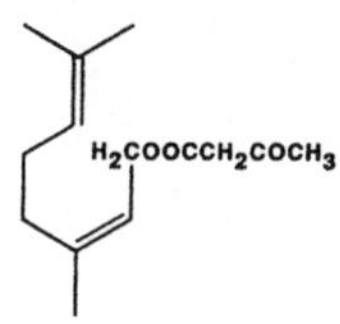

Upper level (mg/kg) Bev : **0.5** Food : **1** Except : —
Main nat food occ in mg/kg : **no data found**

Main tox data for classification :
Tox data needed : **hydrolysis studies on two substances of CE Nos : 227, 240-244**

Refs. :

Main name : **Benzyl acetoacetate**

CE No. : **244** Category : **B** Structural formula :
FEMA No. : **2136**
CAS No. : **5396-89-4** Isomer :

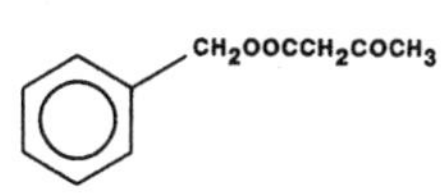

Upper level (mg/kg) Bev : **3** Food : **10** Except : —
Main nat food occ in mg/kg : **no data found**

Main tox data for classification :
Tox data needed : **hydrolysis studies on two substances of CE Nos : 227, 240-244**

Refs. :

GROUP SUMMARY

Group: 9.4.6.3 Esters of keto acids. Laevulinates

Substances included in the group:

CE No	Cat.	Main name
373	B	Ethyl levulinate
374	B	Butyl levulinate

CE Nos. considered as sub-group: 373, 374

Group 9.4.6.3

Main name : **Ethyl levulinate**

CE No. : 373 Category : B Structural :
FEMA No. : 2442 formula : $CH_3CH_2OOCCH_2CH_2COCH_3$
CAS No. : 534-88-8 Isomer :

Upper level (mg/kg) Bev : 5 Food : 10 Except : —
Main nat food occ in mg/kg : cherimoya ; onion ; white bread ; rum ; wine ; cocoa

Main tox data for classification :
Tox data needed : hydrolysis study on CE No 373 or 374

Refs. :

Main name : **Butyl levulinate**

CE No. : 374 Category : B Structural :
FEMA No. : 2207 formula : $CH_3(CH_2)_2CH_2OOCCH_2CH_2COCH_3$
CAS No. : 2052-15-5 Isomer :

Upper level (mg/kg) Bev : 1 Food : 5 Except : —
Main nat food occ in mg/kg : no data found

Main tox data for classification :
Tox data needed : hydrolysis study on CE No 373 or 374

Refs. :

GROUP SUMMARY

Group: 9.4.6.4 Esters of keto acids. Benzoylacetates

Substances included in the group:

CE No	Cat.	Main name
627	B	Ethyl benzoylacetate

Main name : **Ethyl benzoylacetate**

CE No. : 627 Category : B Structural formula : 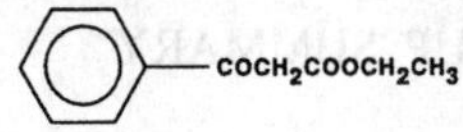

FEMA No. : 2423

CAS No. : 94-02-0 Isomer :

Upper level (mg/kg) Bev : 0.5 Food : 10 Except : —

Main nat food occ in mg/kg : no data found

Main tox data for classification :

Tox data needed : hydrolysis study

Refs. :

GROUP SUMMARY

Group: 9.4.6.5 Esters of keto acids. 2-Benzylacetoacetates

Substances included in the group:

CE No	Cat.	Main name
2241	B	Ethyl 2-acetyl-3-phenylpropionate

Group 9.4.6.5

Main name : **Ethyl 2-acetyl-3-phenylpropionate**

CE No. : 2241 Category : **B** Structural formula :

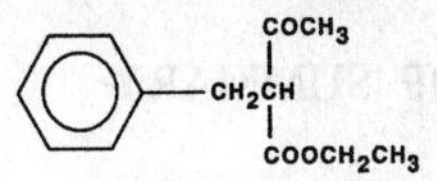

FEMA No. : 2416

CAS No. : 620-79-1 Isomer : **YES**

Upper level (mg/kg) Bev : 0.1 Food : 5 Except : —

Main nat food occ in mg/kg : **no data found**

Main tox data for classification :

Tox data needed : **28-d oral study ; hydrolysis study**

Refs. :

GROUP SUMMARY

Group: 9.4.7.1 Esters of dicarboxylic acids. Carbonates

Substances included in the group:

CE No	Cat.	Main name
710	A	Diethyl carbonate
2301	A	Dimethyl carbonate

Main toxicological tests available for the evaluation of substances:

Subchronic toxicity : 2301
Chronic toxicity : 710
Reproduction : 710

Group 9.4.7.1

Main name : **Diethyl carbonate**

CE No. : 710 Category : A Structural formula : 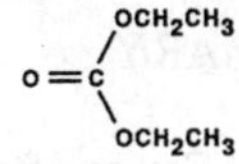
FEMA No. : —
CAS No. : 105-58-8 Isomer :

Upper level (mg/kg) Bev : — Food : — Except : a : 25

Main nat food occ in mg/kg : citrus fruits ; grape ; pineapple ; passion fruit ; plum ; whisky ; cider ; wine

Main tox data for classification :
- 83-w oral mice study : NEL > 140 mg/kg bw/d (ref. 1)
- 100-w oral rat study : NEL > 150 mg/kg bw/d (ref. 2)
- teratogenicity study (ref. 2)
- reproduction study (ref. 2)

Tox data needed :

Refs. : (1) Confidential report ; (2) WHO Food Addit. Ser. 5, 52, 1974

Main name : **Dimethyl carbonate**

CE No. : 2301 Category : A Structural formula : 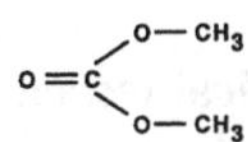
FEMA No. : —
CAS No. : 616-38-6 Isomer :

Upper level (mg/kg) Bev : — Food : — Except : a : 25

Main nat food occ in mg/kg : passion fruit

Main tox data for classification : 3-m oral rat study : NEL > 500 mg/kg/d (ref. 1)

Tox data needed :

Refs. : (1) Food Cosmet. Toxicol. 17, 361, 1979

GROUP SUMMARY

Group: 9.4.7.2 Esters of dicarboxylic acids. Malonates

Substances included in the group:

CE No	Cat.	Main name
384	A	Butyl ethyl malonate
2106	A	Diethyl malonate
2225	A	Dipentyl malonate
2278	A	Dipropyl malonate

CE Nos. considered as sub-group: 384, 2106, 2225, 2278

Main toxicological tests available for the evaluation of substances:

Subchronic toxicity : 2106

Main name : **Butyl ethyl malonate**

CE No. : 384 Category : A
FEMA No. : 2195
CAS No. : 17373-84-1
Structural formula : $CH_3CH_2OOCCH_2COOCH_2(CH_2)_2CH_3$
Isomer :

Upper level (mg/kg) Bev : 1 Food : 1 Except : —
Main nat food occ in mg/kg : no data found

Main tox data for classification :
Tox data needed :

Refs. :

Main name : **Diethyl malonate**

CE No. : 2106 Category : A
FEMA No. : 2375
CAS No. : 105-53-3
Structural formula :

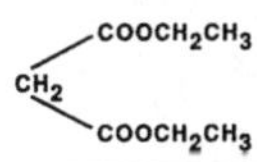

Isomer :

Upper level (mg/kg) Bev : 1 Food : 15 Except : —
Main nat food occ in mg/kg : wine (white) : 0.004-0.016 ; wine (red) : trace-0.06

Main tox data for classification : 90-d oral rat study : NEL > 35 mg/kg bw/d (ref. 1)
: metabolism study (ref. 1)
Tox data needed :

Refs. : (1) F.A. Patty, Ind. Hyg. Toxicol. 1963

Main name : **Dipentyl malonate**

CE No. : 2225 Category : A
FEMA No. : —
CAS No. : —
Structural formula :

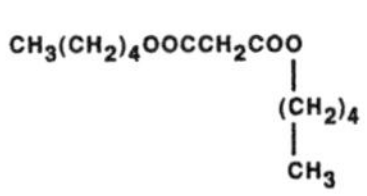

Isomer :

Upper level (mg/kg) Bev : 10 Food : 20 Except : —
Main nat food occ in mg/kg : no data found

Main tox data for classification :
Tox data needed :

Refs. :

Group 9.4.7.2

Main name : **Dipropyl malonate**

CE No. : **2278**	Category : **A**	Structural formula :	$CH_2COOCH_2CH_2CH_3$ | $COOCH_2CH_2CH_3$
FEMA No. : —			
CAS No. : —		Isomer :	

Upper level (mg/kg)	Bev : **1**	Food : **5**	Except : —

Main nat food occ in mg/kg : **no data found**

Main tox data for classification :

Tox data needed :

Refs. :

GROUP SUMMARY

Group: 9.4.7.3 Esters of dicarboxylic acids. Succinates

Substances included in the group:

CE No	Cat.	Main name
438	B	Diethyl succinate
439	B	Dimethyl succinate

CE Nos. considered as sub-group: 438, 439

Group 9.4.7.3

Main name : **Diethyl succinate**

CE No. : 438 Category : B
FEMA No. : 2377
CAS No. : 123-25-1
Structural formula : 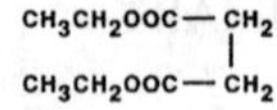
Isomer :

Upper level (mg/kg) Bev : 10 Food : 50 Except : —
Main nat food occ in mg/kg : apple juice : 21.5-37.7 ; raspberry : 1-1.4 ; wine (red) : 0.9-30 ; wine (white) : 0-12 ; other alcohol : up to 9

Main tox data for classification :
Tox data needed : hydrolysis study on CE No 438 or 439

Refs. :

Main name : **Dimethyl succinate**

CE No. : 439 Category : B
FEMA No. : 2396
CAS No. : 106-65-0
Structural formula : 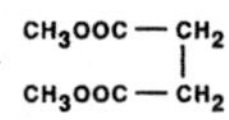
Isomer :

Upper level (mg/kg) Bev : 100 Food : 15 Except : —
Main nat food occ in mg/kg : filbert (roasted)

Main tox data for classification :
Tox data needed : hydrolysis study on CE No 438 or 439

Refs. :

GROUP SUMMARY

Group: 9.4.7.4 Esters of dicarboxylic acids. Sebacates

Substances included in the group:

CE No	Cat.	Main name
622	A	Dibutyl sebacate
623	A	Diethyl sebacate

CE Nos. considered as sub-group: 622, 623

Main toxicological tests available for the evaluation of substances:

Chronic toxicity : 622, 623
Reproduction : 622

Group 9.4.7.4

Main name : **Dibutyl sebacate**

CE No. : **622** Category : **A** Structural formula : $CH_3(CH_2)_3OOC(CH_2)_8COO(CH_2)_3CH_3$
FEMA No. : **2373**
CAS No. : **109-43-3** Isomer : **N**

Upper level (mg/kg) Bev : **3** Food : **25** Except : **—**
Main nat food occ in mg/kg : **no data found**

Main tox data for classification : **2-y oral rat study : NEL 6.25 % in diet (ref. 1)**
: **reproduction study (ref. 1)**
Tox data needed :

Refs. : **(1) C.C. Smith, Arch. Ind. Hyg. Occup. Med. 310, 1953**

Main name : **Diethyl sebacate**

CE No. : **623** Category : **A** Structural formula : $CH_3CH_2OOC(CH_2)_8COOCH_2CH_3$
FEMA No. : **2376**
CAS No. : **110-40-7** Isomer : **N**

Upper level (mg/kg) Bev : **3** Food : **20** Except : **—**
Main nat food occ in mg/kg : **no data found**

Main tox data for classification : **29-w oral rat study : NEL > 1000 ppm in diet (ref. 1)**
Tox data needed :

Refs. : **(1) Food Cosmet. Toxicol. 16, 705, 1978**

GROUP SUMMARY

Group: 9.4.8.2 Esters of polyfunctional acids. Tartrates

Substances included in the group:

CE No	Cat.	Main name
440	A	Diethyl tartrate

Group 9.4.8.2

Main name : **Diethyl tartrate**

CE No. : 440　Category : A　Structural formula : $CH_3CH_2OOC-CHOH$ | $CH_3CH_2OOC-CHOH$
FEMA No. : 2378
CAS No. : 87-91-2　Isomer : YES

Upper level (mg/kg)　Bev : 50　Food : 200　Except : —
Main nat food occ in mg/kg : sherry ; wine (white and red)

Main tox data for classification :
Tox data needed :

Refs. :

GROUP SUMMARY

Group: 9.5.1 Anisates

Substances included in the group:

CE No	Cat.	Main name
248	B	Methyl anisate
249	B	Ethyl p-anisate

CE Nos. considered as sub-group: 248, 249

Group 9.5.1

Main name : **Methyl anisate**

CE No. : **248** Category : **B** Structural :
FEMA No. : **2679** formula :
CAS No. : **121-98-2** Isomer :

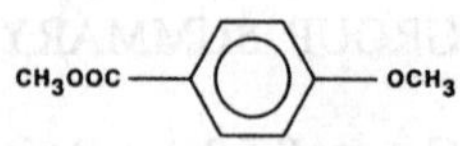

Upper level (mg/kg) Bev : **3** Food : **5** Except : **a : 10**
Main nat food occ in mg/kg : **cocoa : 0.09**

Main tox data for classification :
Tox data needed : **28-d oral study on CE No 248 or 249**

Refs. :

Main name : **Ethyl p-anisate**

CE No. : **249** Category : **B** Structural :
FEMA No. : **2420** formula :
CAS No. : **94-30-4** Isomer :

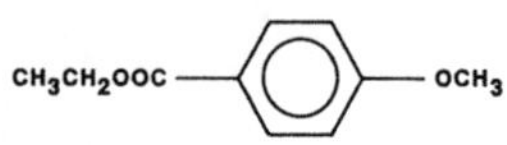

Upper level (mg/kg) Bev : **3** Food : **5** Except : —
Main nat food occ in mg/kg : **fayoa and guava ; plum ; rum ; wine (white)**

Main tox data for classification :
Tox data needed : **28-d oral study on CE No 248 or 249**

Refs. :

GROUP SUMMARY

Group: 9.5.2 Esters of aromatic acids. Anthranilates

Substances included in the group:

CE No	Cat.	Main name
250	A	Methyl anthranilate
251	B	Ethyl anthranilate
252	B	Butyl anthranilate
253	B	Isobutyl anthranilate
256	B	Linalyl anthranilate
257	B	Cyclohexyl anthranilate
258	B	Phenylethyl anthranilate
259	B	£-Terpinyl anthranilate
591	B	Nonyl anthranilate
676	B	Propyl anthranilate

CE Nos. considered as sub-group: 250, 251, 252, 253, 591, 676

Main toxicological tests available for the evaluation of substances:

Mutagenicity : 252, 256

Main name : **Methyl anthranilate**

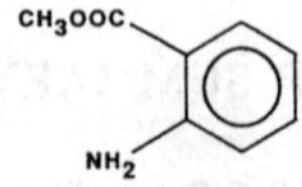

CE No. : 250 Category : A Structural formula :
FEMA No. : 2682
CAS No. : 134-20-3 Isomer :

Upper level (mg/kg) Bev : — Food : — Except : —
Main nat food occ in mg/kg : grape (concord) : 0.3-4.1 ; strawberry : 0.02 ; wine (red) : 0-3.1 ; wine (white) : 0-0.2

Main tox data for classification : JECFA : 1.5 mg/kg bw/d (ref. 1)
Tox data needed :

Refs. : (1) 23rd session, 1979

Main name : **Ethyl anthranilate**

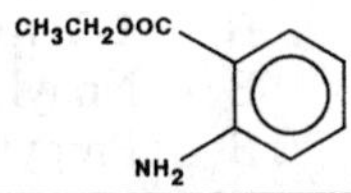

CE No. : 251 Category : B Structural formula :
FEMA No. : 2421
CAS No. : 87-25-2 Isomer :

Upper level (mg/kg) Bev : 5 Food : 20 Except : —
Main nat food occ in mg/kg : grape (concord) : 0.03

Main tox data for classification :
Tox data needed : hydrolysis study

Refs. :

Main name : **Butyl anthranilate**

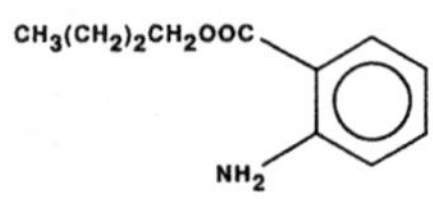

CE No. : 252 Category : B Structural formula :
FEMA No. : 2181
CAS No. : 7756-96-9 Isomer :

Upper level (mg/kg) Bev : 2 Food : 5 Except : a : 10
Main nat food occ in mg/kg : no data found

Main tox data for classification : mutagenicity study : Ames neg. (ref. 1)
Tox data needed : hydrolysis study

Refs. : (1) Environ. Mutag. 9, 3, 1987

Main name : **Isobutyl anthranilate**

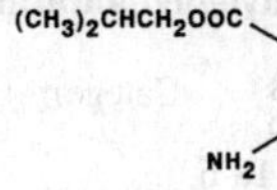

CE No. : 253 Category : **B** Structural formula :
FEMA No. : 2182
CAS No. : 7779-77-3 Isomer :

Upper level (mg/kg) Bev : 2 Food : 10 Except : —
Main nat food occ in mg/kg : no data found

Main tox data for classification :
Tox data needed : hydrolysis study

Refs. :

Main name : **Linalyl anthranilate**

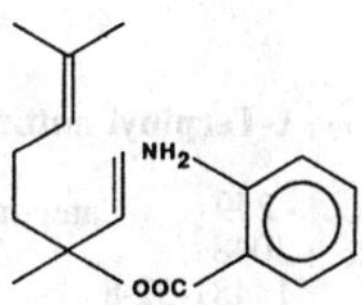

CE No. : 256 Category : **B** Structural formula :
FEMA No. : 2637
CAS No. : 7149-26-0 Isomer : **YES**

Upper level (mg/kg) Bev : 2 Food : 10 Except : —
Main nat food occ in mg/kg : no data found

Main tox data for classification : mutagenicity study : Ames neg., (ref. 1)
Tox data needed : hydrolysis study

Refs. : (1) Environ. Mutag. 9, 3, 1987

Main name : **Cyclohexyl anthranilate**

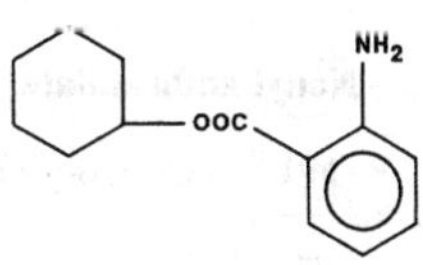

CE No. : 257 Category : **B** Structural formula :
FEMA No. : 2350
CAS No. : 7779-16-0 Isomer :

Upper level (mg/kg) Bev : 10 Food : 10 Except : —
Main nat food occ in mg/kg : no data found

Main tox data for classification :
Tox data needed : hydrolysis study

Refs. :

Group 9.5.2

Main name : **Phenylethyl anthranilate**

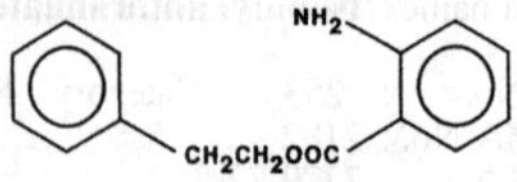

CE No. : 258 Category : B Structural formula :
FEMA No. : 2859
CAS No. : 133-18-6 Isomer :

Upper level (mg/kg) Bev : 2 Food : 5 Except : —
Main nat food occ in mg/kg : no data found

Main tox data for classification :
Tox data needed : hydrolysis study

Refs. :

Main name : **£-Terpinyl anthranilate**

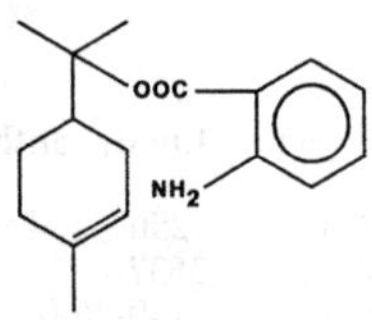

CE No. : 259 Category : B Structural formula :
FEMA No. : 3048
CAS No. : 14481-52-8 Isomer : YES

Upper level (mg/kg) Bev : 1 Food : 5 Except : —
Main nat food occ in mg/kg : no data found

Main tox data for classification :
Tox data needed : hydrolysis study

Refs. :

Main name : **Nonyl anthranilate**

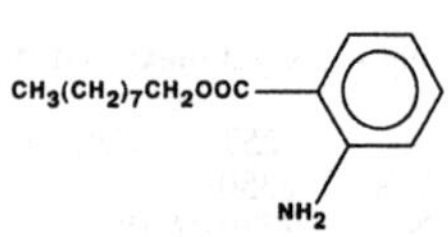

CE No. : 591 Category : B Structural formula :
FEMA No. : —
CAS No. : — Isomer :

Upper level (mg/kg) Bev : — Food : 5 Except : —
Main nat food occ in mg/kg : no data found

Main tox data for classification :
Tox data needed : hydrolysis study

Refs. :

Group 9.5.2

Main name : **Propyl anthranilate**

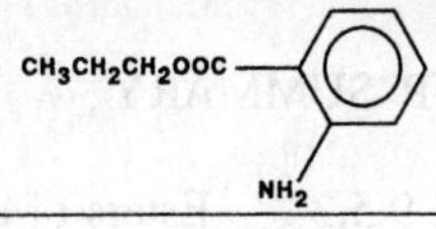

CE No. : **676**	Category : **B**	Structural formula :	
FEMA No. : **—**			
CAS No. : **30954-98-4**	Isomer :		
Upper level (mg/kg)	Bev : **0.5**	Food : **2**	Except : —

Main nat food occ in mg/kg : **no data found**

Main tox data for classification :

Tox data needed : **28-d oral study**

Refs. :

GROUP SUMMARY

Group: 9.5.3 Esters of aromatic acids. Benzoates

Substances included in the group:

CE No	Cat.	Main name
262	A	Benzyl benzoate
260	B	Methyl benzoate
261	B	Ethyl benzoate
562	B	Isoamyl benzoate
567	B	Isobutyl benzoate
636	B	Eugenyl benzoate
639	B	Geranyl benzoate
645	B	Hexyl benzoate
652	B	Isopropyl benzoate
654	B	Linalyl benzoate
667	B	Phenethyl benzoate
677	B	Propyl benzoate
740	B	Butyl benzoate
743	B	Cinnamyl benzoate
2307	B	Pentyl benzoate

CE Nos. considered as sub-group: 260, 261, 562, 645, 652, 677, 740

Main toxicological tests available for the evaluation of substances:

Metabolism : 562, 667

Group 9.5.3

Main name : **Methyl benzoate**

CE No. : 260 Category : B
FEMA No. : 2683
CAS No. : 93-58-3

Structural formula :

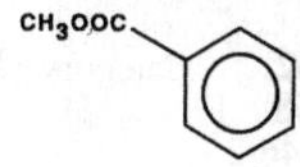

Isomer :

Upper level (mg/kg) Bev : 2 Food : 10 Except : —

Main nat food occ in mg/kg : kiwi fruit : 0.001-1.5 ; black currant : 0.01 ; cranberry : 0.01-0.1 ; bilberry : 0.007

Main tox data for classification :

Tox data needed : hydrolysis study

Refs. :

Main name : **Ethyl benzoate**

CE No. : 261 Category : B
FEMA No. : 2422
CAS No. : 93-89-0

Structural formula :

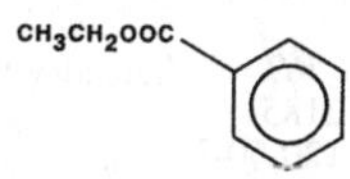

Isomer :

Upper level (mg/kg) Bev : 2 Food : 10 Except : —

Main nat food occ in mg/kg : peach : 0.73 ; other fruits : up to 0.3 ; mushroom (fresh) : 0.15 ; rum : 0.5 ; beer : 0.01 ; cocoa : 0.1

Main tox data for classification :

Tox data needed : hydrolysis study

Refs. :

Main name : **Benzyl benzoate**

CE No. : 262 Category : A
FEMA No. : 2138
CAS No. : 120-51-4

Structural formula :

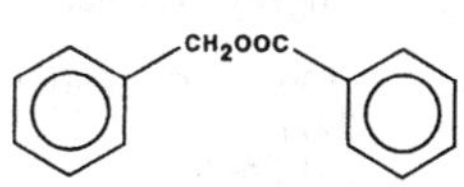

Isomer :

Upper level (mg/kg) Bev : 0.1 Food : 0.5 Except : —

Main nat food occ in mg/kg : cranberry : 0.1-1.3

Main tox data for classification : JECFA : 5 mg/kg bw/d (ref. 1)

Tox data needed :

Refs. : (1) 23rd session, 1979

Group 9.5.3

Main name : **Isoamyl benzoate**

CE No. : 562 Category : B Structural formula :
FEMA No. : 2058
CAS No. : 94-46-2 Isomer :

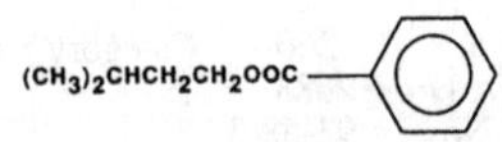

Upper level (mg/kg) Bev : 3 Food : 10 Except : —
Main nat food occ in mg/kg : beer : 0.01

Main tox data for classification : metabolism study (ref. 1)
Tox data needed : hydrolysis study

Refs. : (1) Food Cosmet. Toxicol. 11, 495, 1973

Main name : **Isobutyl benzoate**

CE No. : 567 Category : B Structural formula :
FEMA No. : 2185
CAS No. : 120-50-3 Isomer :

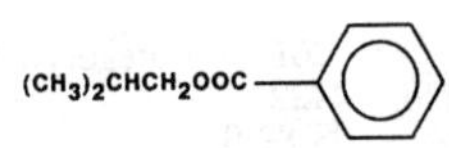

Upper level (mg/kg) Bev : — Food : 1 Except : —
Main nat food occ in mg/kg : banana ; cherry ; papaya ; beer ; cider ; cocoa

Main tox data for classification :
Tox data needed : hydrolysis study

Refs. :

Main name : **Eugenyl benzoate**

CE No. : 636 Category : B Structural formula :
FEMA No. : 2471
CAS No. : 531-26-0 Isomer :

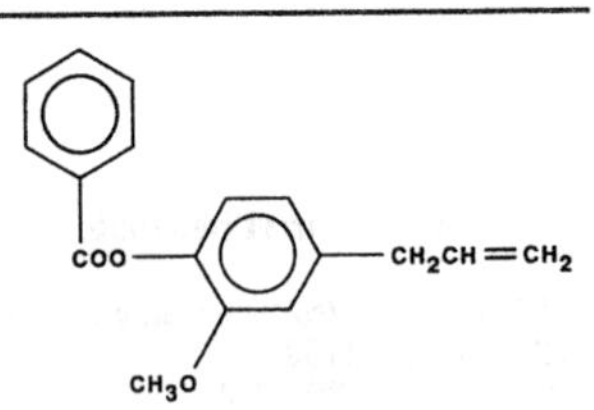

Upper level (mg/kg) Bev : 0.1 Food : 10 Except : —
Main nat food occ in mg/kg : no data found

Main tox data for classification :
Tox data needed : hydrolysis study

Refs. :

Group 9.5.3

Main name : **Geranyl benzoate**

CE No. : 639 Category : **B** Structural : formula :

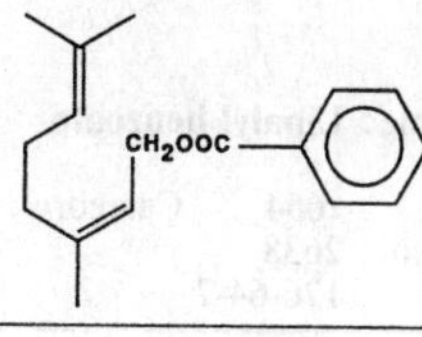

FEMA No. : 2511
CAS No. : 94-48-4 Isomer : **YES**

Upper level (mg/kg) Bev : 0.1 Food : 0.5 Except : —
Main nat food occ in mg/kg : no data found

Main tox data for classification :
Tox data needed : hydrolysis study

Refs. :

Main name : **Hexyl benzoate**

CE No. : 645 Category : **B** Structural : formula :

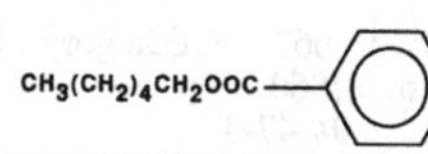

FEMA No. : 3691
CAS No. : 6789-88-4 Isomer :

Upper level (mg/kg) Bev : 5 Food : 25 Except : —
Main nat food occ in mg/kg : peach : 0.9 ; tea (black) : 4-22

Main tox data for classification :
Tox data needed : hydrolysis study

Refs. :

Main name : **Isopropyl benzoate**

CE No. : 652 Category : **B** Structural : formula :

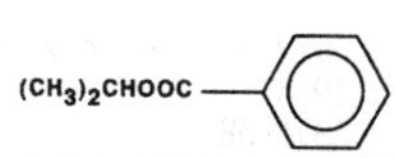

FEMA No. : 2932
CAS No. : 939-48-0 Isomer :

Upper level (mg/kg) Bev : 5 Food : 25 Except : —
Main nat food occ in mg/kg : unknown structure : thyme

Main tox data for classification :
Tox data needed : hydrolysis study

Refs. :

Main name : **Linalyl benzoate**

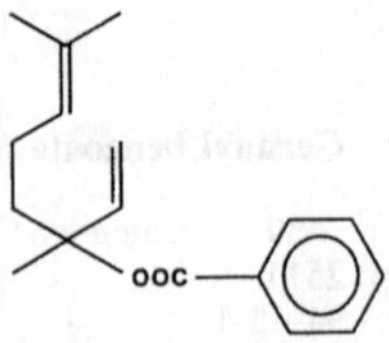

CE No. : **654** Category : **B** Structural : formula :
FEMA No. : **2638**
CAS No. : **126-64-7** Isomer : **YES**

Upper level (mg/kg) Bev : **0.3** Food : **2** Except : —
Main nat food occ in mg/kg : **no data found**

Main tox data for classification :
Tox data needed : **hydrolysis study**

Refs. :

Main name : **Phenethyl benzoate**

CE No. : **667** Category : **B** Structural : formula :
FEMA No. : **2860**
CAS No. : **94-47-3** Isomer :

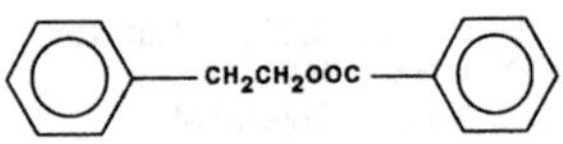

Upper level (mg/kg) Bev : **0.5** Food : **1** Except : —
Main nat food occ in mg/kg : **bilberry oil**

Main tox data for classification : **metabolism study (ref. 1)**
Tox data needed : **hydrolysis study**

Refs. : **(1) Food Cosmet. Toxicol. 13, 905, 1975**

Main name : **Propyl benzoate**

CE No. : **677** Category : **B** Structural : formula :
FEMA No. : **2931**
CAS No. : **2315-68-6** Isomer :

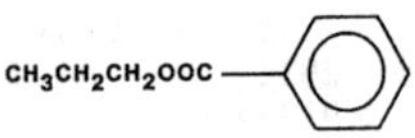

Upper level (mg/kg) Bev : **10** Food : **50** Except : —
Main nat food occ in mg/kg : **cherry ; cloves ; butter**

Main tox data for classification :
Tox data needed : **hydrolysis study**

Refs. :

Main name : **Butyl benzoate**

CE No. : 740 Category : B
FEMA No. : —
CAS No. : 136-60-7
Structural formula :
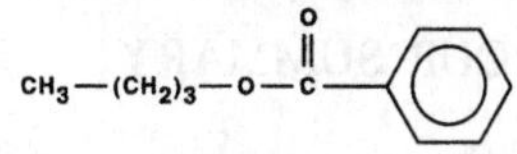
Isomer :

Upper level (mg/kg) Bev : Food : Except :
Main nat food occ in mg/kg : strawberry ; papaya ; mountain papaya ; sapodilla fruit ; peas

Main tox data for classification :
Tox data needed : hydrolysis study

Refs. :

Main name : **Cinnamyl benzoate**

CE No. : 743 Category : B
FEMA No. : —
CAS No. : 5320-75-2
Structural formula :
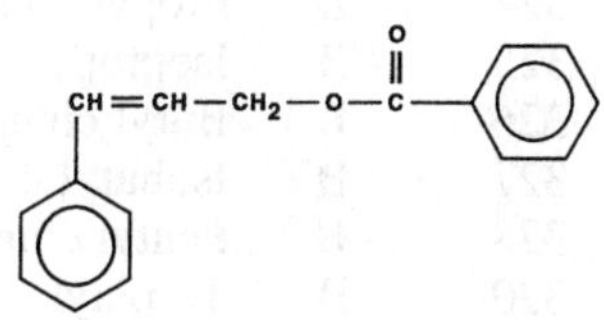
Isomer : YES

Upper level (mg/kg) Bev : — Food : 1 Except : —
Main nat food occ in mg/kg : no data found

Main tox data for classification :
Tox data needed : hydrolysis study

Refs. :

Main name : **Pentyl benzoate**

CE No. : 2307 Category : B
FEMA No. : —
CAS No. : 94-46-2
Structural formula :
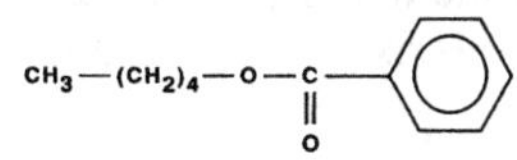
Isomer :

Upper level (mg/kg) Bev : — Food : 25 Except : —
Main nat food occ in mg/kg : bilberry : 0.001

Main tox data for classification :
Tox data needed : hydrolysis study

Refs. :

GROUP SUMMARY

Group: 9.5.5 Esters of aromatic acids. Cinnamates

Substances included in the group:

CE No	Cat.	Main name
329	A	Linalyl cinnamate
331	A	Benzyl cinnamate
333	A	Methyl cinnamate
323	B	Ethyl cinnamate
324	B	Propyl cinnamate
325	B	Isopropyl cinnamate
326	B	Butyl cinnamate
327	B	Isobutyl cinnamate
328	B	Pentyl cinnamate
330	B	Terpinyl cinnamate
332	B	Cinnamyl cinnamate
335	B	Isoamyl cinnamate
336	B	Phenethyl cinnamate
337	B	Cyclohexyl cinnamate
338	B	3-Phenylpropyl cinnamate
2104	B	Heptyl cinnamate

CE Nos. considered as sub-group: 323, 324, 325, 326, 327, 328, 333, 335, 2104

Main toxicological tests available for the evaluation of substances:

Subchronic toxicity : 323, 332, 333
Chronic toxicity : 329, 331
Hydrolysis : 331

Group 9.5.5

Main name : **Ethyl cinnamate**

CE No. : 323 Category : B
FEMA No. : 2430
CAS No. : 103-36-6

Structural formula : 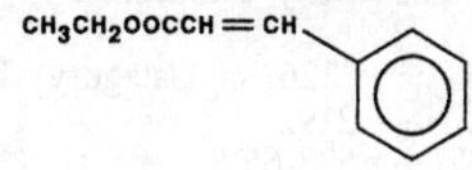

Isomer : YES

Upper level (mg/kg) Bev : 5 Food : 10 Except : —

Main nat food occ in mg/kg : strawberry : 0.02-0.05 ; wine (white) : 0.06 ; beer ; trace ; cocoa : trace-1.1

Main tox data for classification : 12-w oral rat study, 1 dose, mixtures : NEL > 2.5 mg/kg bw/d (ref. 1)

Tox data needed : 28-d oral study ; hydrolysis study

Refs. : (1) Food Cosmet. Toxicol. 12, 721, 1974

Main name : **Propyl cinnamate**

CE No. : 324 Category : B
FEMA No. : 2938
CAS No. : 7778-83-8

Structural formula : 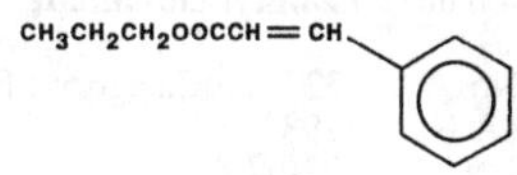

Isomer : YES

Upper level (mg/kg) Bev : 2 Food : 5 Except : —

Main nat food occ in mg/kg : no data found

Main tox data for classification :

Tox data needed : 28-d oral study ; hydrolysis study

Refs. :

Main name : **Isopropyl cinnamate**

CE No. : 325 Category : B
FEMA No. : 2939
CAS No. : 7780-06-5

Structural formula : 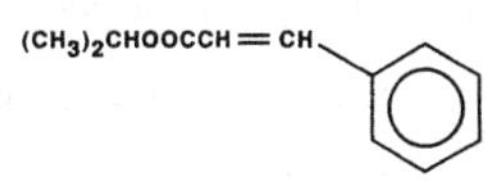

Isomer : YES

Upper level (mg/kg) Bev : 0.5 Food : 2 Except : —

Main nat food occ in mg/kg : no data found

Main tox data for classification :

Tox data needed : hydrolysis study

Refs. :

Main name : **Butyl cinnamate**

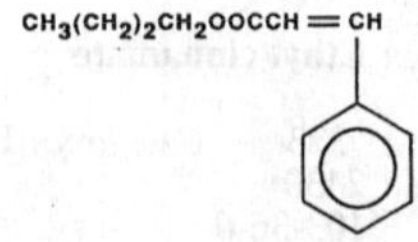

CE No. : 326 Category : B Structural formula :
FEMA No. : 2192
CAS No. : 538-65-8 Isomer : YES

Upper level (mg/kg) Bev : 1 Food : 10 Except : —
Main nat food occ in mg/kg : no data found

Main tox data for classification :
Tox data needed : 28-d oral study ; hydrolysis study

Refs. :

Main name : **Isobutyl cinnamate**

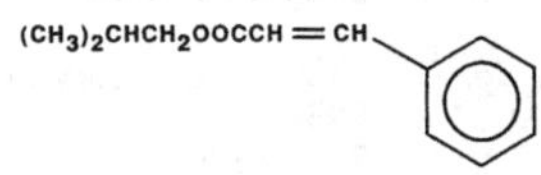

CE No. : 327 Category : B Structural formula :
FEMA No. : 2193
CAS No. : 122-67-8 Isomer : YES

Upper level (mg/kg) Bev : 1 Food : 5 Except : —
Main nat food occ in mg/kg : kumquat

Main tox data for classification :
Tox data needed : hydrolysis study

Refs. :

Main name : **Pentyl cinnamate**

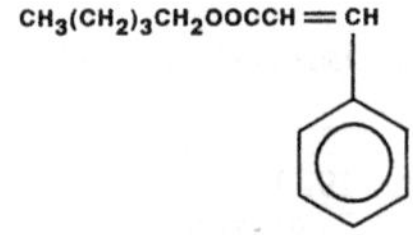

CE No. : 328 Category : B Structural formula :
FEMA No. : —
CAS No. : 3487-99-8 Isomer : YES

Upper level (mg/kg) Bev : 3 Food : 10 Except : —
Main nat food occ in mg/kg : no data found

Main tox data for classification :
Tox data needed : 28-d oral study ; hydrolysis study

Refs. :

Group 9.5.5

Main name : **Linalyl cinnamate**

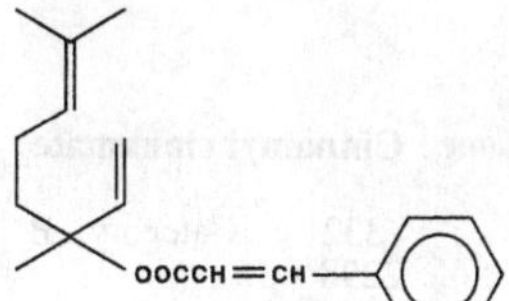

CE No. : 329 Category : A Structural formula :
FEMA No. : 2641
CAS No. : 78-37-5 Isomer : YES

Upper level (mg/kg) Bev : 0.5 Food : 2 Except : —

Main nat food occ in mg/kg : no data found

Main tox data for classification : 17-w oral rat study : NEL > 500 mg/kg bw/d (ref. 1)

Tox data needed :

Refs. : (1) Food Cosmet. Toxicol. 5, 141, 1967

Main name : **Terpinyl cinnamate**

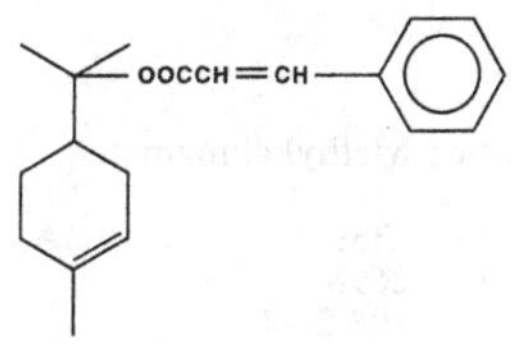

CE No. : 330 Category : B Structural formula :
FEMA No. : 3051
CAS No. : — Isomer : YES

Upper level (mg/kg) Bev : 0.5 Food : 5 Except : —

Main nat food occ in mg/kg : no data found

Main tox data for classification :

Tox data needed : hydrolysis study

Refs. :

Main name : **Benzyl cinnamate**

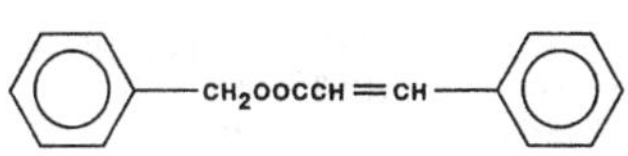

CE No. : 331 Category : A Structural formula :
FEMA No. : 2142
CAS No. : 103-41-3 Isomer : YES

Upper level (mg/kg) Bev : 10 Food : 5 Except : —

Main nat food occ in mg/kg : no data found

Main tox data for classification : 19-w oral rat study : NEL > 500 mg/kg bw/d (ref. 1)
: hydrolysis study (ref. 2, 3)

Tox data needed :

Refs. : (1) Food Cosmet. Toxicol. 5, 141, 1967 ; (2) Toxicol. 8, 197, 1977 ;
: (3) Toxicol. 8, 387, 1977

Main name : **Cinnamyl cinnamate**

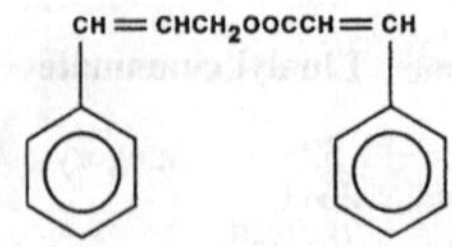

CE No. : **332** Category : **B** Structural formula :
FEMA No. : **2298**
CAS No. : **122-69-0** Isomer : **YES**

Upper level (mg/kg) Bev : **1** Food : **10** Except : **—**
Main nat food occ in mg/kg : **no data found**

Main tox data for classification : **12-w oral rat study, 1 dose, mixtures : NEL > 2.5 mg/kg bw/d (ref. 1)**
Tox data needed : **28-d oral study**

Refs. : (1) Food Cosmet. Toxicol. 13, 753, 1975

Main name : **Methyl cinnamate**

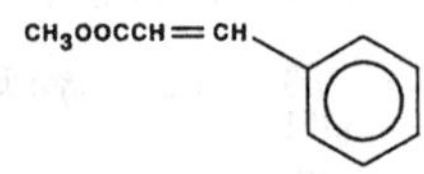

CE No. : **333** Category : **A** Structural formula :
FEMA No. : **2698**
CAS No. : **103-26-4** Isomer : **YES**

Upper level (mg/kg) Bev : **2** Food : **10** Except : **—**
Main nat food occ in mg/kg : **strawberry : 0.01-0.3**

Main tox data for classification : **12-w oral rat study, 1 dose, mixtures : NEL > 2.5 mg/kg bw (ref. 1)**
Tox data needed :

Refs. : (1) Food Cosmet. Toxicol. 13, 849, 1975

Main name : **Isoamyl cinnamate**

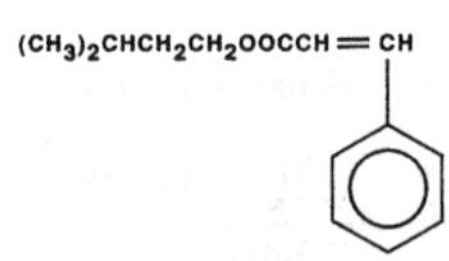

CE No. : **335** Category : **B** Structural formula :
FEMA No. : **2063**
CAS No. : **7779-65-9** Isomer : **YES**

Upper level (mg/kg) Bev : **3** Food : **20** Except : **—**
Main nat food occ in mg/kg : **wine (port)**

Main tox data for classification :
Tox data needed : **hydrolysis study**

Refs. :

Group 9.5.5

Main name : **Phenethyl cinnamate**

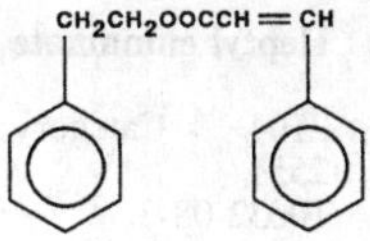

CE No. : 336 Category : B Structural formula :
FEMA No. : 2863
CAS No. : 103-53-7 Isomer : YES

Upper level (mg/kg) Bev : 2 Food : 5 Except : —
Main nat food occ in mg/kg : no data found

Main tox data for classification :
Tox data needed : hydrolysis study

Refs. :

Main name : **Cyclohexyl cinnamate**

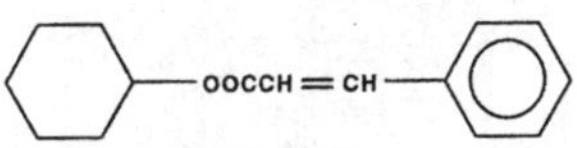

CE No. : 337 Category : B Structural formula :
FEMA No. : 2352
CAS No. : 7779-17-1 Isomer : YES

Upper level (mg/kg) Bev : 5 Food : 5 Except : —
Main nat food occ in mg/kg : no data found

Main tox data for classification :
Tox data needed : 28-d oral study on at least one and hydrolysis studies on several substances of group 9.1.6

Refs. :

Main name : **3-Phenylpropyl cinnamate**

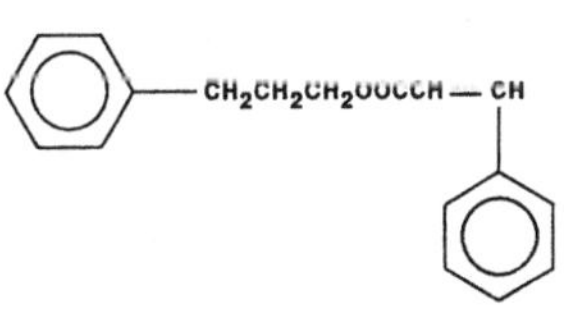

CE No. : 338 Category : B Structural formula :
FEMA No. : 2894
CAS No. : 122-68-9 Isomer : YES

Upper level (mg/kg) Bev : 3 Food : 5 Except : —
Main nat food occ in mg/kg : no data found

Main tox data for classification :
Tox data needed : hydrolysis study

Refs. :

Group 9.5.5

Main name : **Heptyl cinnamate**

CE No. : 2104 Category : B Structural formula :
FEMA No. : 2551
CAS No. : 10032-08-3 Isomer : YES

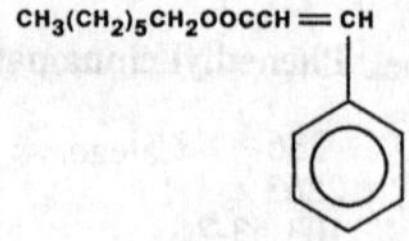

Upper level (mg/kg) Bev : 3 Food : 5 Except : —
Main nat food occ in mg/kg : no data found

Main tox data for classification :
Tox data needed : 28-d oral study ; hydrolysis study

Refs. :

GROUP SUMMARY

Group: 9.5.6 Esters of aromatic acids. N-Ethylanthranilates

Substances included in the group:

CE No	Cat.	Main name
629	B	Ethyl N-ethylanthranilate

Group 9.5.6

Main name : **Ethyl N-ethylanthranilate**

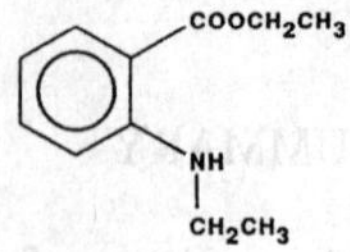

CE No.	: 629	Category : B	Structural formula :
FEMA No.	: —		
CAS No.	: 38446-21-8		Isomer :

Upper level (mg/kg) Bev : 3 Food : 5 Except : —

Main nat food occ in mg/kg : no data found

Main tox data for classification :

Tox data needed : 28-d oral study

Refs. :

GROUP SUMMARY

Group: 9.5.8 Esters of aromatic acids. 3-Phenylpropionates

Substances included in the group:

CE No	Cat.	Main name
427	B	Methyl-3-phenylpropionate
429	B	Ethyl-3-phenylpropionate
2167	B	Isopentyl 3-phenylpropionate

CE Nos. considered as sub-group: 427, 429, 2167

Group 9.5.8

Main name : **Methyl-3-phenylpropionate**

CE No. : 427 Category : B Structural formula :
FEMA No. : 2741
CAS No. : 103-25-3 Isomer :

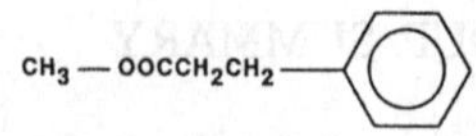

Upper level (mg/kg) Bev : 0.5 Food : 5 Except : —
Main nat food occ in mg/kg : tabasco pepper ; rhubarb (Chinese)

Main tox data for classification :
Tox data needed : hydrolysis study

Refs. :

Main name : **Ethyl-3-phenylpropionate**

CE No. : 429 Category : B Structural formula :
FEMA No. : 2455
CAS No. : 2021-28-5 Isomer : N

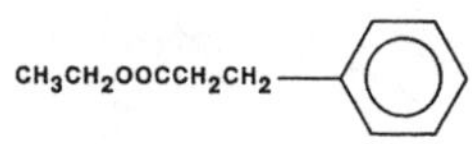

Upper level (mg/kg) Bev : 2 Food : 3 Except : —
Main nat food occ in mg/kg : rum : 0.5

Main tox data for classification :
Tox data needed : 28-d oral study on CE No 32 ; hydrolysis study

Refs. :

Main name : **Isopentyl 3-phenylpropionate**

CE No. : 2167 Category : B Structural formula :
FEMA No. : —
CAS No. : — Isomer :

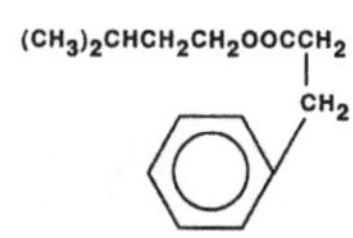

Upper level (mg/kg) Bev : — Food : 30 Except : —
Main nat food occ in mg/kg : no data found

Main tox data for classification :
Tox data needed : hydrolysis study

Refs. :

GROUP SUMMARY

Group: 9.5.9 Esters of aromatic acids. N-Methylanthranilates

Substances included in the group:

CE No	Cat.	Main name
756	A	Methyl N-methylanthranilate
632	B	Ethyl N-methylanthranilate
649	B	Isobutyl N-methylanthranilate

CE Nos. considered as sub-group: 632, 649, 756

Group 9.5.9

Main name : **Ethyl N-methylanthranilate**

CE No. : 632 Category : B Structural formula :

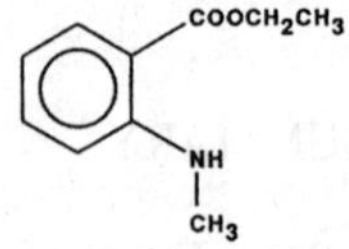

FEMA No. : —
CAS No. : 35472-56-1 Isomer :

Upper level (mg/kg) Bev : 0.5 Food : 5 Except : —
Main nat food occ in mg/kg : no data found

Main tox data for classification :
Tox data needed : hydrolysis study on CE Nos 632, 649 or 756

Refs. :

Main name : **Isobutyl N-methylanthranilate**

CE No. : 649 Category : B Structural formula :

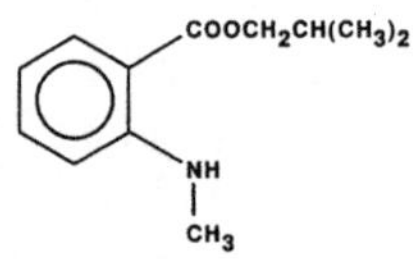

FEMA No. : —
CAS No. : 65505-24-0 Isomer :

Upper level (mg/kg) Bev : 1 Food : 5 Except : —
Main nat food occ in mg/kg : no data found

Main tox data for classification :
Tox data needed : hydrolysis study on CE Nos 632, 649 or 756

Refs. :

Main name : **Methyl N-methylanthranilate**

CE No. : 756 Category : A Structural formula :

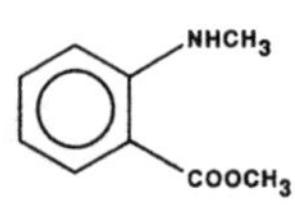

FEMA No. : 2718
CAS No. : 85-91-6 Isomer :

Upper level (mg/kg) Bev : Food : Except :
Main nat food occ in mg/kg : mandarin oil : 6,500

Main tox data for classification : JECFA : 0.2 mg/kg bw/d (ref. 1)
Tox data needed :

Refs. : (1) 23rd session, 1979

GROUP SUMMARY

Group: 9.5.11 Esters of aromatic acids. Phenylacetates

Substances included in the group:

CE No	Cat.	Main name
234	A	Phenethyl phenylacetate
229	B	Propyl phenylacetate
230	B	Octyl phenylacetate
231	B	Geranyl phenylacetate
232	B	Benzyl phenylacetate
233	B	Anisyl phenylacetate
235	B	Cinnamyl phenylacetate
236	B	p-Tolyl phenylacetate
237	B	Isoeugenyl phenylacetate
238	B	Guaiacyl phenylacetate
239	B	Santalyl phenylacetate
566	B	exo-Born-2-yl phenylacetate
612	B	Amyl phenylacetate
655	B	Linalyl phenylacetate
683	B	o-Tolyl phenylacetate
2155	B	Methyl phenylacetate
2156	B	Ethyl phenylacetate
2157	B	Citronellyl phenylacetate
2158	B	Isopropyl phenylacetate
2159	B	Butyl phenylacetate
2160	B	Isobutyl phenylacetate
2161	B	Isoamyl phenylacetate
2178	B	m-Tolyl phenylacetate
2179	B	Nonyl phenylacetate

CE Nos. considered as sub-group: 229, 230, 612, 2155, 2156, 2158, 2159, 2160, 2161, 2179 ; 236, 683, 2178

Group 9.5.11

Main name : **Propyl phenylacetate**

CE No. : 229 Category : B
FEMA No. : 2955
CAS No. : 4606-15-9

Structural formula :

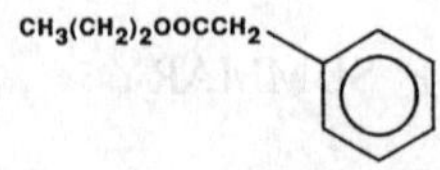

Isomer :

Upper level (mg/kg) Bev : 1 Food : 2 Except : —

Main nat food occ in mg/kg : no data found

Main tox data for classification :

Tox data needed : 28-d oral study on CE No 672

Refs. :

Main name : **Octyl phenylacetate**

CE No. : 230 Category : B
FEMA No. : 2812
CAS No. : 122-45-2

Structural formula :

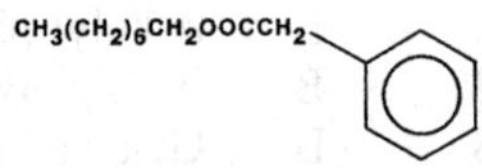

Isomer :

Upper level (mg/kg) Bev : 1 Food : 5 Except : —

Main nat food occ in mg/kg : no data found

Main tox data for classification :

Tox data needed : hydrolysis study

Refs. :

Main name : **Geranyl phenylacetate**

CE No. : 231 Category : B
FEMA No. : 2516
CAS No. : 102-22-7

Structural formula :

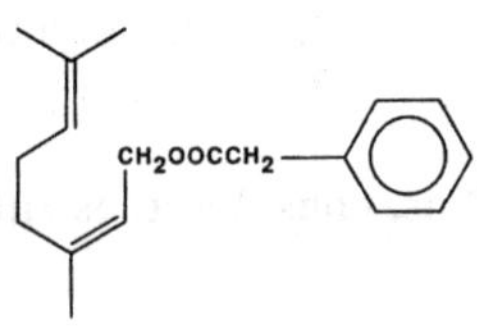

Isomer : YES

Upper level (mg/kg) Bev : 1 Food : 5 Except : —

Main nat food occ in mg/kg : no data found

Main tox data for classification :

Tox data needed : hydrolysis study

Refs. :

Main name : **Benzyl phenylacetate**

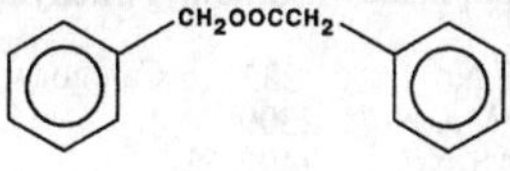

CE No. : 232 Category : B Structural formula :
FEMA No. : 2149
CAS No. : 102-16-9 Isomer :

Upper level (mg/kg) Bev : 1 Food : 5 Except : —
Main nat food occ in mg/kg : no data found

Main tox data for classification :
Tox data needed : hydrolysis study

Refs. :

Main name : **Anisyl phenylacetate**

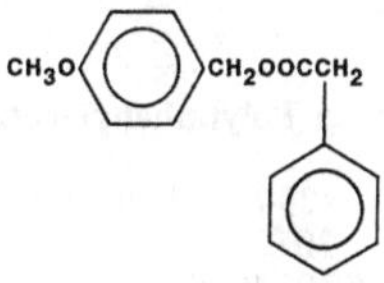

CE No. : 233 Category : B Structural formula :
FEMA No. : 3740
CAS No. : 102-17-0 Isomer :

Upper level (mg/kg) Bev : 1 Food : 5 Except : —
Main nat food occ in mg/kg : no data found

Main tox data for classification :
Tox data needed : hydrolysis study

Refs. :

Main name : **Phenethyl phenylacetate**

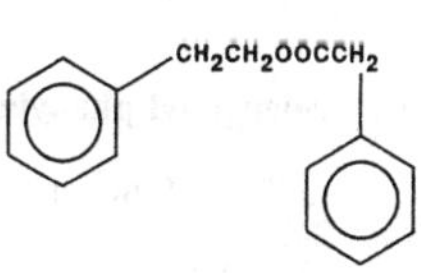

CE No. : 234 Category : A Structural formula :
FEMA No. : 2866
CAS No. : 102-20-5 Isomer :

Upper level (mg/kg) Bev : 2 Food : 5 Except : c : 10
Main nat food occ in mg/kg : no data found

Main tox data for classification :
Tox data needed :

Refs. :

Main name : **Cinnamyl phenylacetate**

CE No. : 235 Category : B
FEMA No. : 2300
CAS No. : 7492-65-1
Structural formula :

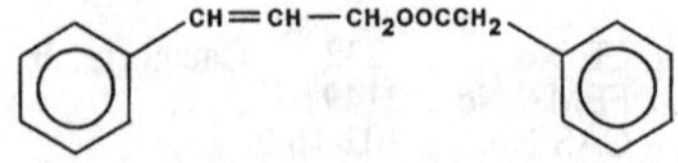

Isomer : YES

Upper level (mg/kg) Bev : 3 Food : 10 Except : —

Main nat food occ in mg/kg : no data found

Main tox data for classification :

Tox data needed : 28-d oral study on CE No 65 ; hydrolysis study on CE No 235 or 743

Refs. :

Main name : **p-Tolyl phenylacetate**

CE No. : 236 Category : B
FEMA No. : 3077
CAS No. : 101-94-0
Structural formula :

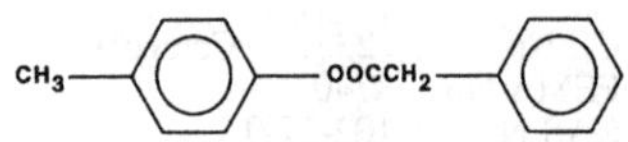

Isomer :

Upper level (mg/kg) Bev : 2 Food : 5 Except : —

Main nat food occ in mg/kg : no data found

Main tox data for classification :

Tox data needed : hydrolysis study

Refs. :

Main name : **Isoeugenyl phenylacetate**

CE No. : 237 Category : B
FEMA No. : 2477
CAS No. : 120-24-1
Structural formula :

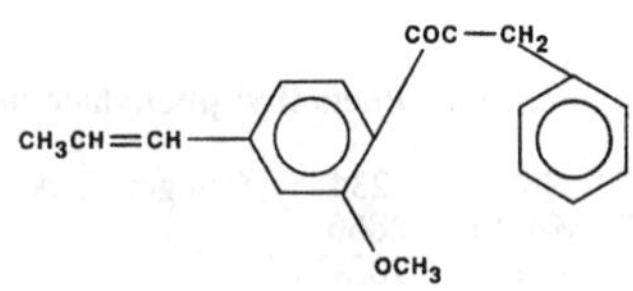

Isomer : YES

Upper level (mg/kg) Bev : 0.1 Food : 3 Except : —

Main nat food occ in mg/kg : no data found

Main tox data for classification :

Tox data needed : hydrolysis study

Refs. :

Main name : **Guaiacyl phenylacetate**

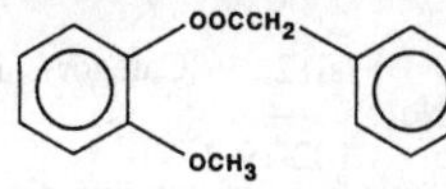

CE No. : **238** Category : **B** Structural formula :
FEMA No. : **2535**
CAS No. : **4112-89-4** Isomer :

Upper level (mg/kg) Bev : **0.5** Food : **3** Except : **—**
Main nat food occ in mg/kg : **no data found**

Main tox data for classification :
Tox data needed : **hydrolysis study**

Refs. :

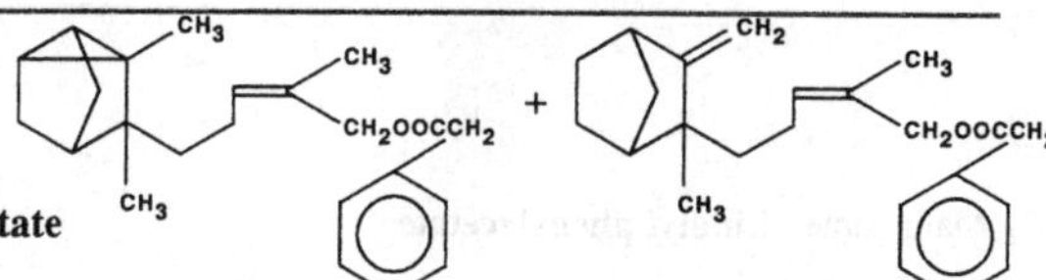

Main name : **Santalyl phenylacetate**

CE No. : **239** Category : **B** Structural formula :
FEMA No. : **3008**
CAS No. : **1323-75-7** Isomer : **YES**

Upper level (mg/kg) Bev : **1** Food : **2** Except : **—**
Main nat food occ in mg/kg : **no data found**

Main tox data for classification :
Tox data needed : **hydrolysis study**

Refs. :

Main name : **exo-Born-2-yl-phenylacetate**

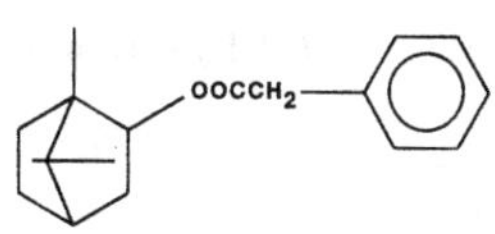

CE No. : **566** Category : **B** Structural formula :
FEMA No. : **—**
CAS No. : **—** Isomer : **YES**

Upper level (mg/kg) Bev : **1** Food : **1** Except : **—**
Main nat food occ in mg/kg : **no data found**

Main tox data for classification :
Tox data needed : **hydrolysis study**

Refs. :

Main name : **Amyl phenylacetate**

CE No. : 612 Category : B
FEMA No. : —
CAS No. : 102-19-2
Structural formula :
Isomer :

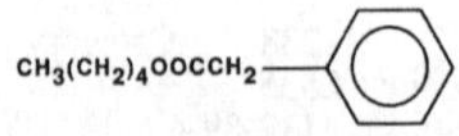

Upper level (mg/kg) Bev : 1 Food : 5 Except : c : 5
Main nat food occ in mg/kg : no data found

Main tox data for classification :
Tox data needed : 28-d oral study on CE No 672

Refs. :

Main name : **Linalyl phenylacetate**

CE No. : 655 Category : B
FEMA No. : 3501
CAS No. : 7145-69-3
Structural formula :
Isomer : YES

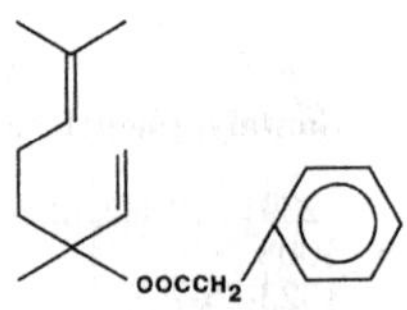

Upper level (mg/kg) Bev : 0.5 Food : — Except : a : 0.5
Main nat food occ in mg/kg : no data found

Main tox data for classification :
Tox data needed : hydrolysis study

Refs. :

Main name : **o-Tolyl phenylacetate**

CE No. : 683 Category : B
FEMA No. : —
CAS No. : —
Structural formula :
Isomer :

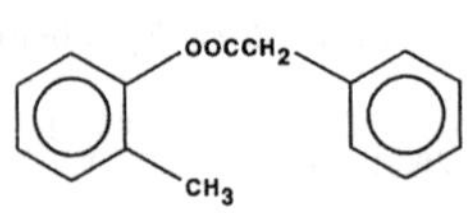

Upper level (mg/kg) Bev : — Food : 0.1 Except : —
Main nat food occ in mg/kg : no data found

Main tox data for classification :
Tox data needed : hydrolysis study

Refs. :

Main name : **Methyl phenylacetate**

CE No. : 2155 Category : B Structural formula : 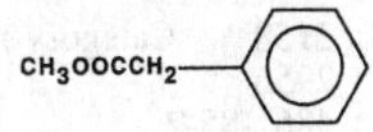
FEMA No. : 2733
CAS No. : 101-41-7 Isomer :

Upper level (mg/kg) Bev : 2 Food : 50 Except : —
Main nat food occ in mg/kg : cocoa : 0.2

Main tox data for classification :
Tox data needed : 28-d oral study on CE No 672

Refs. :

Main name : **Ethyl phenylacetate**

CE No. : 2156 Category : B Structural formula : 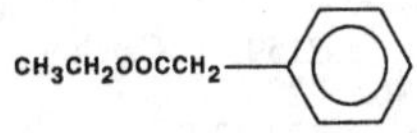
FEMA No. : 2452
CAS No. : 101-97-3 Isomer :

Upper level (mg/kg) Bev : — Food : 50 Except : —
Main nat food occ in mg/kg : grapefruit juice : 0.003 ; cognac : 0.02 ; cider : 0.02 ; wine, red : trace-0.02 ; wine, white : 0.005-0.01 ; cocoa : 0.1

Main tox data for classification :
Tox data needed : 28-d oral study on CE No 672

Refs. :

Main name : **Citronellyl phenylacetate**

CE No. : 2157 Category : B Structural formula : 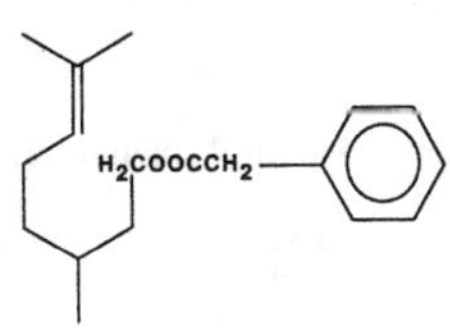
FEMA No. : 2315
CAS No. : 139-70-8 Isomer : YES

Upper level (mg/kg) Bev : — Food : 20 Except : —
Main nat food occ in mg/kg : no data found

Main tox data for classification :
Tox data needed : hydrolysis study

Refs. :

Main name : **Isopropyl phenylacetate**

CE No. : **2158** Category : **B** Structural : formula :
FEMA No. : **2956**
CAS No. : **4861-85-2** Isomer :

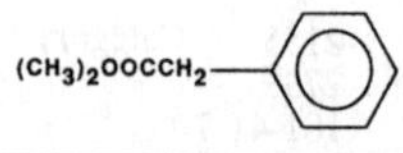

Upper level (mg/kg) Bev : — Food : **5** Except : —
Main nat food occ in mg/kg : **no data found**

Main tox data for classification : **no data found**
Tox data needed : **28-d oral study on CE No 672**

Refs. :

Main name : **Butyl phenylacetate**

CE No. : **2159** Category : **B** Structural : formula :
FEMA No. : **2209**
CAS No. : **122-43-0** Isomer :

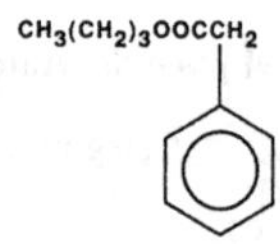

Upper level (mg/kg) Bev : — Food : **20** Except : —
Main nat food occ in mg/kg : **mountain papaya**

Main tox data for classification :
Tox data needed : **28-d oral study on CE No 672**

Refs. :

Main name : **Isobutyl phenylacetate**

CE No. : **2160** Category : **B** Structural : formula :
FEMA No. : **2210**
CAS No. : **102-13-6** Isomer :

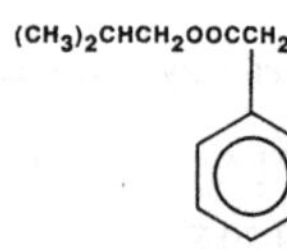

Upper level (mg/kg) Bev : — Food : **5** Except : —
Main nat food occ in mg/kg : **cocoa**

Main tox data for classification :
Tox data needed : **28-d oral study on CE No 672**

Refs. :

Main name : **Isoamyl phenylacetate**

CE No. : 2161 Category : B
FEMA No. : 2081
CAS No. : 102-19-2

Structural formula :

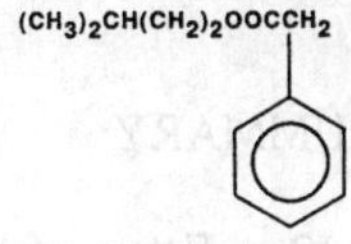

Isomer :

Upper level (mg/kg) Bev : — Food : 20 Except : —

Main nat food occ in mg/kg : mint

Main tox data for classification :

Tox data needed : hydrolysis study

Refs. :

Main name : **m-Tolyl phenylacetate**

CE No. : 2178 Category : B
FEMA No. : —
CAS No. : —

Structural formula :

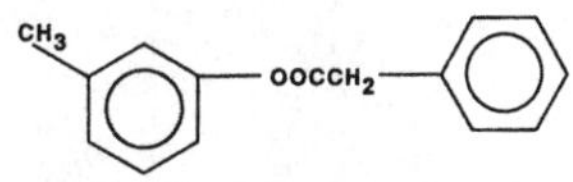

Isomer :

Upper level (mg/kg) Bev : — Food : 5 Except : —

Main nat food occ in mg/kg : no data found

Main tox data for classification :

Tox data needed : data on actual exposure via smoked food

Refs. :

Main name : **Nonyl phenylacetate**

CE No. : 2179 Category : B
FEMA No. : —
CAS No. : —

Structural formula :

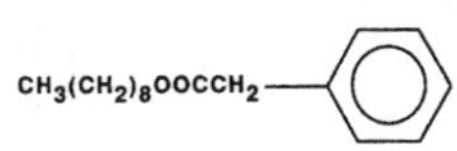

Isomer :

Upper level (mg/kg) Bev : — Food : 5 Except : —

Main nat food occ in mg/kg : no data found

Main tox data for classification :

Tox data needed : hydrolysis study

Refs. :

GROUP SUMMARY

Group: 9.5.12 Esters of aromatic acids. 4-Phenylbutyrates

Substances included in the group:

CE No	Cat.	Main name
307	B	Ethyl 4-phenylbutyrate
308	B	Methyl 4-phenylbutyrate

CE Nos. considered as sub-group: 307, 308

Group 9.5.12

Main name : **Ethyl 4-phenylbutyrate**

CE No. : 307 Category : B Structural formula :

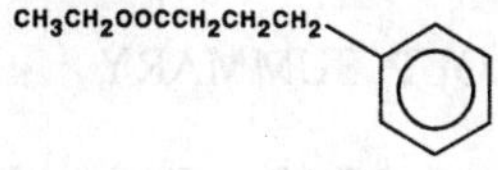

FEMA No. : 2453
CAS No. : 10031-93-3 Isomer :

Upper level (mg/kg) Bev : 0.1 Food : 0.1 Except : —
Main nat food occ in mg/kg : no data found

Main tox data for classification :
Tox data needed : 28-d oral study

Refs. :

Main name : **Methyl 4-phenylbutyrate**

CE No. : 308 Category : B Structural formula :

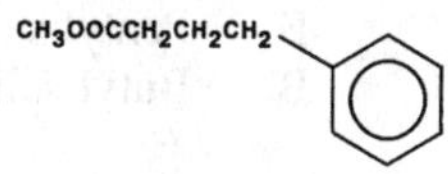

FEMA No. : 2739
CAS No. : 2046-17-5 Isomer :

Upper level (mg/kg) Bev : 0.5 Food : 2 Except : —
Main nat food occ in mg/kg : no data found

Main tox data for classification :
Tox data needed : 28-d oral study

Refs. :

GROUP SUMMARY

Group: 9.5.13 Esters of aromatic acids. Salicylates

Substances included in the group:

CE No	Cat.	Main name
433	A	Methyl salicylate
432	B	Ethyl salicylate
434	B	Isobutyl salicylate
435	B	Isoamyl salicylate
436	B	Benzyl salicylate
437	B	Phenethyl salicylate
603	B	Propyl salicylate
613	B	Pentyl salicylate
614	B	Butyl salicylate

CE Nos. considered as sub-group: 432, 433, 434, 435, 603, 613, 614

Main toxicological tests available for the evaluation of substances:

Chronic toxicity : 433
Metabolism : 433, 613

Main name : **Ethyl salicylate**

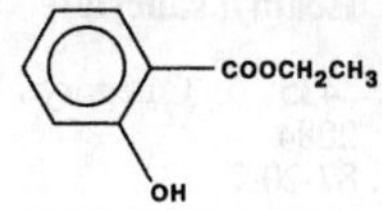

CE No. : 432 Category : B Structural formula :
FEMA No. : 2458
CAS No. : 118-61-6 Isomer :

Upper level (mg/kg) Bev : 3 Food : 15 Except : —
Main nat food occ in mg/kg : raspberry : 0.01-0.15 ; grape (concord) : 0.02

Main tox data for classification :
Tox data needed : hydrolysis study

Refs. :

Main name : **Methyl salicylate**

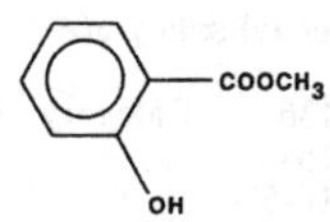

CE No. : 433 Category : A Structural formula :
FEMA No. : 2745
CAS No. : 119-36-8 Isomer :

Upper level (mg/kg) Bev : Food : Except :
Main nat food occ in mg/kg : peach : 0.23 ; other fruits : up to 0.04 ; tomato : 0.03 ; rum : 0.15 ; tea (black) : 4.8-4.9 ; coffee : 1.4

Main tox data for classification : 2-y oral rat study : NEL 50 mg/kg bw/d (ref. 1)
metabolism study (ref. 1)
Tox data needed :

Refs. : (1) Food Cosmet. Toxicol. 5, 141, 1967

Main name : Isobutyl salicylate

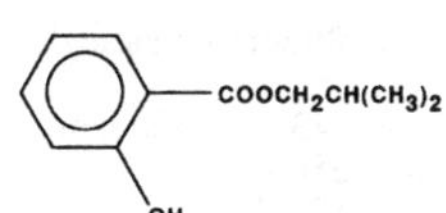

CE No. : 434 Category : B Structural formula :
FEMA No. : 2213
CAS No. : 87-19-4 Isomer :

Upper level (mg/kg) Bev : 3 Food : 3 Except : —
Main nat food occ in mg/kg : no data found

Main tox data for classification :
Tox data needed : hydrolysis study

Refs. :

Main name : **Isoamyl salicylate**

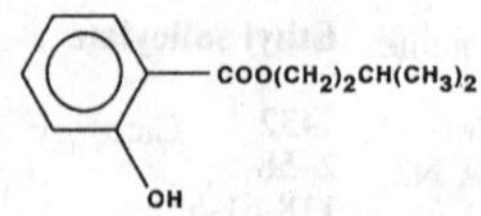

CE No. : 435 Category : B Structural formula :
FEMA No. : 2084
CAS No. : 87-20-7 Isomer :

Upper level (mg/kg) Bev : 1 Food : 4 Except : —
Main nat food occ in mg/kg : grape (concord) : 0.15-0.23

Main tox data for classification :
Tox data needed : hydrolysis study

Refs. :

Main name : **Benzyl salicylate**

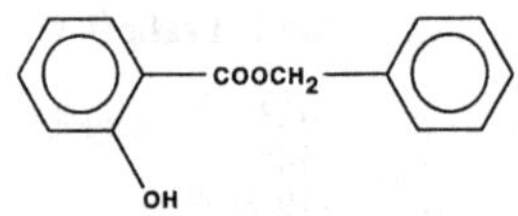

CE No. : 436 Category : B Structural formula :
FEMA No. : 2151
CAS No. : 118-58-1 Isomer :

Upper level (mg/kg) Bev : 1 Food : 2 Except : —
Main nat food occ in mg/kg : cranberry ; cloves

Main tox data for classification :
Tox data needed : hydrolysis study

Refs. :

Main name : **Phenethyl salicylate**

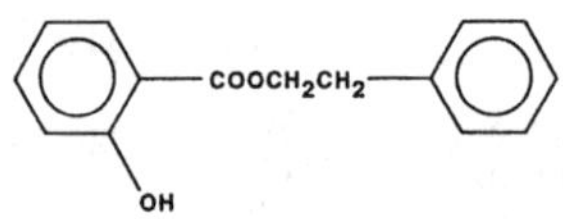

CE No. : 437 Category : B Structural formula :
FEMA No. : 2868
CAS No. : 87-22-9 Isomer :

Upper level (mg/kg) Bev : 0.8 Food : 2 Except : —
Main nat food occ in mg/kg : no data found

Main tox data for classification :
Tox data needed : hydrolysis study

Refs. :

Group 9.5.13

Main name : **Propyl salicylate**

CE No. : 603 Category : B
FEMA No. : —
CAS No. : 607-90-9
Structural formula :
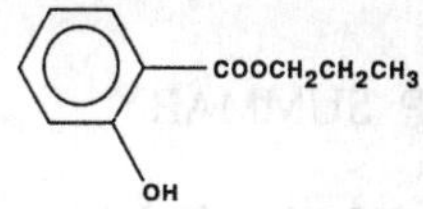

Isomer :

Upper level (mg/kg) Bev : — Food : — Except : a : 1
Main nat food occ in mg/kg : no data found

Main tox data for classification :
Tox data needed : hydrolysis study

Refs. :

Main name : **Pentyl salicylate**

CE No. : 613 Category : B
FEMA No. : —
CAS No. : 2050-08-0
Structural formula :
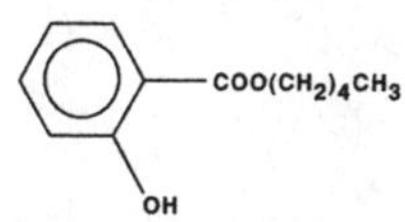

Isomer :

Upper level (mg/kg) Bev : 0.2 Food : 2 Except : a : 5, c : 0.5
Main nat food occ in mg/kg : no data found

Main tox data for classification : metabolism study (ref. 1)
Tox data needed : hydrolysis study

Refs. : (1) Food Cosmet. Toxicol. 11, 859, 1973

Main name : **Butyl salicylate**

CE No. : 614 Category : B
FEMA No. : 3650
CAS No. : 2052-14-4
Structural formula :
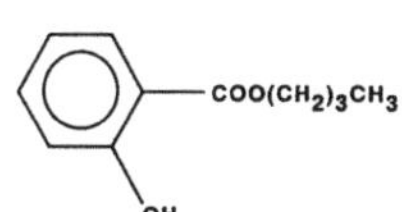

Isomer :

Upper level (mg/kg) Bev : 1 Food : 5 Except : —
Main nat food occ in mg/kg : mountain papaya

Main tox data for classification :
Tox data needed : hydrolysis study

Refs. :

GROUP SUMMARY

Group: 9.5.14 Tolyloxyacetates

Substances included in the group:

CE No	Cat.	Main name
2243	B	Ethyl (p-Tolyloxy)acetate

Main toxicological tests available for the evaluation of substances:

Subchronic toxicity : 2243

Group 9.5.14

Main name : **Ethyl (p-Tolyloxy)acetate**

CE No. : **2243** Category : **B** Structural : formula : 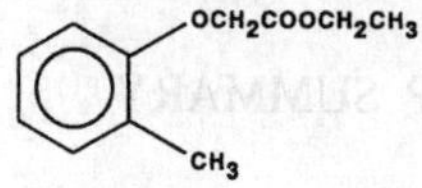

FEMA No. : **3157**

CAS No. : **67028-40-4** Isomer :

Upper level (mg/kg) Bev : **10** Food : **—** Except : **a : 40**

Main nat food occ in mg/kg : **no data found**

Main tox data for classification : **90-d oral rat study : NEL > 15.4 mg/kg bw/d (ref. 1)**

Tox data needed : **mutagenicity studies**

Refs. : **(1) Confidential data**

GROUP SUMMARY

Group: 9.5.15 Vanillates

Substances included in the group:

CE No	Cat.	Main name
2302	B	Ethyl vanillate
2305	B	Methyl vanillate

CE Nos. considered as sub-group: 2302, 2305

Main name : **Ethyl vanillate**

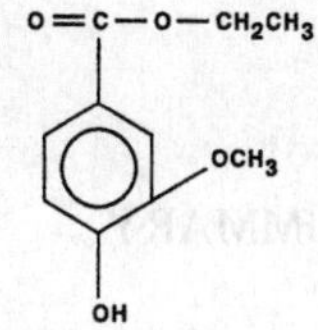

CE No. : 2302 Category : **B** Structural formula :
FEMA No. : —
CAS No. : 617-5-0 Isomer :

Upper level (mg/kg) Bev : — Food : 25 Except : —

Main nat food occ in mg/kg : **rum : 0.3**

Main tox data for classification :

Tox data needed : **hydrolysis study on CE No 2302 or 2305**

Refs. :

Main name : **Methyl vanillate**

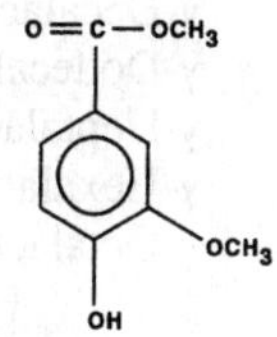

CE No. : 2305 Category : **B** Structural formula :
FEMA No. : —
CAS No. : 3943-74-6 Isomer :

Upper level (mg/kg) Bev : — Food : 25 Except : —

Main nat food occ in mg/kg : **grape ; cloudberry ; wine (white and red) ; vanilla**

Main tox data for classification :

Tox data needed : **hydrolysis study on CE No 2302 or 2305**

Refs. :

GROUP SUMMARY

Group: 10.1 1,4-Lactones, saturated, straight saturated chain

Substances included in the group:

CE No	Cat.	Main name
178	A	γ-Nonalactone
179	A	γ-Undecalactone
615	A	4-Hydroxybutanoic acid lactone
757	A	γ-Valerolactone
2230	A	γ-Decalactone
2240	A	γ-Dodecalactone
2253	A	γ-Heptalactone
2254	A	γ-Hexalactone
2274	A	γ-Octalactone

CE Nos. considered as sub-group: 178, 179, 615, 757, 2230, 2240, 2253, 2254, 2274

Main toxicological tests available for the evaluation of substances:

Subchronic toxicity : 615, 757, 2230, 2240, 2274
Carcinogenicity : 615, 2230, 2240, 2274
Mutagenicity : 615
Reproduction : 615, 2230, 2240, 2274
Metabolism : 757

Main name : **γ-Nonalactone**

CE No. : 178 Category : **A** Structural formula :
FEMA No. : 2781
CAS No. : 104-61-0 Isomer : **YES**

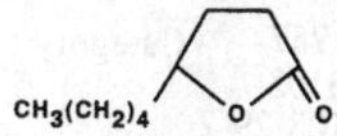

Upper level (mg/kg) Bev : Food : Except :
Main nat food occ in mg/kg : mango : 0.3-0.4 ; beer : 0.3 ; other ale : up to 0.1 ; beef (heated) : 0.07 ; pork (heated) : 0.1-0.3 ; tea (green) : 0.1-0.3 ; cocoa : trace

Main tox data for classification : JECFA : 1.25 mg/kg bw/d (ref. 1)
Tox data needed :

Refs. : (1) 11th session, 1968

Main name : **γ-Undecalactone**

CE No. : 179 Category : **A** Structural formula :
FEMA No. : 3091
CAS No. : 104-67-6 Isomer : **YES**

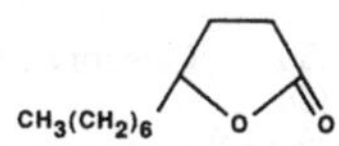

Upper level (mg/kg) Bev : Food : Except :
Main nat food occ in mg/kg : apple juice : trace ; butter : 0.05-0.2

Main tox data for classification : JECFA : 1.25 mg/kg bw/d (ref. 1)
Tox data needed :

Refs. : (1) 11th session, 1968

Main name : **4-Hydroxybutanoic acid lactone**

CE No. : 615 Category : **A** Structural formula :
FEMA No. : 3291
CAS No. : 96-48-0 Isomer :

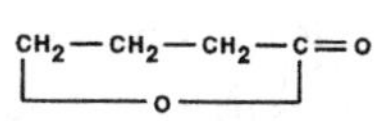

Upper level (mg/kg) Bev : — Food : — Except : **a : 2**
Main nat food occ in mg/kg : mango : 0.05 ; wine (white) : 2.8-24.7 ; beer : 1.3-2 ; coffee : 4.7

Main tox data for classification :
- 90-d oral rat study on mixtures (ref. 1)
- carcinogenicity study on mixtures (ref. 1)
- reproduction study on mixtures (ref. 2)
- mutagenicity study (ref. 3)

Tox data needed :

Refs. : (1) IARC Monograph Series ; (2) Confidential data ; (3) Mut. Res. 74, 379, 1980

Main name : **γ-Valerolactone**

CE No. : 757 Category : A
FEMA No. : 3103
CAS No. : 108-29-2

Structural formula :

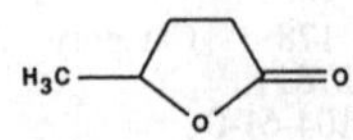

Isomer : YES

Upper level (mg/kg) Bev : 3 Food : 20 Except : —

Main nat food occ in mg/kg : peach : 0.45 ; mango : 0.02 ; beer : 1.6

Main tox data for classification : 90-d oral rat study : NEL > 50 mg/kg bw/d (ref. 1)
: metabolism study (ref. 2, 3)

Tox data needed :

Refs. : (1) Food Cosmet. Toxicol. 3, 563, 1965 and 5, 191, 1967 ; (2) Int. Arch. Occup. Environ. Health 42, 349, 1973 ; (3) Confidential data

---

Main name : **γ-Decalactone**

CE No. : 2230 Category : A
FEMA No. : 2360
CAS No. : 706-14-9

Structural formula :

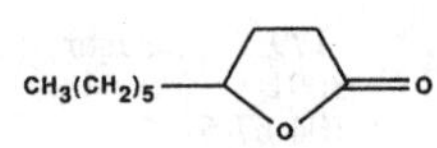

Isomer : YES

Upper level (mg/kg) Bev : — Food : 20 Except : —

Main nat food occ in mg/kg : strawberry : 0.01 ; other fruits : up to 100.95 ; butter : 0.1-0.5 ; beer : 0.01-0.2

Main tox data for classification : 90-d oral rat study on mixtures (ref. 1)
: carcinogenicity study on mixtures (ref. 1)
: reproduction study on mixtures (ref. 1)

Tox data needed :

Refs. : (1) Confidential data

Main name : **γ-Dodecalactone**

CE No. : 2240 Category : A
FEMA No. : 2400
CAS No. : 2305-05-7

Structural formula :

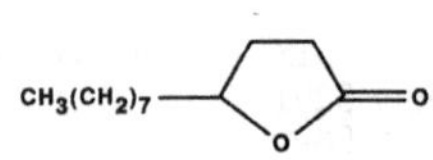

Isomer : YES

Upper level (mg/kg) Bev : 3 Food : 10 Except : —

Main nat food occ in mg/kg : strawberry : 0.01-0.25 ; peach : 0.15 ; butter : 0.3-1.5 ; rum : 0.02

Main tox data for classification : 90-d oral rat study on mixtures (ref. 1)
: carcinogenicity study on mixtures (ref. 1)
: reproduction study on mixtures (ref. 1)

Tox data needed :

Refs. : (1) Confidential data

Main name : **γ-Heptalactone**

CE No. : 2253 Category : **A** Structural :
FEMA No. : 2539 formula :
CAS No. : 105-21-5 Isomer : **YES**

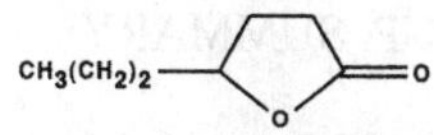

Upper level (mg/kg) Bev : 20 Food : 20 Except : —
Main nat food occ in mg/kg : strawberry : trace ; asparagus (cooked) : 0.1 ; beef (heated) : 0.01 ; pork (heated) : 0.1-0.4 ; beer : 0.02 ; tea (green) : 0.1-0.5

Main tox data for classification :
Tox data needed :

Refs. :

Main name : **γ-Hexalactone**

CE No. : 2254 Category : **A** Structural :
FEMA No. : 2556 formula :
CAS No. : 695-06-7 Isomer : **YES**

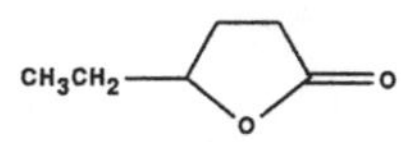

Upper level (mg/kg) Bev : 5 Food : 5 Except : —
Main nat food occ in mg/kg : raspberry : 0.005-1 ; other fruits : up to 0.06 ; asparagus (cooked) : trace ; beer : 0.02 ; pork (heated) : trace-0.1

Main tox data for classification :
Tox data needed :

Refs. :

Main name : **γ-Octalactone**

CE No. : 2274 Category : **A** Structural :
FEMA No. : 2796 formula :
CAS No. : 104-50-7 Isomer : **YES**

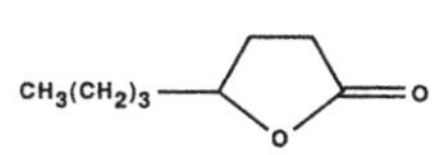

Upper level (mg/kg) Bev : 1 Food : 20 Except : —
Main nat food occ in mg/kg : peach : 0.66 ; other fruits : up to 0.6 ; asparagus (cooked) : 0.01 ; chicken (heated) : 0.07 ; pork (heated) : 0.3-0.5 ; beer : 0.02-0.03 ; cognac : 0.2

Main tox data for classification : 90-d oral rat study on mixtures (ref. 1)
: carcinogenicity study, subcutaneous (ref. 2)
: reproduction study on mixtures (ref. 1)
Tox data needed :

Refs. : (1) Confidential data ; (2) Cancer Res. 30, 1037, 1970

GROUP SUMMARY

Group: 10.2 1,4-Lactones, saturated, unsaturated chain

Substances included in the group:

CE No	Cat.	Main name
625	A	γ-Dodecen-6-lactone

Main name : **γ-Dodecen-6-lactone**

CE No. : 625 Category : A
FEMA No. : —
CAS No. : 18679-18-0 Isomer : YES

Structural formula :

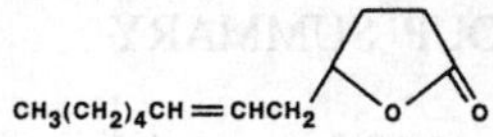

Upper level (mg/kg) Bev : 0.01 Food : 0.01 Except : —

Main nat food occ in mg/kg : lamb and mutton (heated) ; mushrooms ; butter

Main tox data for classification :

Tox data needed :

Refs. :

GROUP SUMMARY

Group: 10.3 1,4-Lactones, unsaturated, straight chain

Substances included in the group:

CE No	Cat.	Main name
731	B	4-Hydroxy-3-pentenoic acid lactone
2300	B	2,4-Dihydroxy-3-methyl-hex-2-enoic acid-4-lactone

Main toxicological tests available for the evaluation of substances:

Subchronic toxicity : 731
Carcinogenicity : 731

Main name : **4-Hydroxy-3-pentenoic acid lactone**

CE No. : 731 Category : **B** Structural formula :
FEMA No. : 3293
CAS No. : 591-12-8 Isomer : **YES**

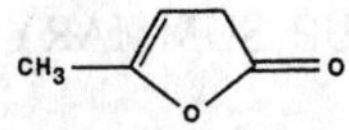

Upper level (mg/kg) Bev :— Food :2 Except :—
Main nat food occ in mg/kg : grape (dried, sultana) ; white bread ; soyabean ; licorice

Main tox data for classification : 90-d oral rat study : NEL < 18 mg/kg bw/d (ref. 1)
: carcinogenicity study (ref. 2, 3)
Tox data needed : mutagenicity study

Refs. : (1) Confidential data ; (2) Brit. J. Cancer 19, 393, 1965 ;
: (3) J. Nat. Cancer Inst. 35, 707, 1965

Main name : **2,4-Dihydroxy-3-methyl-hex-2-enoic acid-4-lactone**

CE No. : 2300 Category : **B** Structural formula :
FEMA No. : —
CAS No. : 698-10-2 Isomer : **YES**

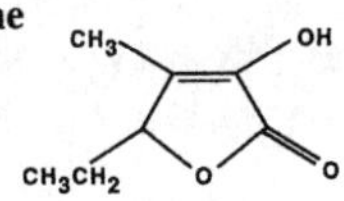

Upper level (mg/kg) Bev :— Food : 1 Except :—
Main nat food occ in mg/kg : no data found

Main tox data for classification :
Tox data needed : 28-d oral study ; mutagenicity study

Refs. :

GROUP SUMMARY

Group: 10.4 ϕ-Lactones, saturated

Substances included in the group:

CE No	Cat.	Main name
181	B	ϕ-Pentadecalactone

Group 10.4

Main name : **ϕ-Pentadecalactone**

CE No. : **181** Category : **B**
FEMA No. : **2840**
CAS No. : **106-02-5**

Structural formula : 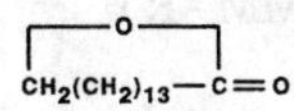

Isomer :

Upper level (mg/kg) Bev : **0.5** Food : **1** Except : —

Main nat food occ in mg/kg : **no data found**

Main tox data for classification :

Tox data needed : **metabolism study**

Refs. :

GROUP SUMMARY

Group: 10.5 ϕ-Lactones, unsaturated

Substances included in the group:

CE No	Cat.	Main name
180	B	ϕ-6-Hexadecenlactone

CE Nos. considered as sub-group: 180

Main toxicological tests available for the evaluation of substances:

Metabolism : 180

Group 10.5

Main name : **ф-6-Hexadecenlactone**

CE No. : 180 Category : B Structural formula : 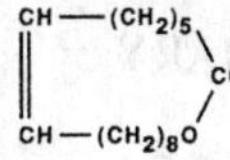
FEMA No. : 2555
CAS No. : 7779-50-2 Isomer : YES

Upper level (mg/kg) Bev : 0.2 Food : 0.2 Except : —

Main nat food occ in mg/kg : no data found

Main tox data for classification : metabolism study, *in vitro* (ref. 1)

Tox data needed : 28-d oral study

Refs. : (1) Confidential data

GROUP SUMMARY

Group: 10.6 1,5-Lactones, saturated, straight chain

Substances included in the group:

CE No	Cat.	Main name
621	B	#-Decalactone
624	B	#-Dodecalactone
641	B	#-Hexalactone
688	B	5-Hydroxyundecanoic acid lactone
2194	B	1,5-Nonanolactone
2195	B	#-Octalactone
2196	B	#-Tetradecalactone

CE Nos. considered as sub-group: 621, 624, 641, 688, 2194, 2195, 2196

Main toxicological tests available for the evaluation of substances:

Chronic toxicity	: 621, 624
Reproduction	: 621, 624
Metabolism	: 624

Group 10.6

Main name : **#-Decalactone**

CE No. : 621 Category : B Structural : formula :
FEMA No. : 2361
CAS No. : 705-86-2 Isomer : YES

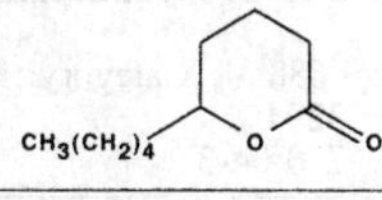

Upper level (mg/kg) Bev : 5 Food : 20 Except : —

Main nat food occ in mg/kg : raspberry : 0.005-1.4 ; other fruits : up to 0.15 ; butter : 0.85-7.95 ; wine, (white) : 0.06 ; rum : 0.02 ; coconut : 0.1-97

Main tox data for classification : long-term oral studies in mice and rats on mixtures (ref. 1)
: reproduction studies in rats on mixtures (ref. 1)

Tox data needed : 28-d oral study ; metabolism studies on 2 substances of group 10.7 (one with shorter and one with longer chain)

Refs. : (1) Confidential data

Main name : **#-Dodecalactone**

CE No. : 624 Category : B Structural : formula :
FEMA No. : 2401
CAS No. : 713-95-1 Isomer : YES

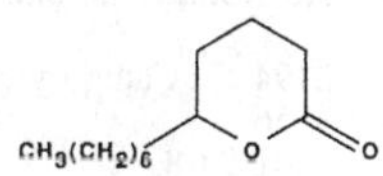

Upper level (mg/kg) Bev : — Food : 40 Except : —

Main nat food occ in mg/kg : raspberry : 0.3 ; other fruits : up to 100.25 ; butter : 2.55-24.2 ; coconut : 0.1-60

Main tox data for classification : long-term oral studies in mice and rats on mixtures (ref. 1)
: metabolism study (ref. 1)

Tox data needed : 28-d oral study ; metabolism studies on 2 substances of group 10.7 (one with shorter and one with longer chain)

Refs. : (1) Confidential data

Main name : **#-Hexalactone**

CE No. : 641 Category : B Structural : formula :
FEMA No. : 3167
CAS No. : 823-22-3 Isomer : YES

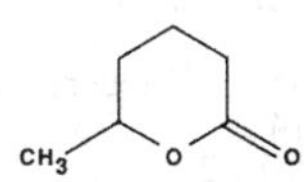

Upper level (mg/kg) Bev : 10 Food : 10 Except : —

Main nat food occ in mg/kg : raspberry : 0.8 ; strawberry : 0.02-0.05 ; butter : trace ; tea (green) : 0.2 ; coconut : 20

Main tox data for classification :

Tox data needed : metabolism studies on 2 substances of group 10.7 (one with shorter and one with longer chain)

Refs. :

Group 10.6

Main name : **5-Hydroxyundecanoic acid lactone**

CE No. : 688 Category : B Structural :
FEMA No. : 3294 formula :
CAS No. : 710-04-3 Isomer : YES

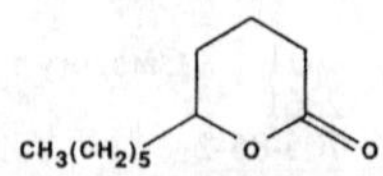

Upper level (mg/kg) Bev : 2 Food : 2 Except : —
Main nat food occ in mg/kg : butter : 0.1-0.5

Main tox data for classification :
Tox data needed : metabolism studies on 2 substances of group 10.7 (one with shorter and one with longer chain)

Refs. :

Main name : **1,5-Nonanolactone**

CE No. : 2194 Category : B Structural :
FEMA No. : 3356 formula :
CAS No. : 3301-94-8 Isomer : YES

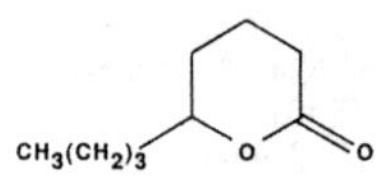

Upper level (mg/kg) Bev : — Food : 1 Except : —
Main nat food occ in mg/kg : butter : trace ; wine (white) : 0.02

Main tox data for classification : reproduction study in rats on mixtures (ref. 1)
Tox data needed : metabolism studies on 2 substances of group 10.7 (one with shorter and one with longer chain)

Refs. : (1) Confidential data

Main name : **#-Octalactone**

CE No. : 2195 Category : B Structural :
FEMA No. : 3214 formula :
CAS No. : 698-76-0 Isomer : YES

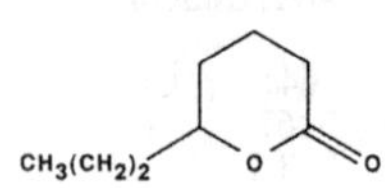

Upper level (mg/kg) Bev : — Food : 30 Except : —
Main nat food occ in mg/kg : raspberry : 1 ; other fruits : up to 0.05 ; butter : 0.08-0.85 ; rum : 0.01 ; wine (white) : 0.006 ; coconut : 0.1-51

Main tox data for classification :
Tox data needed : metabolism studies on 2 substances of group 10.7 (one with shorter and one with longer chain)

Refs. :

Group 10.6

Main name : **#-Tetradecalactone**

CE No. : 2196 Category : B
FEMA No. : 3590
CAS No. : 2721-22-4 Isomer : YES

Structural formula :

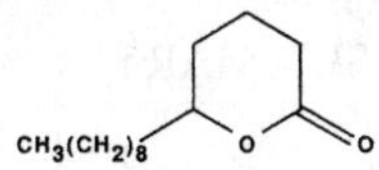

Upper level (mg/kg) Bev : — Food : 40 Except : —

Main nat food occ in mg/kg : butter : 3-30.6 ; coconut : 30

Main tox data for classification :

Tox data needed : metabolism studies on 2 substances of group 10.7 (one with shorter and one with longer chain)

Refs. :

GROUP SUMMARY

Group: 11 Amines

Substances included in the group:

CE No	Cat.	Main name
512	A	Isopentylamine
513	A	Isobutylamine
524	A	Butylamine
601	A	Propylamine
707	A	sec-Butylamine
708	A	Phenethylamine
709	A	Tyramine

Main toxicological tests available for the evaluation of substances:

Carcinogenicity	: 524
Mutagenicity	: 513, 524
Metabolism	: 708

Main name : **Isopentylamine**

CE No. : 512 Category : A Structural formula : $(CH_3)_2CHCH_2CH_2NH_2$
FEMA No. : 3219
CAS No. : 107-85-7 Isomer : NO

Upper level (mg/kg) Bev : — Food : 1 Except : —
Main nat food occ in mg/kg : tomato : 0.14 ; wine (white) : 0.004-0.23 ; wine (red) : 0.03 ; mushroom (dried) : 90

Main tox data for classification :
Tox data needed :

Refs. :

Main name : **Isobutylamine**

CE No. : 513 Category : A Structural formula : $(CH_3)_2CHCH_2NH_2$
FEMA No. : —
CAS No. : 78-81-9 Isomer : NO

Upper level (mg/kg) Bev : — Food : 1 Except : —
Main nat food occ in mg/kg : tomato : 0.04 ; mushroom (dried) : 20

Main tox data for classification : mutagenicity study (1)
Tox data needed :

Refs. : (1) Toxicology 18, 219, 1980

Main name : **Butylamine**

CE No. : 524 Category : A Structural formula : $CH_3(CH_2)_2CH_2NH_2$
FEMA No. : 3130
CAS No. : 109-73-9 Isomer : NO

Upper level (mg/kg) Bev : — Food : 1 Except : —
Main nat food occ in mg/kg : apple ; cabbage ; tomato ; milk ; bread ; meat ; fish and in other foods

Main tox data for classification : mutagenicity study : Ames neg. (ref. 1)
: carcinogenicity study (ref. 2)
Tox data needed :

Refs. : (1) Toxicology 18, 219, 1980 ; (2) Z. Krebsforsch. Klin. Onkol. 86, 47, 1967

Main name : **Propylamine**

CE No. : 601 Category : A Structural formula : $CH_3CH_2CH_2NH_2$
FEMA No. : —
CAS No. : 107-10-8 Isomer : NO

Upper level (mg/kg) Bev : — Food : 1 Except : —
Main nat food occ in mg/kg : tomato : trace ; tea (black) : 20-29 ; mushrooms (dried) : 3

Main tox data for classification :
Tox data needed :

Refs. :

Main name : **sec-Butylamine**

CE No. : 707 Category : A Structural formula : $CH_3CH_2-CH(CH_3)-NH_2$
FEMA No. : —
CAS No. : 13952-84-6 Isomer : YES

Upper level (mg/kg) Bev : 1 Food : 1 Except : —
Main nat food occ in mg/kg : cheese ; beer ; cocoa

Main tox data for classification :
Tox data needed :

Refs. :

Main name : **Phenethylamine**

CE No. : 708 Category : A Structural formula :
FEMA No. : 3220
CAS No. : 64-04-0 Isomer : NO

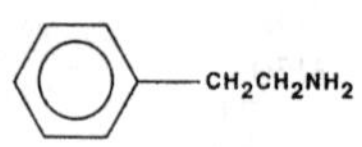

Upper level (mg/kg) Bev : 0.1 Food : 0.1 Except : —
Main nat food occ in mg/kg : chocolate : trace-50

Main tox data for classification : metabolism *in vitro* study (ref. 1)
Tox data needed :

Refs. : (1) Carcinogenesis 2, 165, 1981

Group 11

Main name : **Tyramine**

CE No. : 709 Category : **A** Structural formula :

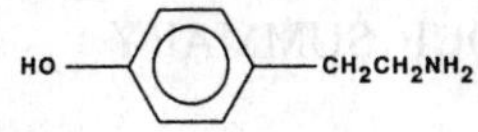

FEMA No. : —

CAS No. : 51-67-2 Isomer : **NO**

Upper level (mg/kg) Bev : 1 Food : 1 Except : —

Main nat food occ in mg/kg : pork (heated) : 3-4 ; beer : 0.7-2 ; chocolate : 0.1-14.7

Main tox data for classification :

Tox data needed :

Refs. :

GROUP SUMMARY

Group: 12.1 Mercaptanes

Substances included in the group:

CE No	Cat.	Main name
725	A	2,3-Butanedithiol
760	A	2-Mercapto-3-butanol
2327	A	3-Mercapto-2-pentanone
2328	A	Methyl thiobutyrate
2331	A	1,8-Octanedithiol
2332	A	2,3 or 10-mercaptopinane
2353	A	£-Methyl-ß-Hydroxypropyl £-Methyl-ß-Mercaptopropyl sulphide
475	B	Methyl mercaptan
476	B	Allyl mercaptan
526	B	1-Butanethiol
546	B	Ethanethiol
2321	B	Cyclopentanethiol

CE Nos. considered as sub-group: 475, 526, 546

Main toxicological tests available for the evaluation of substances:

Subchronic toxicity : 725, 760, 2321, 2327, 2328, 2332, 2353
Mutagenicity : 476

Group 12.1

Main name : **Methyl mercaptan**

CE No. : 475 Category : B Structural formula : CH_3SH
FEMA No. : 2716
CAS No. : 74-93-1 Isomer :

Upper level (mg/kg) Bev : 1 Food : 1 Except : —

Main nat food occ in mg/kg : potato (cooked) : 0.04-0.09 ; asparagus (cooked) : 0.01 ; mushroom (dried) : 0.01 ; Cheddar cheese : 0.003-0.03 ; pork (heated) : 0.0001-0.33 ; beer : 0.0004-0.0003

Main tox data for classification :

Tox data needed : 28-d oral study on CE No 546

Refs. :

Main name : **Allyl mercaptan**

CE No. : 476 Category : B Structural formula : $CH_2{=}CHCH_2SH$
FEMA No. : 2035
CAS No. : 870-23-5 Isomer :

Upper level (mg/kg) Bev : 0.5 Food : 2 Except : b : 3

Main nat food occ in mg/kg : onion : 0.5

Main tox data for classification : mutagenicity study : Ames neg. (ref. 1)

Tox data needed : 28-d oral study ; mutagenicity studies other than Ames test

Refs. : (1) Biochem. Pharmacol. 29, 993, 1980

Main name : **1-Butanethiol**

CE No. : 526 Category : B Structural formula : $CH_3(CH_2)_2CH_2SH$
FEMA No. : 3478
CAS No. : 109-79-5 Isomer :

Upper level (mg/kg) Bev : — Food : 1 Except : —

Main nat food occ in mg/kg : Cheddar cheese ; egg ; chicken ; turkey and meat (raw) ; beef (heated)

Main tox data for classification :

Tox data needed : 28-d oral study on CE No 546

Refs. :

Group 12.1

Main name : **Ethanethiol**

CE No. : 546 Category : B Structural formula : CH_3CH_2SH
FEMA No. : —
CAS No. : — Isomer :

Upper level (mg/kg) Bev : 1 Food : 1 Except : —
Main nat food occ in mg/kg : potato (cooked) : 0.22-0.1 ; beer : 0-0.01

Main tox data for classification :
Tox data needed : 28-d oral study

Refs. :

Main name : **2,3-Butanedithiol**

CE No. : 725 Category : A Structural formula :
FEMA No. : 3477
CAS No. : 4532-64-3 Isomer : YES

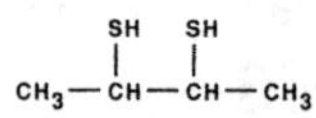

Upper level (mg/kg) Bev : — Food : 0.2 Except : —
Main nat food occ in mg/kg : no data found

Main tox data for classification : 90-d oral rat study : NEL > 0.7 mg/kg bw/d (ref. 1)
Tox data needed :

Refs. : (1) Confidential data

Main name : **2-Mercapto-3-butanol**

CE No. : 760 Category : A Structural formula :
FEMA No. : 3502
CAS No. : 37887-04-0 Isomer : YES

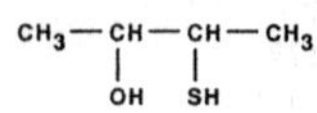

Upper level (mg/kg) Bev : — Food : — Except : d : 0.2
Main nat food occ in mg/kg : no data found

Main tox data for classification : 90-d oral rat study : NEL > 0.7 mg/kg bw/d (ref. 1)
Tox data needed :

Refs. : (1) Confidential data

Group 12.1

Main name : **Cyclopentanethiol**

CE No. : 2321 Category : B
FEMA No. : 3262
CAS No. : 1679-07-8
Structural formula :
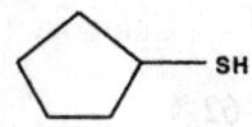
Isomer :

Upper level (mg/kg) Bev : — Food : 0.1 Except : —
Main nat food occ in mg/kg : no data found

Main tox data for classification : 90-d oral rat study, 1 dose : NEL > 0.5 mg/kg bw/d (ref. 1)
Tox data needed : mutagenicity studies

Refs. : (1) Confidential data

Main name : **3-Mercapto-2-pentanone**

CE No. : 2327 Category : A
FEMA No. : 3300
CAS No. : 67633-97-0
Structural formula :
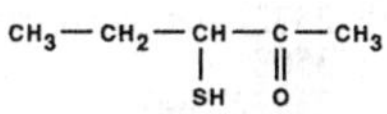
Isomer : YES

Upper level (mg/kg) Bev : 0.3 Food : 0.3 Except : —
Main nat food occ in mg/kg : no data found

Main tox data for classification : 90-d oral rat study : NEL > 1.7 and 1.9 mg/kg bw/d (ref. 1)
Tox data needed :

Refs. : (1) Confidential data

Main name : **Methyl thiobutyrate**

CE No. : 2328 Category : A
FEMA No. : 3310
CAS No. : 2432-51-1
Structural formula :
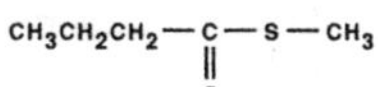
Isomer :

Upper level (mg/kg) Bev : — Food : 5 Except : —
Main nat food occ in mg/kg : no data found

Main tox data for classification : 90-d oral rat study, 3 doses : NEL > 200 mg/kg bw/d (ref. 1)
Tox data needed :

Refs. : (1) Confidential data

Group 12.1

Main name : **1,8-Octanedithiol**

CE No. : 2331 Category : A Structural :
FEMA No. : 3514 formula : $HS—(CH_2)_8—SH$
CAS No. : 1191-62-4 Isomer :

Upper level (mg/kg) Bev : — Food : 0.2 Except : —
Main nat food occ in mg/kg : no data found

Main tox data for classification :
Tox data needed :

Refs. :

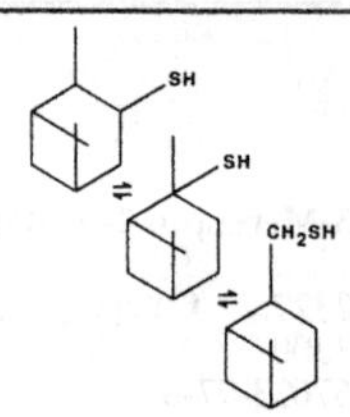

Main name : **2,3 or 10-Mercaptopinane**

CE No. : 2332 Category : A Structural :
FEMA No. : 3503 formula :
CAS No. : 23832-18-0 Isomer : YES

Upper level (mg/kg) Bev : 0.03 Food : 0.03 Except : —
Main nat food occ in mg/kg : no data found

Main tox data for classification : 90-d oral rat study : NEL > 0.6 mg/kg bw/d (ref. 1)
Tox data needed :

Refs. : (1) Confidential data

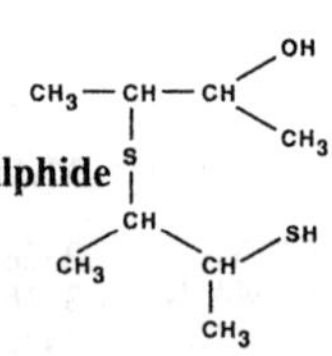

Main name : **£-Methyl-ß-Hydroxypropyl £-Methyl-ß-Mercaptopropyl sulphide**

CE No. : 2353 Category : A Structural :
FEMA No. : 3509 formula :
CAS No. : 54957-02-7 Isomer : YES

Upper level (mg/kg) Bev : — Food : 0.8 Except : —
Main nat food occ in mg/kg : no data found

Main tox data for classification : 90-d oral rat study : NEL > 2.8 mg/kg bw/d (ref. 1)
Tox data needed :

Refs. : (1) Confidential data

GROUP SUMMARY

Group: 12.2 Sulphides

Substances included in the group:

CE No	Cat.	Main name
483	A	Methyl sulphide
484	A	Butyl sulphide
541	A	Dipropyl sulphide
542	A	Diisopropyl sulphide
125	B	3-(Methylthio)propionaldehyde
428	B	Methyl 3-methylthiopropionate

CE Nos. considered as sub-group: 483, 484, 541, 542

Main toxicological tests available for the evaluation of substances:

Subchronic toxicity : 541
Chronic toxicity : 483
Metabolism : 483

Main name : **3-(Methylthio)propionaldehyde**

CE No. : 125 Category : B Structural formula : $CH_3SCH_2CH_2CHO$
FEMA No. : 2747
CAS No. : 3268-49-3 Isomer :

Upper level (mg/kg) Bev : 0.5 Food : 1 Except : —
Main nat food occ in mg/kg : tomato : 0.05 ; Cheddar cheese : 0.1 ; whisky : 0-0.003 ; potato chips : 0.2-0.6

Main tox data for classification :
Tox data needed : 28-d oral study

Refs. :

Main name : **Methyl 3-methylthiopropionate**

CE No. : 428 Category : B Structural formula : $CH_3OOCCH_2CH_2SCH_3$
FEMA No. : 2720
CAS No. : 13532-18-8 Isomer :

Upper level (mg/kg) Bev : 0.5 Food : 1 Except : —
Main nat food occ in mg/kg : pineapple : 0.01

Main tox data for classification :
Tox data needed : 28-d oral study

Refs. :

Main name : Methyl sulphide

CE No. : 483 Category : A Structural formula : CH_3SCH_3
FEMA No. : 2746
CAS No. : 75-18-3 Isomer :

Upper level (mg/kg) Bev : 1 Food : 5 Except : —
Main nat food occ in mg/kg : black currant : 0.01 ; other fruits : up to 0.004 ; tomato : 0.2-8 ; other veg. : up to 3.3 ; beer : 0.01-0.2 ; other ale : up to 0.4 ; maize : 0.3-17 ; other foods : up to 0.1

Main tox data for classification : 14-w oral rat study : NEL > 250 mg/kg bw/d (ref. 1)
: metabolism study (ref. 2)
Tox data needed :

Refs. : (1) Food Cosmet. Toxicol. 13, 15, 1975 ;
: (2) Arch. Bischem. Biophys. 117, 84, 1966

Main name : **Butyl sulphide**

CE No. : 484 Category : A Structural formula : $CH_3(CH_2)_2CH_2SCH_2(CH_2)_2CH_3$
FEMA No. : 2215
CAS No. : 544-40-1 Isomer :

Upper level (mg/kg) Bev : 1 Food : 1 Except : —
Main nat food occ in mg/kg : cabbage ; beef (heated)

Main tox data for classification :
Tox data needed :

Refs. :

Main name : **Dipropyl sulphide**

CE No. : 541 Category : A Structural formula : $CH_3(CH_2)_2S(CH_2)_2CH_3$
FEMA No. : —
CAS No. : 111-47-7 Isomer :

Upper level (mg/kg) Bev : — Food : — Except : d : 30
Main nat food occ in mg/kg : onion ; mustard ; chicken (heated)

Main tox data for classification : 90-d oral rat study, 1 dose : NEL > 7.8 mg bw/d (ref. 1)
Tox data needed :

Refs. : (1) Confidential data

Main name : **Diisopropyl sulphide**

CE No. : 542 Category : A Structural formula : $[(CH_3)_2CH_2]—S$
FEMA No. : —
CAS No. : 625-80-9 Isomer :

Upper level (mg/kg) Bev : — Food : — Except : d : 5
Main nat food occ in mg/kg : beef (heated) ; brandy (grape)

Main tox data for classification :
Tox data needed :

Refs. :

GROUP SUMMARY

Group: 12.3 Disulphides

Substances included in the group:

CE No	Cat.	Main name
2320	A	Dicyclohexyl disulphide
485	B	Allyl disulphide
533	B	Diethyl disulphide
540	B	Propyl disulphide
585	B	Methyl propyl disulphide
600	B	Allyl propyl disulphide
2175	B	Dimethyl disulphide

CE Nos. considered as sub-group: 533, 540, 585, 2175

Main toxicological tests available for the evaluation of substances:

Mutagenicity : 485, 600

Main name : **Allyl disulphide**

CE No. : 485 Category : B Structural :
FEMA No. : 2028 formula : $(CH_2{=}CHCH_2)_2S_2$
CAS No. : 2179-57-9 Isomer :

Upper level (mg/kg) Bev : — Food : 5 Except : —
Main nat food occ in mg/kg : cabbage ; onion ; garlic

Main tox data for classification : mutagenicity study : Ames neg. (ref. 1)
Tox data needed : 28-d oral study ; mutagenicity studies other than Ames test

Refs. : (1) Biochem. Pharmacol. 29, 993, 1980

Main name : **Diethyl disulphide**

CE No. : 533 Category : B Structural :
FEMA No. : — formula : $(CH_3CH_2)_2S_2$
CAS No. : 110-81-6 Isomer :

Upper level (mg/kg) Bev : 1 Food : 1 Except : —
Main nat food occ in mg/kg : pork (heated) : trace ; beer : 0-0.002

Main tox data for classification :
Tox data needed : 28-d oral study on CE No 540

Refs. :

Main name : **Propyl disulphide**

CE No. : 540 Category : B Structural :
FEMA No. : 3228 formula : $CH_3(CH_2)_2S_2(CH_2)_2CH_3$
CAS No. : 629-19-6 Isomer :

Upper level (mg/kg) Bev : — Food : 5 Except : —
Main nat food occ in mg/kg : onion : 3.1-19.9

Main tox data for classification :
Tox data needed : 28-d oral study

Refs. :

Main name : **Methyl propyl disulphide**

CE No. : 585 Category : B Structural formula : $CH_3S_2(CH_2)_2CH_3$
FEMA No. : 3201
CAS No. : 2179-60-4 Isomer :

Upper level (mg/kg) Bev : — Food : — Except : d : 1
Main nat food occ in mg/kg : cabbage ; tomato ; onion ; garlic ; leek (raw and heated) ; brussel sprouts ; cauliflower (heated) ; beef (heated)

Main tox data for classification :
Tox data needed : 28-d oral study on CE No 540

Refs. :

Main name : **Allyl propyl disulphide**

CE No. : 600 Category : B Structural formula : $CH_2{=}CHCH_2S_2CH_2CH_2CH_3$
FEMA No. : —
CAS No. : 2179-59-1 Isomer :

Upper level (mg/kg) Bev : — Food : — Except : d : 1
Main nat food occ in mg/kg : cis : onion : 0.6-9.7 ; trans : onion : 1.4-3.1

Main tox data for classification : mutagenicity study : Ames neg. (ref. 1)
Tox data needed : 28-d oral study ; mutagenicity studies other than Ames test

Refs. : (1) Biochem. Pharmacol. 29, 993, 1980

Main name : **Dimethyl disulphide**

CE No. : 2175 Category : B Structural formula : $CH_3S_2CH_3$
FEMA No. : 3536
CAS No. : 624-92-0 Isomer :

Upper level (mg/kg) Bev : — Food : — Except : d : 25
Main nat food occ in mg/kg : onion : 0.03-1.7 ; potato (cooked) : 0-0.066 ; beer : trace-0.01 ; other alcohol : up to 0.14 ; olive oil : 0.002 ; cocoa : 0.5 ; other foods : up to 0.01

Main tox data for classification :
Tox data needed : 28-d oral study on CE No 540

Refs. :

Main name : **Dicyclohexyl disulphide**

CE No. : 2320 Category : A
FEMA No. : 3448
CAS No. : 2550-40-5
Structural formula :
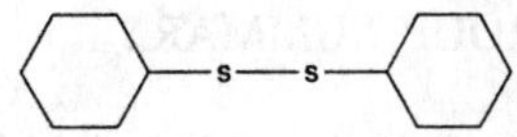

Isomer :

Upper level (mg/kg) Bev : 0.05 Food : 0.05 Except : —

Main nat food occ in mg/kg : no data found

Main tox data for classification :

Tox data needed :

Refs. :

GROUP SUMMARY

Group: 12.4 Trisulphides

Substances included in the group:

CE No	Cat.	Main name
539	A	Dimethyl trisulphide
586	A	Methyl propyl trisulphide
726	A	Dipropyl trisulphide
486	B	Diallyl trisulphide

CE Nos. considered as sub-group: 539, 586, 726

Main toxicological tests available for the evaluation of substances:

Subchronic toxicity : 486, 586, 726

Main name : **Diallyl trisulphide**

CE No. : 486 Category : B
FEMA No. : 3265
CAS No. : 2050-87-5
Structural formula : $(CH_2{=}CHCH_2)_2S_3$
Isomer :

Upper level (mg/kg) Bev : 0.1 Food : 1 Except : —
Main nat food occ in mg/kg : onion ; garlic

Main tox data for classification : 90-d oral rat study, 1 dose : NEL > 4.6 mg/kg bw/d (ref. 1)
Tox data needed : mutagenicity studies

Refs. : (1) Confidential data

Main name : **Dimethyl trisulphide**

CE No. : 539 Category : A
FEMA No. : 3275
CAS No. : 3658-80-8
Structural formula : $CH_3S_3CH_3$
Isomer :

Upper level (mg/kg) Bev : — Food : 1 Except : —
Main nat food occ in mg/kg : onion : 2.4 ; cauliflower (heated) : 0.02 ; chicken (heated) : 0.01 ; whisky : 0.004-0.008 ; other alcohol : up to 0.002

Main tox data for classification :
Tox data needed :

Refs. :

Main name : **Methyl propyl trisulphide**

CE No. : 586 Category : A
FEMA No. : 3308
CAS No. : 17619-36-2
Structural formula : $CH_3S_3(CH_2)_2CH_3$
Isomer :

Upper level (mg/kg) Bev : — Food : — Except : d : 1
Main nat food occ in mg/kg : onion : 1.9-20.4

Main tox data for classification : 3-w oral rat study : NEL > 4.8 mg/kg bw/d (ref. 1)
Tox data needed :

Refs. : (1) Confidential data

Main name : **Dipropyl trisulphide**

CE No. : 726 Category : A Structural :
FEMA No. : 3276 formula :
CAS No. : 6028-61-1 Isomer :

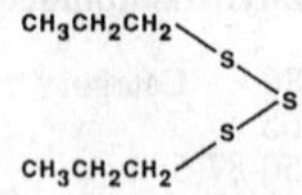

Upper level (mg/kg) Bev : — Food : 3 Except : —
Main nat food occ in mg/kg : onion : 2.7-23.8

Main tox data for classification : 90-d oral rat study, 1 dose : NEL > 4.8 mg/kg bw/d (ref. 1)
: 4-w oral rat study, cocktail : NEL > 0.47mg/kg bw/d (ref. 2)

Tox data needed :

Refs. : (1) Confidential data ; (2) Confidential data

GROUP SUMMARY

Group: 12.5 Thiophenols

Substances included in the group:

CE No	Cat.	Main name
2272	A	o-Toluenethiol
2330	A	2-Naphthalenthiol

Main toxicological tests available for the evaluation of substances:

Subchronic toxicity : 2272, 2330

Main name : **o-Toluenethiol**

CE No.	: 2272	Category : A	Structural formula : 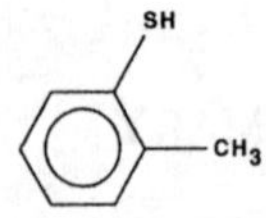
FEMA No.	: 3240		
CAS No.	: 137-06-4		Isomer :

Upper level (mg/kg) Bev : 0.2 Food : 0.2 Except : —

Main nat food occ in mg/kg : no data found

Main tox data for classification : 90-d oral rat study, 1 dose, NEL > 0.5 mg/kg bw/d (ref. 1)

Tox data needed :

Refs. : (1) Confidential data

Main name : **2-Naphthalenthiol**

CE No.	: 2330	Category : A	Structural formula : 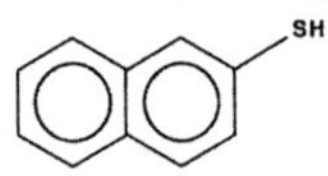
FEMA No.	: 3314		
CAS No.	: 91-60-1		Isomer :

Upper level (mg/kg) Bev : — Food : — Except : d : 0.5

Main nat food occ in mg/kg : no data found

Main tox data for classification : 90-d oral rat study : NEL > 3.4 mg/kg bw/d (ref. 1)

Tox data needed :

Refs. : (1) Confidential data

GROUP SUMMARY

Group: 13.1 o(o,n)-Heterocycles, Furanes

Substances included in the group:

CE No	Cat.	Main name
722	A	Bis-(2,5-dimethyl-3-furyl) disulphide
723	A	Bis-(2-methyl-3-furyl) disulphide
724	A	Bis-(2-methyl-3-furyl) tetrasulphide
2202	A	Furfuryl mercaptan
119	B	5-Methyl-furfural
360	B	Allyl 2-furoate
536	B	4-Hydroxy-2,5-dimethyl-3(2h)-furanone
637	B	Furan
2014	B	Furfural
2023	B	Furfuryl alcohol
2209	B	2-Methylfuran
2248	B	Furfuryl isopropyl sulphide
2250	B	Furfuryl thioacetate
2309	B	2-Phenyl-3-carbethoxy furan
2323	B	2,5-Dimethyl-3-thiofuroylfuran
2324	B	2,5-Dimethyl-3-thioisovalerylfuran

Main toxicological tests available for the evaluation of substances:

Subchronic toxicity : 536, 722, 723, 724, 2014, 2023, 2202, 2248, 2250, 2309, 2323, 2324
Chronic toxicity : 2014

Main name : **5-Methylfurfural**

CE No. : 119 Category : B Structural : formula :
FEMA No. : 2702
CAS No. : 620-02-0 Isomer :

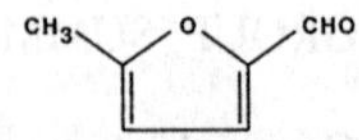

Upper level (mg/kg) Bev : — Food : 0.1 Except : —
Main nat food occ in mg/kg : rum : 1.2 ; other alcohol : traces ; coffee : 39-216 ; cocoa and tea : up to 3 ; roasted almonds : 5 ; other foods : up to 0.01

Main tox data for classification :
Tox data needed : 28-d oral study

Refs. :

Main name : **Allyl 2-furoate**

CE No. : 360 Category : B Structural : formula :
FEMA No. : 2030
CAS No. : 4208-49-5 Isomer : N

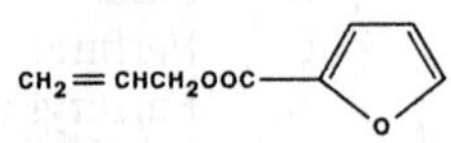

Upper level (mg/kg) Bev : 0.5 Food : 2 Except : —
Main nat food occ in mg/kg : beef (heated) ; shoyer (fermented soya hydrolysate)

Main tox data for classification :
Tox data needed : 28-d oral study on one substance of the sub-group ; oral chronic toxicity carcinogenicity study on CE No 2136

Refs. :

Main name : **4-Hydroxy-2,5-dimethyl-3(2h)-furanone**

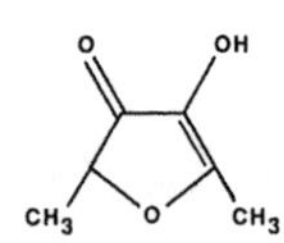

CE No. : 536 Category : B Structural : formula :
FEMA No. : 3174
CAS No. : 3658-77-3 Isomer : YES

Upper level (mg/kg) Bev : — Food : 5 Except : —
Main nat food occ in mg/kg : pineapple : 4-7 ; other fruits : up to 6 ; coffee : 25-50

Main tox data for classification : 90-d oral rat study, 1 dose : NEL > 6.6 mg/kg bw/d (ref. 1)
Tox data needed : mutagenicity studies

Refs. : (1) Confidential data

Main name : **Furan**

CE No. : 637 Category : B Structural formula :
FEMA No. : —
CAS No. : 110-00-9 Isomer :

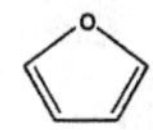

Upper level (mg/kg) Bev : 0.1 Food : 0.5 Except : —
Main nat food occ in mg/kg : beer : 0.01

Main tox data for classification :
Tox data needed : 28-day oral study ; mutagenicity studies

Refs. :

Main name : **Bis-(2,5-dimethyl-3-furyl) disulphide**

CE No. : 722 Category : A Structural formula :
FEMA No. : 3476
CAS No. : 28588-73-0 Isomer :

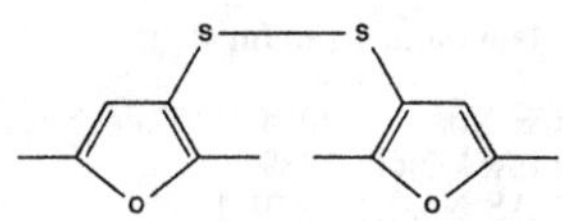

Upper level (mg/kg) Bev : — Food : 0.2 Except : —
Main nat food occ in mg/kg : no data found

Main tox data for classification : 90 d oral rat study : NEL 0.45 mg/kg bw/d (1)
Tox data needed :

Refs. : (1) Confidential data

Main name : **Bis-(2-methyl-3-furyl) disulphide**

CE No. : 723 Category : A Structural formula :
FEMA No. : 3259
CAS No. : 28588-75-2 Isomer :

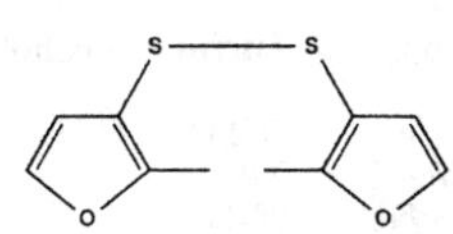

Upper level (mg/kg) Bev : — Food : — Except : a : 0.1
Main nat food occ in mg/kg : no data found

Main tox data for classification : 90-d oral rat study, 1 dose : NEL 0.45 mg/kg bw/d (ref. 1)
Tox data needed :

Refs. : (1) FDRL Lab. No 0028 24/8/70

Group 13.1

Main name : **Bis(2-methyl-3-furyl) tetrasulphide**

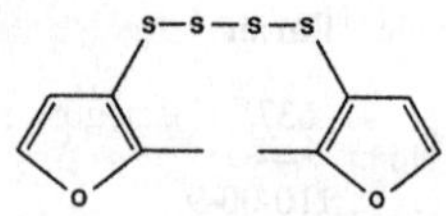

CE No. : 724 Category : A Structural formula :
FEMA No. : 3260
CAS No. : 28588-76-3 Isomer :

Upper level (mg/kg) Bev : — Food : — Except : a : 0.1
Main nat food occ in mg/kg : no data found

Main tox data for classification : 90-d oral rat study, 1 dosis : NEL > 0.5 mg/kg bw/d (ref. 1)
Tox data needed :

Refs. : (1) FDRL Lab. No 0031 24/8/70

Main name : **Furfural**

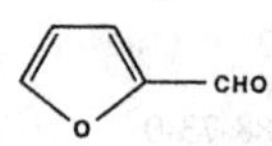

CE No. : 2014 Category : B Structural formula :
FEMA No. : 2489
CAS No. : 98-01-1 Isomer :

Upper level (mg/kg) Bev : 20 Food : 50 Except : d : 100
Main nat food occ in mg/kg : grapefruit juice : 0.3 ; other fruits : up to 0.3 ; bread : 0.8-14 ; wine : 0.1-1 ; other alcohols : up to 33 ; coffee : 60-255 ; other foods : up to 9

Main tox data for classification : 35-d oral rat study : NEL 25 mg/kg bw/d (ref. 1)
: 6-m oral rat study : NEL 25 mg/kg bw/d (ref. 1)
: 2-y oral rat study : NEL 250 mg/kg bw/d (ref. 1)
Tox data needed : mutagenicity studies

Refs. : (1) Food Cosmet. Toxicol. 16, 759, 1978

Main name : **Furfuryl alcohol**

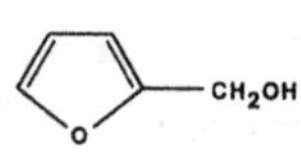

CE No. : 2023 Category : B Structural formula :
FEMA No. : 2491
CAS No. : 98-00-0 Isomer :

Upper level (mg/kg) Bev : 10 Food : 10 Except : —
Main nat food occ in mg/kg : asparagus (cooked) : 0.3 ; milk : 1-1.5 ; beer : 0.2-8 ; coffee : 150-88 ; cognac : 5-14 ; other food : up to 16

Main tox data for classification : 4-w oral rat study : NEL 40 mg/kg bw/d (ref. 1)
Tox data needed : 28-d oral study, metabolism study

Refs. : (1) Confidential data

Group 13.1

Main name : **Furfuryl mercaptan**

CE No. : 2202 Category : A
FEMA No. : 2493
CAS No. : 98-02-2

Structural formula :

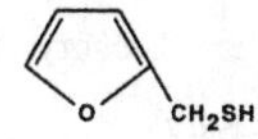

Isomer :

Upper level (mg/kg) Bev : 1 Food : 5 Except : —

Main nat food occ in mg/kg : coffee : 1.1-2.0

Main tox data for classification : 90-d oral rat study : NEL 3 mg/kg bw/d (ref. 1)

Tox data needed :

Refs. : (1) Food Cosmet. Toxicol. 15, 383, 1977

Main name : **2-Methylfuran**

CE No. : 2209 Category : B
FEMA No. : —
CAS No. : 534-22-5

Structural formula :

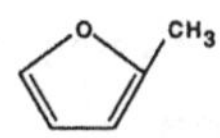

Isomer :

Upper level (mg/kg) Bev : — Food : 20 Except : —

Main nat food occ in mg/kg : olive oil : 0.003 ; rum : 0.05 ; cocoa : 0.32 ; coffee : 0.05

Main tox data for classification :

Tox data needed : 90-d oral study ; mutagenicity studies

Refs. :

Main name : **Furfuryl isopropyl sulphide**

CE No. : 2248 Category : B
FEMA No. : 3161
CAS No. : 1883-78-9

Structural formula :

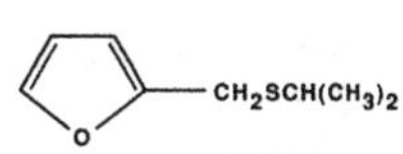

Isomer :

Upper level (mg/kg) Bev : 0.5 Food : 0.5 Except : —

Main nat food occ in mg/kg : no data found

Main tox data for classification : 90-d oral rat study, 1 dose : NEL > 1.3 mg/kg bw/d (ref. 1)

Tox data needed : mutagenicity studies

Refs. : (1) Confidential data

Main name : **Furfuryl thioacetate**

CE No. : 2250 Category : B Structural : formula :
FEMA No. : 3162
CAS No. : 13678-68-7 Isomer :

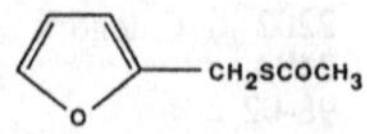

Upper level (mg/kg) Bev : 0.2 Food : 1 Except : —
Main nat food occ in mg/kg : coffee

Main tox data for classification : 90-d oral rat study, 1 dose : NEL > 0.8 mg/kg bw/d (ref. 1)
Tox data needed : mutagenicity studies

Refs. : (1) Confidential data

Main name : **2-Phenyl-3-carbethoxy furan**

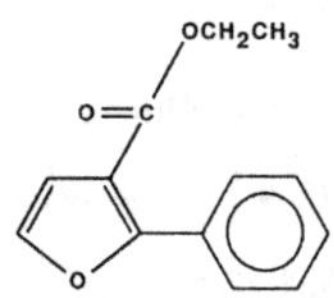

CE No. : 2309 Category : B Structural : formula :
FEMA No. : 3468
CAS No. : 50626-02-3 Isomer :

Upper level (mg/kg) Bev : — Food : 3 Except : —
Main nat food occ in mg/kg : no data found

Main tox data for classification : 90-d oral rat study, 1 dose : NEL > 15 mg/kg bw/d (ref. 1)
Tox data needed : mutagenicity studies

Refs. : (1) Confidential data

Main name : **2,5-Dimethyl-3-thiofuroylfuran**

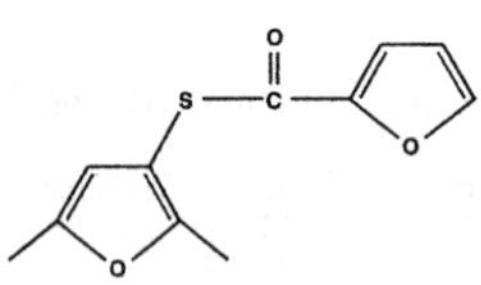

CE No. : 2323 Category : B Structural : formula :
FEMA No. : 3481
CAS No. : 65505-16-0 Isomer :

Upper level (mg/kg) Bev : 0.2 Food : 0.2 Except : —
Main nat food occ in mg/kg : no data found

Main tox data for classification : 90-d oral rat study, 1 dose : NEL > 0.7 mg/kg bw/d (ref. 1)
Tox data needed : mutagenicity studies

Refs. : (1) Confidential data

Group 13.1

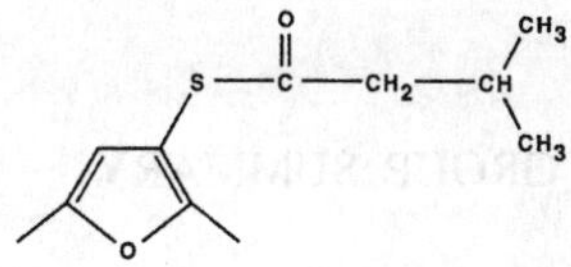

Main name :	**2,5-Dimethyl-3-thioisovalerylfuran**		
CE No. :	2324	Category : **B**	Structural formula :
FEMA No. :	3482		
CAS No. :	55764-28-8	Isomer : **N**	

Upper level (mg/kg)	Bev : —	Food : 0.2	Except : —
Main nat food occ in mg/kg :	no data found		

Main tox data for classification :	90-d oral rat study, 1 dose : NEL > 0.7 mg/kg bw/d (ref. 1)
Tox data needed :	mutagenicity studies

Refs. : (1) Confidential data

GROUP SUMMARY

Group: 13.2 Tetrahydrofuranes

Substances included in the group:

CE No	Cat.	Main name
489	A	2-(3-Phenylpropyl)tetrahydrofuran
2029	B	Tetrahydrofurfuryl alcohol
2069	B	Tetrahydrofurfuryl acetate
2338	B	2-Methyltetrahydrofuran-3-on

Main toxicological tests available for the evaluation of substances:

Subchronic toxicity : 489
Mutagenicity : 489

Main name : **2-(3-Phenylpropyl)tetrahydrofuran**

CE No. : 489 Category : A
FEMA No. : 2898
CAS No. : 3208-40-0
Structural formula : 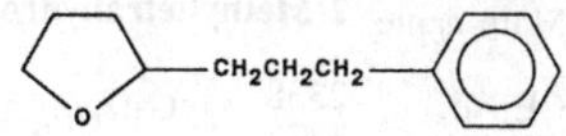
(one isomer)
Isomer : YES

Upper level (mg/kg) Bev : 0.5 Food : 2 Except : —
Main nat food occ in mg/kg : no data found

Main tox data for classification : 90-d oral rat study : NEL > 25 mg/kg bw/d (ref. 1)
: mutagenicity study : Ames neg., (ref. 2)
Tox data needed :

Refs. : (1) Confidential data ; (2) Food Cosmet. Toxicol. 6, 707, 1983

Main name : **Tetrahydrofurfuryl alcohol**

CE No. : 2029 Category : B
FEMA No. : 3056
CAS No. : 97-99-4
Structural formula : 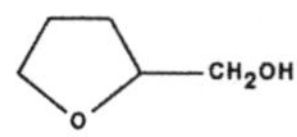
Isomer : YES

Upper level (mg/kg) Bev : 15 Food : 20 Except : —
Main nat food occ in mg/kg : no data found

Main tox data for classification :
Tox data needed : 28-d oral study

Refs. :

Main name : **Tetrahydrofurfuryl acetate**

CE No. : 2069 Category : B
FEMA No. : 3055
CAS No. : 637-64-9
Structural formula : 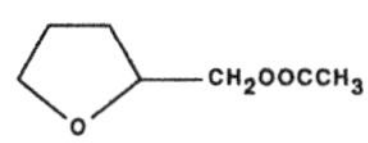
Isomer : YES

Upper level (mg/kg) Bev : — Food : — Except : a : 20
Main nat food occ in mg/kg : no data found

Main tox data for classification :
Tox data needed : 28-d oral study ; hydrolysis study

Refs. :

Main name : **2-Methyltetrahydrofuran-3-one**

CE No. : 2338 Category : B Structural formula : 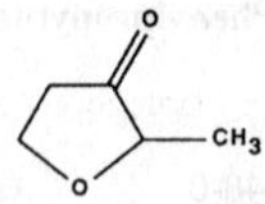
FEMA No. : 3373
CAS No. : 3188-00-9 Isomer : YES

Upper level (mg/kg) Bev : 20 Food : 5 Except : —
Main nat food occ in mg/kg : beer : 0.03 ; rum : 5 ; almond (roasted) : 9 ; potato chips : 0.03-0.09

Main tox data for classification :
Tox data needed : metabolism study

Refs. :

GROUP SUMMARY

Group: 13.3 Benzofuranes

Substances included in the group:

CE No	Cat.	Main name
2247	B	2-Benzofurancarboxaldehyde
2265	B	4, 5, 6, 7-Tetrahydro-3,6-dimethylbenzofuran

Main toxicological tests available for the evaluation of substances:

Subchronic toxicity : 2247

Main name : **2-Benzofurancarboxaldehyde**

CE No. : 2247 Category : B Structural formula :
FEMA No. : 3128
CAS No. : 4265-16-1 Isomer :

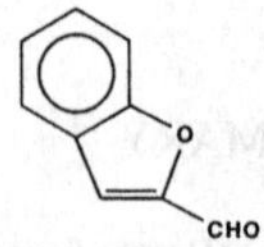

Upper level (mg/kg) Bev : — Food : 20 Except : —
Main nat food occ in mg/kg : no data found

Main tox data for classification : 90-d oral rat study, 1 dose : NEL > 25.5 mg/kg bw/d (ref. 1)
Tox data needed : mutagenicity studies

Refs. : (1) Confidential data

Main name : **4, 5, 6, 7-Tetrahydro-3,6-dimethylbenzofuran**

CE No. : 2265 Category : B Structural formula :
FEMA No. : 3235
CAS No. : 494-90-6 Isomer : YES

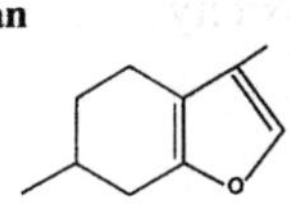

Upper level (mg/kg) Bev : 5 Food : 5 Except : —
Main nat food occ in mg/kg : mint ; buchu oil

Main tox data for classification :
Tox data needed : 28-d oral study

Refs. :

GROUP SUMMARY

Group: 13.4 Tetrahydropyranes

Substances included in the group:

CE No	Cat.	Main name
2269	B	Tetrahydro-4-methyl-2-(2-methylpropen-1-yl)pyran

Main toxicological tests available for the evaluation of substances:

Subchronic toxicity : 2269

Main name :	**Tetrahydro-4-methyl-2-(2-methylpropen-1-yl)pyran**		
CE No. : 2269	Category : B	Structural formula :	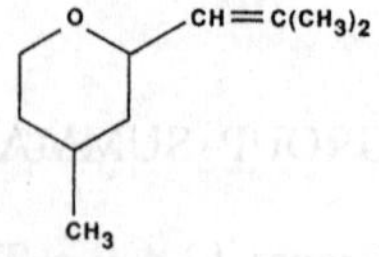
FEMA No. : 3236			
CAS No. : 16409-43-1		Isomer : YES	

Upper level (mg/kg)	Bev : 0.5	Food : 3	Except : —
Main nat food occ in mg/kg :	black currant ; grape ; wine ; passion fruit		
Main tox data for classification :	90-d oral rat study, 1 dose : NEL > 2.6 mg/kg bw/d (ref. 1)		
Tox data needed :	mutagenicity studies		
Refs. :	(1) Confidential data		

GROUP SUMMARY

Group: 13.5 Dioxanes

Substances included in the group:

CE No	Cat.	Main name
2205	B	2-Amyl-5 or 6-Keto-1,4-dioxane(mixture)
2206	B	2-Butyl-5 or 6-Keto-1,4-dioxane

Main toxicological tests available for the evaluation of substances:

Subchronic toxicity : 2205, 2206

Main name : **2-Amyl-5 or 6-Keto-1,4-dioxane(mixture)**

CE No. : **2205** Category : **B** Structural formula : 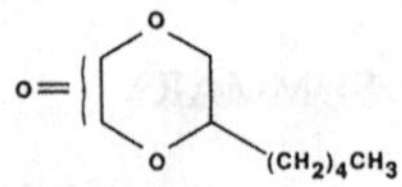
FEMA No. : **2076**
CAS No. : **65504-96-3** Isomer : **YES**

Upper level (mg/kg) Bev : **—** Food : **5** Except : **—**
Main nat food occ in mg/kg : **no data found**

Main tox data for classification : **90-d oral rat study, 1 dose : NEL > 7.0 mg/kg bw/d (ref. 1)**
Tox data needed : **mutagenicity studies**

Refs. : **(1) Confidential data**

Main name : **2-Butyl-5 or 6-Keto-1,4-dioxane**

CE No. : **2206** Category : **B** Structural formula : 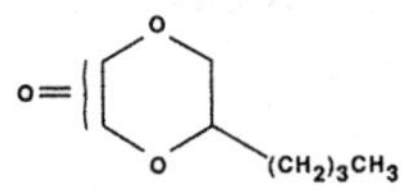
FEMA No. : **2204**
CAS No. : **65504-45-2** Isomer : **YES**

Upper level (mg/kg) Bev : **—** Food : **1** Except : **—**
Main nat food occ in mg/kg : **no data found**

Main tox data for classification : **90-d oral rat study, 1 dose : NEL > 6.9 mg/kg bw/d (ref. 1)**
Tox data needed : **mutagenicity studies**

Refs. : **(1) Confidential data**

GROUP SUMMARY

Group: 13.6 Coumarins

Substances included in the group:

CE No	Cat.	Main name
535	A	Dihydrocoumarin
579	A	6-Methylcoumarin

Main toxicological tests available for the evaluation of substances:

Chronic toxicity : 535, 579
Mutagenicity : 579

Group 13.6

Main name : **Dihydrocoumarin**

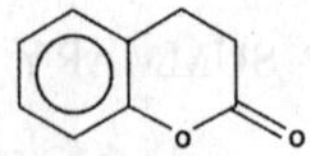

CE No. : 535	Category : A	Structural formula :	
FEMA No. : 2381			
CAS No. : 119-84-6		Isomer :	
Upper level (mg/kg)	Bev : 10	Food : 30	Except : a : 40

Main nat food occ in mg/kg : no data found

Main tox data for classification :
: 14-w oral rat study : NEL > 500 mg/kg bw/d (ref. 1)
: 2-y oral dog study (ref. 2)

Tox data needed :

Refs. : (1) Food Cosmet. Toxicol. 5, 141, 1967 ; (2) Food Cosmet. Toxicol. 12, 521, 1974

Main name : **6-Methylcoumarin**

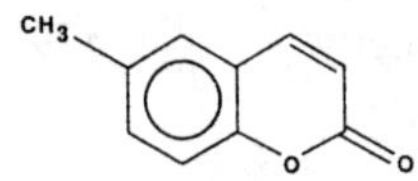

CE No. : 579	Category : A	Structural formula :	
FEMA No. : 2699			
CAS No. : 92-48-8		Isomer :	
Upper level (mg/kg)	Bev : 5	Food : 40	Except : —

Main nat food occ in mg/kg : no data found

Main tox data for classification :
: 14-w oral rat study : NEL 500 mg/kg bw/d (ref. 1)
: 2-y oral rat study : NEL 175 mg/kg bw/d (ref. 2)
: 2-y oral dog study : NEL 50 mg/kg bw/d (ref. 1)
: mutagenicity studies : Ames, Drosophila and micronucleus neg. (ref. 3)

Tox data needed :

Refs. : (1) Food Cosmet. Toxicol. 5, 141, 1967 ; (2) Food Cosmet. Toxicol. 14, 605, 1974 ; (3) Food Chem. Toxicol. 6, 707, 1983

GROUP SUMMARY

Group: 13.7 Oxalines

Substances included in the group:

CE No	Cat.	Main name
2319	A	2,4,5-Trimethyl-#-3-Oxazoline

Main toxicological tests available for the evaluation of substances:

Subchronic toxicity : 2319

Group 13.7

Main name : **2,4,5-Trimethyl-#-3-Oxazoline**

CE No. : 2319 Category : A Structural formula :

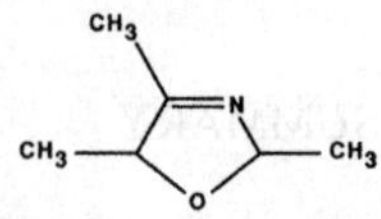

FEMA No. : 3525
CAS No. : 22694-96-8 Isomer : YES

Upper level (mg/kg) Bev : — Food : — Except : d : 10

Main nat food occ in mg/kg : chicken and beef (heated) ; peanut (roasted)

Main tox data for classification : 90-d oral rat study : NEL > 41 mg/kg bw/d (ref. 1)

Tox data needed :

Refs. : (1) Confidential data

GROUP SUMMARY

Group: 14.1 Pyrroles

Substances included in the group:

CE No	Cat.	Main name
2217	B	1-Methylpyrrole
2317	B	n-Furfurylpyrrole
2318	B	Pyrrole

Main toxicological tests available for the evaluation of substances:

Subchronic toxicity : 2317, 2318

Main name : **1-Methylpyrrole**

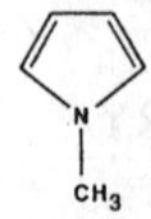

CE No. : 2217 Category : B Structural formula :
FEMA No. : —
CAS No. : 96-54-8 Isomer :

Upper level (mg/kg) Bev : — Food : 20 Except : —
Main nat food occ in mg/kg : cocoa : 0.5 ; coffee : 2.08-2.5 ; peanut (roasted) : 0.11-0.18

Main tox data for classification :
Tox data needed : 28-d oral study ; mutagenicity studies

Refs. :

Main name : **n-Furfurylpyrrole**

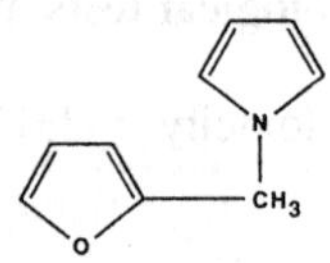

CE No. : 2317 Category : B Structural formula :
FEMA No. : 3284
CAS No. : 1438-94-4 Isomer :

Upper level (mg/kg) Bev : 2 Food : 2 Except : —
Main nat food occ in mg/kg : coffee : 2-7.2 ; almond (roasted) : 0.5

Main tox data for classification : 90-d oral rat study, 1 dose : NEL > 12 mg/kg bw/d (ref. 1)
Tox data needed : mutagenicity studies

Refs. : (1) Confidential data

Main name : **Pyrrole**

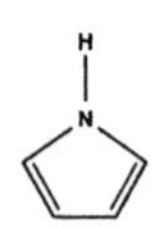

CE No. : 2318 Category : B Structural formula :
FEMA No. : 3386
CAS No. : 109-97-7 Isomer :

Upper level (mg/kg) Bev : — Food : 3 Except : —
Main nat food occ in mg/kg : beef (heated) : 0.02 ; coffee : 1.1-2.7

Main tox data for classification : 90-d oral rat study, 1 dose : NEL > 1.5 mg/kg bw/d (ref. 1)
90-d oral rat study, 1 dose : NEL > 1.5 mg/kg bw/d (ref. 2)
Tox data needed : mutagenicity studies

Refs. : (1) Confidential data ; (2) Confidential data

GROUP SUMMARY

Group: 14.2 Pyridines

Substances included in the group:

CE No	Cat.	Main name
604	B	Pyridine
2279	B	2-Pyridinemethanethiol
2315	B	2-Acetylpyridine
2316	B	3-Acetylpyridine

Main toxicological tests available for the evaluation of substances:

Subchronic toxicity : 2279, 2315

Group 14.2

Main name : **Pyridine**

CE No. : 604 Category : B Structural formula : 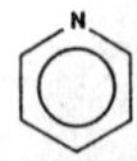
FEMA No. : 2966
CAS No. : 110-86-1 Isomer :

Upper level (mg/kg) Bev : 1 Food : 1 Except : —
Main nat food occ in mg/kg : mushrooms (dried) : 1 ; asparagus (cooked) : 0.01 ; beer : 0.006 ; coffee : 37-49 ; cocoa : 0.5

Main tox data for classification :
Tox data needed : carcinogenicity study (ongoing, NTP, 1982)

Refs. :

Main name : **2-Pyridinemethanethiol**

CE No. : 2279 Category : B Structural formula : 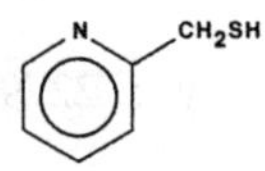
FEMA No. : 3232
CAS No. : 2044-73-7 Isomer :

Upper level (mg/kg) Bev : 2 Food : 5 Except : —
Main nat food occ in mg/kg : no data found

Main tox data for classification : 90-d oral rat study, NEL > 3.4 mg/kg bw/d (ref. 1)
Tox data needed : mutagenicity studies

Refs. : (1) Confidential data

Main name : **2-Acetylpyridine**

CE No. : 2315 Category : B Structural formula : 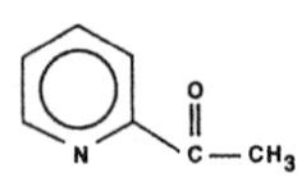
FEMA No. : 3251
CAS No. : 1122-62-9 Isomer : NO

Upper level (mg/kg) Bev : — Food : 10 Except : —
Main nat food occ in mg/kg : coffee : 4

Main tox data for classification : 90-d oral rat study, 1 dose : NEL > 3.1 mg/kg bw/d (ref. 1)
: 90-d oral rat study : NEL 37 mg/kg bw/d (ref. 2)
Tox data needed : mutagenicity studies

Refs. : (1) Confidential data ; (2) CIVO, data unknown

Group 14.2

Main name : **3-Acetylpyridine**

CE No. : 2316	Category : B	Structural formula :	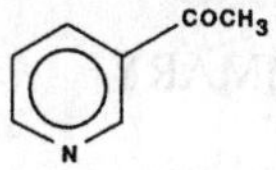
FEMA No. : 3424			
CAS No. : 350-03-8		Isomer :	

Upper level (mg/kg)	Bev : 2	Food : 3	Except : —

Main nat food occ in mg/kg : bread ; beer ; coffee ; filbert

Main tox data for classification : CNS toxicity (ref. 1-3)

Tox data needed : 90-d oral study

Refs. : (1) Brain Res. 114, 144, 1976 ; (2) Prog. Neuropsychopharm. 1, 297, 1977 ; (3) J. Comp. Neurol. 190, 157, 1980

GROUP SUMMARY

Group: 14.3 Piperidines

Substances included in the group:

CE No	Cat.	Main name
492	B	Piperine

Main toxicological tests available for the evaluation of substances:

Mutagenicity : 492

Group 14.3

Main name : **Piperine**

CE No. : **492**	Category : **B**	Structural formula :	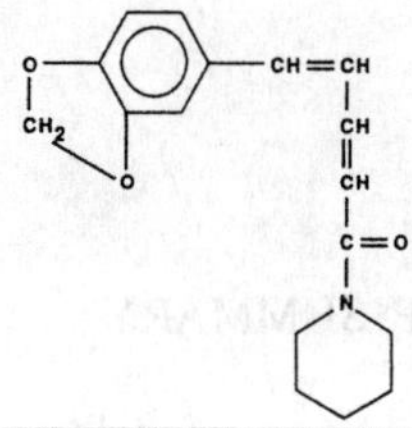
FEMA No. : **2909**			
CAS No. : **94-62-2**	Isomer : **YES**		

Upper level (mg/kg) Bev : **0.01** Food : — Except : —

Main nat food occ in mg/kg : **pepper : 32,000-62,000**

Main tox data for classification : **mutagenicity study : Ames neg., (ref. 1)**

Tox data needed : **carcinogenicity study (ongoing)**

Refs. : **(1) Toxicol. Appl. Pharmacol. 52, 237, 1980**

GROUP SUMMARY

Group: 14.4 Indoles

Substances included in the group:

CE No	Cat.	Main name
493	A	Skatole
560	A	Indole

Main toxicological tests available for the evaluation of substances:

Mutagenicity : 493, 560

Main name : **Skatole**

CE No. : 493 Category : **A** Structural formula : 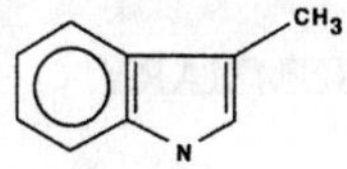
FEMA No. : 3019
CAS No. : 83-34-1 Isomer :

Upper level (mg/kg) Bev : 1 Food : 1 Except : —
Main nat food occ in mg/kg : butter : 0.138-0.19 ; coffee : 1.7 ; tea (green) : 0.1

Main tox data for classification : mutagenicity study : Ames neg. (ref. 1)
Tox data needed :

Refs. : (1) Toxicology 15, 219, 1980

Main name : **Indole**

CE No. : 560 Category : **A** Structural formula : 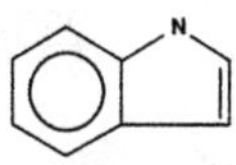
FEMA No. : 2593
CAS No. : 120-72-9 Isomer :

Upper level (mg/kg) Bev : 0.3 Food : 0.5 Except : —
Main nat food occ in mg/kg : butter : 0.041 0.108 ; coffee : 0.3 ; tea (green) : 1.2-9.7 ; cauliflower (heated) : 0.02

Main tox data for classification : mutagenicity study : Ames neg. (ref. 1)
Tox data needed :

Refs. : (1) Toxicology 15, 219, 1980

GROUP SUMMARY

Group: 14.5 Quinolines

Substances included in the group:

CE No	Cat.	Main name
2339	A	6-Methylquinoline

Main toxicological tests available for the evaluation of substances:

Subchronic toxicity : 2339
Chronic toxicity : 2339
Mutagenicity : 2339

Main name : **6-Methylquinoline**

CE No. : 2339	Category : A	Structural formula :	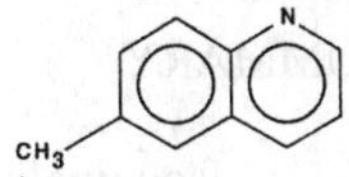
FEMA No. : 2744			
CAS No. : 91-62-3		Isomer :	

Upper level (mg/kg) Bev : 0.3 Food : 0.5 Except : —

Main nat food occ in mg/kg : whisky ; tea

Main tox data for classification :
: 90-d oral rat study, 1 dose : NEL > 2.4 mg/kg bw/d (ref. 1)
: 2-y oral rat study 0.05 % : non carcinogenic – forestomach (ref. 2)
: mutagenicity studies : Ames pos., Drosophila and micronucleus neg. (ref. 3)

Tox data needed :

Refs. : (1) Confidential data ; (2) Canendeth. 14, 115, 1981 ; (3) Mut. Res. 42, 335, 1977

GROUP SUMMARY

Group: 14.6 Isoquinolines

Substances included in the group:

CE No	Cat.	Main name
487	B	Isoquinoline

Main toxicological tests available for the evaluation of substances:

Mutagenicity : 487

Group 14.6

Main name : **Isoquinoline**

CE No. : 487	Category : B	Structural formula :	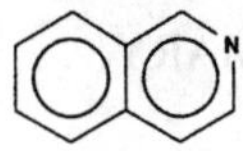
FEMA No. : 2978			
CAS No. : 119-65-3		Isomer :	

Upper level (mg/kg)	Bev : 0.3	Food : 1	Except : —

Main nat food occ in mg/kg : milk ; bonito (dried)

Main tox data for classification : mutagenicity study : Ames neg. (ref. 1)

Tox data needed : 28-d oral study

Refs. : (1) Mut. Res. 42, 335, 1977

GROUP SUMMARY

Group: 14.7 Pyrazoles

Substances included in the group:

CE No	Cat.	Main name
2277	B	1-Phenyl-3 or 5-propylpyrazole

Main toxicological tests available for the evaluation of substances:

Subchronic toxicity : 2277

Group 14.7

Main name : **1-Phenyl-3 or 5-propylpyrazole**

CE No. : 2277 Category : B
FEMA No. : 3727
CAS No. : 65504-93-0

Structural formula : Isomer : YES

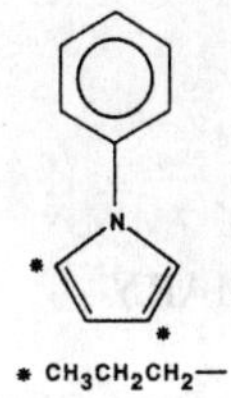

dans l'une ou l'autre position / in either position

Upper level (mg/kg) Bev : — Food : 1 Except : —

Main nat food occ in mg/kg : no data found

Main tox data for classification : 90-d oral rat study, 1 dose : NEL > 25 mg/kg bw/d (ref. 1)

Tox data needed : mutagenicity studies

Refs. : (1) Confidential data

GROUP SUMMARY

Group: 14.8 Pyrimidines

Substances included in the group:

CE No	Cat.	Main name
720	B	5,7-Dihydro-2-methylthieno(3,4-d)pyrimidine

Main toxicological tests available for the evaluation of substances:

Subchronic toxicity : 720

Main name : **5,7-Dihydro-2-methylthieno(3,4-d)pyrimidine**

CE No. : 720 Category : B
FEMA No. : 3338
CAS No. : 36267-71-7

Structural formula :

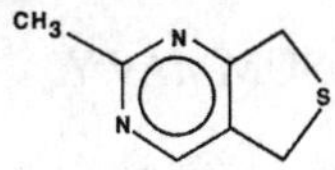

Isomer :

Upper level (mg/kg) Bev : — Food : — Except : a : 1

Main nat food occ in mg/kg : no data found

Main tox data for classification : 90-d oral rat study : NEL > 7 mg/kg bw/d (ref. 1)

Tox data needed : 28-d oral study ; mutagenicity studies

Refs. : (1) Confidential data

GROUP SUMMARY

Group: 14.9 Pyrazines

Substances included in the group:

CE No	Cat.	Main name
534	B	2,3-Diethylpyrazine
548	B	3-Ethyl-2-methylpyrazine
727	B	2-Ethyl-3(5 or 6)Dimethylpyrazine
728	B	2-Ethyl-5-methylpyrazine
734	B	2,3,5,6-Tetramethylpyrazine
735	B	2,3,5-Trimethylpyrazine
2210	B	2,5-Dimethylpyrazine
2211	B	2,6-Dimethylpyrazine
2213	B	2-Ethylpyrazine
2266	B	2-, 5 or 6-Methoxy-3-methylpyrazine (mixture of isomers)
2268	B	5-Isopropyl-2-methylpyrazine
2270	B	2-Methylpyrazine
2285	B	Pyrazine ethanethiol
2286	B	Acetylpyrazine
2287	B	2-Methyl-3-, 5 or 6-(furfurylthio)pyrazine (mixture of isomers)
2288	B	Pyrazinyl methyl sulphide
2290	B	(Methylthio)methylpyrazine (mixture of isomers)
2314	B	6,7-Dihydro-5-methyl-(5H)-cyclopentapyrazine

CE Nos. considered as sub-group: 534, 548, 727, 728, 734, 735, 2210, 2211, 2213, 2266, 2270, 2268, 2285, 2286, 2287, 2288, 2290, 2314

Main toxicological tests available for the evaluation of substances:

Subchronic toxicity : 534, 548, 727, 728, 734, 2266, 2285, 2286, 2287, 2288, 2290, 2314

Mutagenicity : 2210, 2211, 2213, 2270

Main name : **2,3-Diethylpyrazine**

CE No. : 534 Category : B Structural formula : 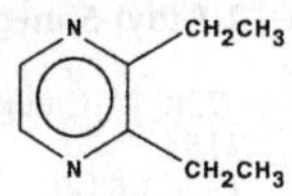
FEMA No. : 3136
CAS No. : 15707-24-1 Isomer :

Upper level (mg/kg) Bev : 1 Food : 1 Except : —
Main nat food occ in mg/kg : potato (baked) ; bread ; filbert and shoyer (fermented soya hydrolysate)

Main tox data for classification : 90-d oral rat study, 1 dose : NEL > 1.75 mg/kg bw/d (ref. 1)
Tox data needed : 90-d oral rat study for true NEL ; mutagenicity studies

Refs. : (1) Confidential data

Main name : **3-Ethyl-2-methylpyrazine**

CE No. : 548 Category : B Structural formula : 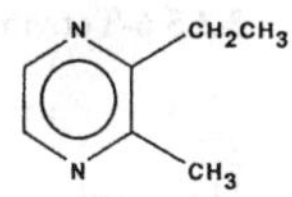
FEMA No. : 3155
CAS No. : 15707-23-0 Isomer :

Upper level (mg/kg) Bev : 5 Food : 5 Except : —
Main nat food occ in mg/kg : white bread : 0.29 ; other breads : up to 0.02 ; rum : 0.25 ; coffee : 14 ; cocoa : 1.7 ; other foods : up to 0.5

Main tox data for classification : 90-d oral rat study, 1 dose : NEL > 5.3 mg/kg bw/d (ref. 1)
Tox data needed : mutagenicity studies

Refs. : (1) Confidential data

Main name : **2-Ethyl-3, (5 or 6)Dimethylpyrazine**

CE No. : 727 Category : B Structural formula : 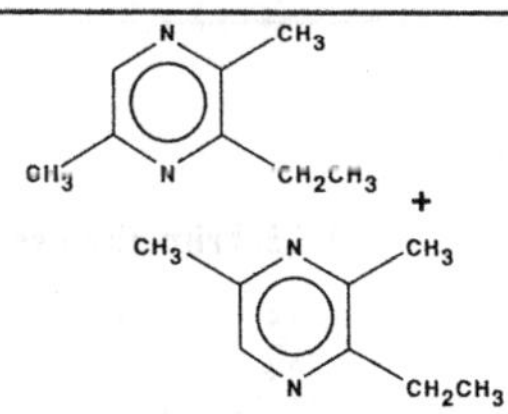
FEMA No. : 3149
CAS No. : 13925-07-0 Isomer :

Upper level (mg/kg) Bev : 5 Food : 5 Except : —
Main nat food occ in mg/kg : potato (cooked) : 0.1-1.4 ; beef (heated) : 0.12

Main tox data for classification : 90-d oral rat study, 1 dose : NEL > 12.5 mg/kg bw/d (ref. 1)
Tox data needed : mutagenicity studies

Refs. : (1) Confidential data

Main name : **2-Ethyl-5-methylpyrazine**

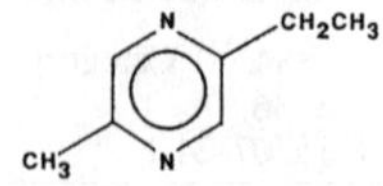

CE No. : 728 Category : B Structural formula :
FEMA No. : 3154
CAS No. : 13360-64-0 Isomer :

Upper level (mg/kg) Bev : — Food : 10 Except : —
Main nat food occ in mg/kg : beef (heated) : 0.07 ; coffee : 2.2-3.5 ; tea and cocoa : up to 0.5 ; other foods : up to 1.8

Main tox data for classification : 90-d oral rat study, 1 dose : NEL > 17.5 mg/kg bw/d (ref. 1)
Tox data needed : mutagenicity studies

Refs. : (1) Confidential data

Main name : **2,3,5,6-Tetramethylpyrazine**

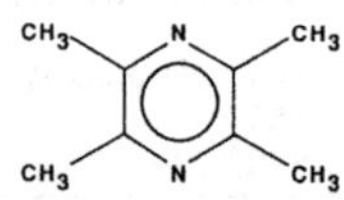

CE No. : 734 Category : B Structural formula :
FEMA No. : 3237
CAS No. : 1124-11-4 Isomer : NO

Upper level (mg/kg) Bev : 3 Food : 5 Except : —
Main nat food occ in mg/kg : coffee : 2.7 ; cocoa : 0.2-33.5 ; soyabean (defatted) : 0.01

Main tox data for classification : 90-d oral rat study, 1 dose : NEL > 50-55 mg/kg bw/d (ref. 1)
Tox data needed : 90-d oral rat study on CE No 2210 or 2211 ; mutagenicity studies

---

Refs. : (1) Confidential data

Main name : **2,3,5-Trimethylpyrazine**

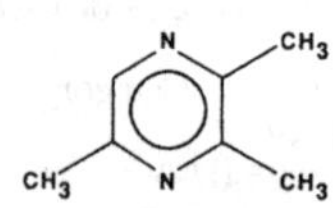

CE No. : 735 Category : B Structural formula :
FEMA No. : 3244
CAS No. : 14667-55-1 Isomer :

Upper level (mg/kg) Bev : — Food : 1 Except : —
Main nat food occ in mg/kg : beef (heated) : 0.26 ; coffee : 4-20.3 ; cocoa : 0.2-18 ; almond (roasted) : 30 ; other foods : up to 0.01

Main tox data for classification : 90-d oral rat study, 1 dose : NEL > 18 mg/kg bw/d (ref. 1)
Tox data needed : mutagenicity studies

Refs. : (1) Confidential data

Main name : **2,5-Dimethylpyrazine**

CE No. : 2210 Category : B Structural formula :
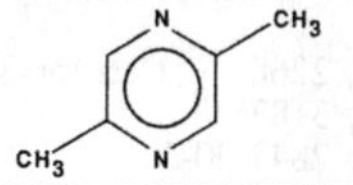

FEMA No. : 3272
CAS No. : 123-32-0 Isomer :

Upper level (mg/kg) Bev : 1 Food : 30 Except : —

Main nat food occ in mg/kg : beef (heated) : 0.18 ; coffee : 17-40 ; cocoa : 2.2-3.1 ; rum : 0.8 ; beer : 0.002 ; other foods : up to 2

Main tox data for classification : mutagenicity studies : Ames neg., S. cerevisiae pos., clastogenic effects in CHO (ref. 1)

Tox data needed : 90-d oral study for true NEL ; other mutagenicity studies

Refs. : (1) Food Cosmet. Toxicol. 18, 581, 1980

Main name : **2,6-Dimethylpyrazine**

CE No. : 2211 Category : B Structural formula :
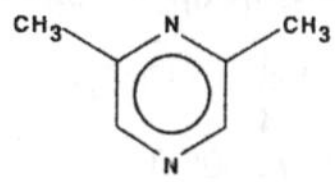

FEMA No. : 3273
CAS No. : 108-50-9 Isomer :

Upper level (mg/kg) Bev : 1 Food : 30 Except :

Main nat food occ in mg/kg : no data found

Main tox data for classification : mutagenicity studies : Ames neg., S. cerevisiae pos., clastogenic effects in CHO (ref. 1)

Tox data needed : 90-d oral study for true NEL ; other mutagenicity studies

Refs. : (1) Food Cosmet. Toxicol. 18, 584, 1980

Main name : **2-Ethylpyrazine**

CE No. : 2213 Category : B Structural formula :
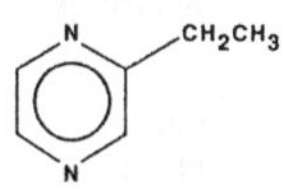

FEMA No. : 3281
CAS No. : 13925-00-3 Isomer :

Upper level (mg/kg) Bev : — Food : 10 Except : —

Main nat food occ in mg/kg : white bread : 0.2 ; coffee : 18 ; potato chips : 0.2-0.6 ; soyabean (defatted) : 0.1

Main tox data for classification : mutagenicity studies : Ames neg., S. cerevisiae pos., clastogenic effects in CHO (ref. 1)

Tox data needed : 90-d oral study for true NEL ; other mutagenicity studies

Refs. : (1) Food Cosmet. Toxicol. 18, 584, 1980

Main name : **2-,5 or 6-Methoxy-3-methylpyrazine (mixture of isomers)**

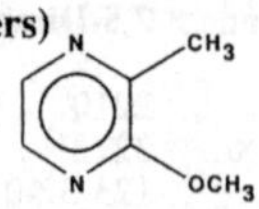

CE No. : 2266 Category : B Structural :
FEMA No. : 3183 formula :
CAS No. : 2847-30-5 Isomer :

Upper level (mg/kg) Bev : — Food : 5 Except : —
Main nat food occ in mg/kg : sherry ; coffee

Main tox data for classification : 90-d oral rat study, 1 dose : NEL > 49 mg/kg bw/d (ref. 1)
Tox data needed : 90-d oral study for true NEL ; other mutagenicity studies

Refs. : (1) Confidential data

Main name : **5-Isopropyl-2-methylpyrazine**

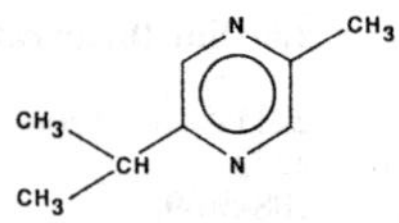

CE No. : 2268 Category : B Structural :
FEMA No. : 3554 formula :
CAS No. : 13925-05-8 Isomer :

Upper level (mg/kg) Bev : 1 Food : 1 Except : —
Main nat food occ in mg/kg : coffee ; cocoa

Main tox data for classification :
Tox data needed : 90-d oral study ; mutagenicity studies

Refs. :

Main name : **2-Methylpyrazine**

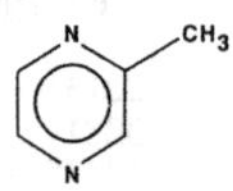

CE No. : 2270 Category : B Structural :
FEMA No. : 3309 formula :
CAS No. : 109-08-0 Isomer :

Upper level (mg/kg) Bev : 5 Food : 10 Except : —
Main nat food occ in mg/kg : white bread : 6 ; beef (heated) : 0.07 ; coffee : 25-104 ; cocoa : 0.3-1.7 ; almond (roasted) : 27 ; other foods : up to 6

Main tox data for classification : mutagenicity studies : Ames neg., S. cerevisiae pos., clastogenic effects in CHO (ref. 1)
Tox data needed : 90 d oral study ; mutagenicity studies

Refs. : (1) Food Cosmet. Toxicol. 18, 581, 1980

Group 14.9

Main name : **Pyrazine ethanethiol**

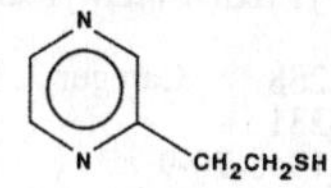

CE No. : 2285 Category : B Structural formula :
FEMA No. : 3230
CAS No. : 35250-53-4 Isomer :

Upper level (mg/kg) Bev : 10 Food : 10 Except : —
Main nat food occ in mg/kg : no data found

Main tox data for classification : 90-d oral rat study, 1 dose : NEL > 16.5 mg/kg bw/d (ref. 1)
Tox data needed : mutagenicity studies

Refs. : (1) Confidential data

Main name : **Acetylpyrazine**

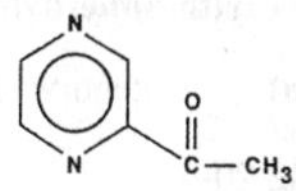

CE No. : 2286 Category : B Structural formula :
FEMA No. : 3126
CAS No. : 22047-25-2 Isomer :

Upper level (mg/kg) Bev : 5 Food : 5 Except :
Main nat food occ in mg/kg : bread : 0.008-0.016 ; coffee : 1.3 ; almond (roasted) : 3

Main tox data for classification : 90-d oral rat study, 1 dose : NEL > 8 mg/kg bw/d (ref. 1)
Tox data needed : 90-d oral study for true NEL ; mutagenicity studies

Refs. : (1) Confidential data

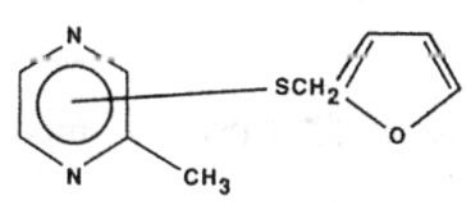

Main name : **2-Methyl-3-, 5 or 6-(furfurylthio)pyrazine (mixture of isomers)**

CE No. : 2287 Category : B Structural formula :
FEMA No. : 3189
CAS No. : 65530-53-2 Isomer : YES

2.3 isomer ~ 70%
2.5 isomer trace
2.6 isomer ~ 30%

Upper level (mg/kg) Bev : 1 Food : 1 Except : —
Main nat food occ in mg/kg : no data found

Main tox data for classification : 90-d oral rat study, 1 dose : NEL > 1.7 mg/kg bw/d (ref. 1)
Tox data needed : mutagenicity studies

Refs. : (1) Confidential data

Group 14.9

Main name : **Pyrazinyl methyl sulphide**

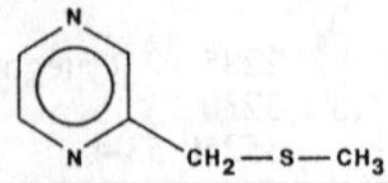

CE No. : 2288 Category : B Structural formula :
FEMA No. : 3231
CAS No. : 21948-70-9 Isomer :

Upper level (mg/kg) Bev : 1 Food : 1 Except : —
Main nat food occ in mg/kg : no data found

Main tox data for classification : 90-d oral rat study, 1 dose : NEL > 1.7 mg/kg bw/d (ref. 1)
Tox data needed : mutagenicity studies

Refs. : (1) Confidential data

Main name : **(Methylthio)methylpyrazine (mixture of isomers)**

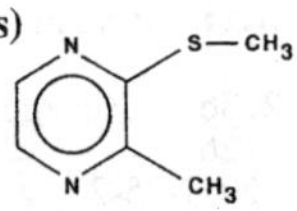

CE No. : 2290 Category : B Structural formula :
FEMA No. : 3208
CAS No. : 2882-20-4 Isomer : YES

Upper level (mg/kg) Bev : — Food : 4 Except : —
Main nat food occ in mg/kg : no data found

Main tox data for classification : 90-d oral rat study, 1 dose : NEL > 4 mg/kg bw/d (ref. 1, 2)
Tox data needed : 90-d oral study for true NEL ; mutagenicity studies

Refs. : (1) Confidential data ; (2) Food Cosmet. Toxicol. 13, 487, 1975

Main name : **6,7-Dihydro-5-methyl-(5H)-cyclopentapyrazine**

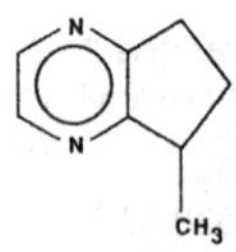

CE No. : 2314 Category : B Structural formula :
FEMA No. : 3306
CAS No. : 23747-48-0 Isomer : YES

Upper level (mg/kg) Bev : 0.05 Food : 0.5 Except : —
Main nat food occ in mg/kg : coffee : 8.2 ; asparagus (cooked) : trace : almond (roasted) : trace

Main tox data for classification : 90-d oral rat study, NEL > 400 mg/kg bw/d (ref. 1)
Tox data needed : mutagenicity studies

Refs. : (1) Confidential data

GROUP SUMMARY

Group: 14.10 Quinoxalines

Substances included in the group:

CE No	Cat.	Main name
721	B	5,6,7,8-Tetrahydroquinoxaline
2271	B	5-Methylquinoxaline

Main toxicological tests available for the evaluation of substances:

Subchronic toxicity : 721, 2271

Main name : **5,6,7,8-Tetrahydroquinoxaline**

CE No. : 721 Category : B Structural :
FEMA No. : 3321 formula :
CAS No. : 34413-35-9 Isomer :

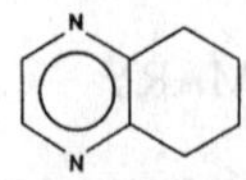

Upper level (mg/kg) Bev : 5 Food : 5 Except : —
Main nat food occ in mg/kg : bread ; beef and pork (heated) ; cocoa ; coffee and in nuts and seeds (roasted)

Main tox data for classification : 90-d oral rat study, 1 dose : NEL > 15 mg/kg bw/d (ref. 1)
Tox data needed : mutagenicity studies

Refs. : (1) Confidential data

Main name : **5-Methylquinoxaline**

CE No. : 2271 Category : B Structural :
FEMA No. : 3203 formula :
CAS No. : 13708-12-8 Isomer :

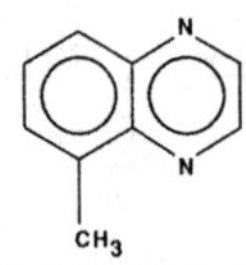

Upper level (mg/kg) Bev : 10 Food : 10 Except : —
Main nat food occ in mg/kg : almond (roasted) : 1

Main tox data for classification : 90-d oral rat study : 1 dose : NEL > 17.1 mg/kg bw/d (ref. 1)
Tox data needed : mutagenicity studies

Refs. : (1) Confidential data

GROUP SUMMARY

Group: 15.1 Thiophenes

Substances included in the group:

CE No	Cat.	Main name
2333	B	2-Thienyl disulphide
2337	B	4,5-Dihydro-3(2h)thiophenone

Main toxicological tests available for the evaluation of substances:

Subchronic toxicity : 2333, 2337

Main name : **2-Thienyl disulphide**

CE No. : 2333 Category : B
FEMA No. : 3323
CAS No. : 6911-51-9
Structural formula :
Isomer :

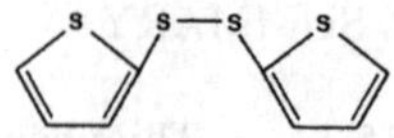

Upper level (mg/kg) Bev : — Food : — Except : **d : 0.2**
Main nat food occ in mg/kg : **no data found**

Main tox data for classification : **90-d oral rat study, 1 dose : NEL > 0.3 mg/kg bw/d (ref. 1)**
Tox data needed : **28-d oral study ; mutagenicity studies**

Refs. : **(1) Confidential data**

Main name : **4,5-Dihydro-3(2h)thiophenone**

CE No. : 2337 Category : B
FEMA No. : 3266
CAS No. : 1003-04-9
Structural formula :
Isomer :

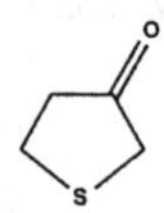

Upper level (mg/kg) Bev : — Food : 1 Except : —
Main nat food occ in mg/kg : **beef (heated) ; coffee ; filbert and peanut (roasted)**

Main tox data for classification : **90-d oral rat study, 1 dose : NEL > 10 mg/kg bw/d (ref. 1)**
Tox data needed : **28-d oral study ; mutagenicity studies**

Refs. : **(1) Confidential data**

GROUP SUMMARY

Group: 15.2 Thiazoles

Substances included in the group:

CE No	Cat.	Main name
736	B	2-Methyl-5-methoxythiazole
2237	B	2,4-Dimethyl-5-vinylthiazole
2336	B	2,4-Dimethyl-5-acetylthiazole

Main toxicological tests available for the evaluation of substances:

Subchronic toxicity : 736, 2237, 2336

Main name : **2-Methyl-5-methoxythiazole**

CE No. : 736 Category : B
FEMA No. : 3192
CAS No. : 38205-64-0

Structural formula :

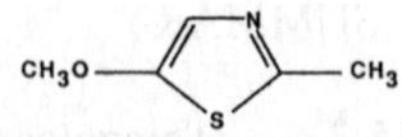

Isomer :

Upper level (mg/kg) Bev : 0.5 Food : 2 Except : —

Main nat food occ in mg/kg : no data found

Main tox data for classification : 90-d oral rat study, 1 dose : NEL > 8.7 mg/kg bw/d (ref. 1)

Tox data needed : mutagenicity studies

Refs. : (1) Confidential data

Main name : **2,4-Dimethyl-5-vinylthiazole**

CE No. : 2237 Category : B
FEMA No. : 3145
CAS No. : 65505-18-2

Structural formula :

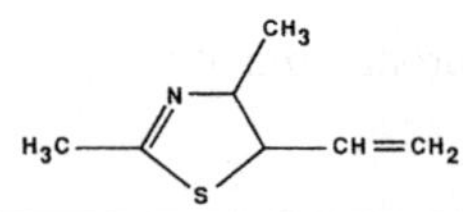

Isomer : YES

Upper level (mg/kg) Bev : 0.1 Food : 0.5 Except : —

Main nat food occ in mg/kg : beef (heated)

Main tox data for classification : 90-d oral rat study, 1 dose : NEL > 1 mg/kg bw/d (ref. 1)

Tox data needed : mutagenicity studies

Refs. : (1) Confidential data

Main name : **2,4-Dimethyl-5-acetylthiazole**

CE No. : 2336 Category : B
FEMA No. : 3267
CAS No. : 38205-60-6

Structural formula :

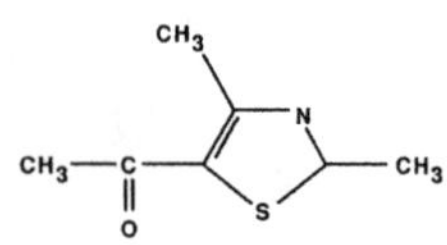

Isomer : YES

Upper level (mg/kg) Bev : — Food : 10 Except : —

Main nat food occ in mg/kg : no data found

Main tox data for classification : 90-d oral rat study, 1 dose : NEL > 24.8 mg/kg bw/d (ref. 1)

Tox data needed : 28-d oral study ; mutagenicity studies

Refs. : (1) Confidential data

GROUP SUMMARY

Group: 15.3 Thiazolines

Substances included in the group:

CE No	Cat.	Main name
2235	B	2-Acetyl-2-thiazoline

Main toxicological tests available for the evaluation of substances:

Subchronic toxicity : 2335
Chronic toxicity : 2335

Group 15.3

Main name : **2-Acetyl-2-thiazoline**

CE No. : 2335 Category : B
FEMA No. : —
CAS No. : 29926-41-8

Structural formula :

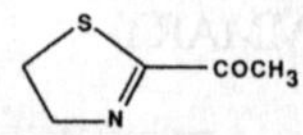

Isomer :

Upper level (mg/kg) Bev : — Food : — Except : a : 2 ; b : 0

Main nat food occ in mg/kg : bread ; beef (heated)

Main tox data for classification :
- 21-d oral rat study, mixture : NEL > 2 mg/kg bw/d (ref. 1)
- 90-d oral rat study, mixture : NEL > 2 mg/kg bw/d (ref. 1)
- 1-y oral rat study, mixture : NEL > 2 mg/kg bw/d (ref. 1)

Tox data needed : 28-d oral study

Refs. : (1) Confidential data

GROUP SUMMARY

Group: 15.4 Thiazolidines

Substances included in the group:

CE No	Cat.	Main name
738	B	2-Acetyl thiazolidine

Main toxicological tests available for the evaluation of substances:

Subchronic toxicity : 738

Main name : **2-Acetyl thiazolidine**

CE No.	: 738 Category : B	Structural :	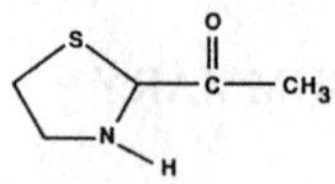
FEMA No.	: —	formula :	
CAS No.	: 67399-73-9	Isomer : YES	

Upper level (mg/kg) Bev : — Food : 0.2 Except : —

Main nat food occ in mg/kg	: no data found
Main tox data for classification	: 28-d oral rat study, 1 dose : NEL > 2 mg/kg bw/d (ref. 1)
Tox data needed	: 28-d oral study on 2335
Refs.	: (1) IFF Lab., 1973

GROUP SUMMARY

Group: 16 Miscellaneous substances

Substances included in the group:

CE No	Cat.	Main name
495	A	Musk ambrette
647	A	Hydrogen sulphide
746	A	Tannic acid (Quercus spp.)
761	A	dl-(3-Amino-3-carboxypropyl)dimethylsulfonium chloride
6002	A	Ethyl methyl phenylglycidate
494	B	3-Propylidenephthalide
590	B	Nonanoyl 4-hydroxy-3-methoxybenzylamide
2298	B	n-Ethyl-2-isopropyl-5-methylcyclohexane carboxamide
2322	B	2,5-Dimethyl-2,5-dihydroxy-1,4-dithiane
2325	B	spiro-(2,4-Dithia-1-methyl-8-oxabicyclo(3,3,0)octane-3,3'(1'-oxa-2'-methyl)cyclo-pentane)
2334	B	Trithioacetone

Main toxicological tests available for the evaluation of substances:

Subchronic toxicity : 494, 590, 2325, 2334, 6002
Chronic toxicity : 6002
Mutagenicity : 495

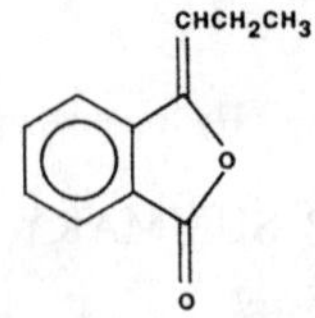

Main name : **3-Propylidenephthalide**

CE No. : 494 Category : B Structural formula :
FEMA No. : 2952
CAS No. : 17369-59-4 Isomer : YES

Upper level (mg/kg) Bev : — Food : 5 Except : —
Main nat food occ in mg/kg : no data found

Main tox data for classification : 90-d oral rat study : NEL > 6 mg/kg bw/d (ref. 1)
Tox data needed : mutagenicity studies

Refs. : (1) Confidential data

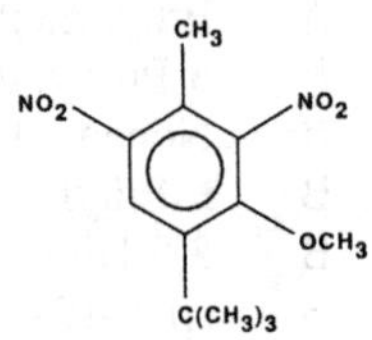

Main name : **Musk ambrette**

CE No. : 495 Category : A Structural formula :
FEMA No. : 2758
CAS No. : 83-66-9 Isomer :

Upper level (mg/kg) Bev : 0.5 Food : 0.5 Except : a : 5
Main nat food occ in mg/kg : no data found

Main tox data for classification : mutagenicity study : Ames neg. (ref. 1)
Tox data needed :

Refs. : (1) Environ. Mutag. 9, 3, 1987

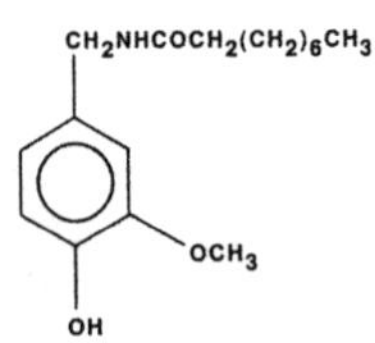

Main name : **Nonanoyl 4-hydroxy-3-methoxybenzylamide**

CE No. : 590 Category : B Structural formula :
FEMA No. : 2787
CAS No. : 2444-46-4 Isomer :

Upper level (mg/kg) Bev : — Food : 10 Except : —
Main nat food occ in mg/kg : no data found

Main tox data for classification : 90-d oral rat study, 1 dose : NEL > 9.3 mg/kg bw/d (ref. 1)
Tox data needed : mutagenicity studies

Refs. : (1) Confidential data

Main name : **Hydrogen sulphide**

CE No. : 647 Category : A Structural formula : H_2S
FEMA No. : —
CAS No. : 7783-06-4 Isomer :

Upper level (mg/kg) Bev : — Food : 1 Except : —
Main nat food occ in mg/kg : strawberry : 0.007-0.1 ; orange juice : 0.002-0.03 ; Cheddar cheese : 0.45-0.8 ; potato (cooked) : 0.1-0.14 ; pork (heated) : 0.85-0.96 ; other meats : up to 7 ; maize : 34-208 ; other foods : up to 0.01

Main tox data for classification :
Tox data needed :

Refs. :

Main name : **Tannic acid (Quercus spp.)**

CE No. : 746 Category : A Structural formula : $C_{76}H_{52}O_{46}$
FEMA No. : 3042
CAS No. : 1401-55-4 Isomer :

Upper level (mg/kg) Bev : Food : Except :
Main nat food occ in mg/kg : no data found

Main tox data for classification :
Tox data needed :

Refs. :

Main name : **dl-(3-Amino-3-carboxypropyl)dimethylsulfonium chloride**

CE No. : 761 Category : A Structural formula :
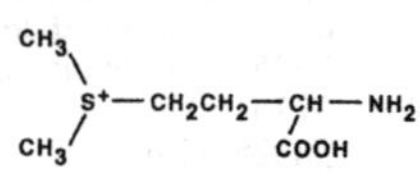
FEMA No. : 3445
CAS No. : 1115-84-0 Isomer : YES

Upper level (mg/kg) Bev : — Food : 50 Except : —
Main nat food occ in mg/kg : cabbage ; green vegetables

Main tox data for classification :
Tox data needed :

Refs. :

Main name : **n-Ethyl-2-isopropyl-5-methylcyclohexane carboxamide**

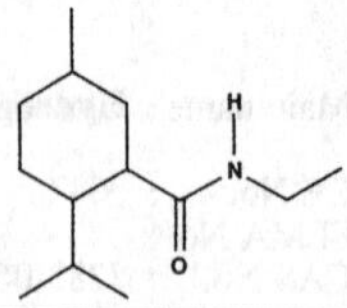

CE No. : 2298 Category : B Structural formula :
FEMA No. : 3455
CAS No. : 39711-79-0 Isomer : YES

Upper level (mg/kg) Bev : 10 Food : 10 Except : a : 100
Main nat food occ in mg/kg : no data found

Main tox data for classification :
Tox data needed : mutagenicity studies

Refs. :

Main name : **2,5-Dimethyl-2,5-dihydroxy-1,4-dithiane**

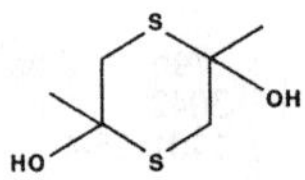

CE No. : 2322 Category : B Structural formula :
FEMA No. : 3450
CAS No. : 57704-78-4 Isomer : YES

Upper level (mg/kg) Bev : — Food : 10 Except : —
Main nat food occ in mg/kg : no data found

Main tox data for classification :
Tox data needed : 28-d oral study

Refs. :

Main name : **spiro-(2,4-Dithia-1-methyl-8-oxabicyclo(3,3,0) octane-3,3'-(1'-oxa-2'-methyl)cyclopentane)**

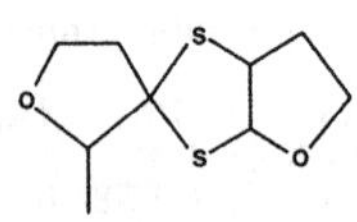

CE No. : 2325 Category : B Structural formula :
FEMA No. : 3270
CAS No. : 38325-25-6 Isomer : YES

Upper level (mg/kg) Bev : — Food : 3 Except : —
Main nat food occ in mg/kg : no data found

Main tox data for classification : 90-d oral rat study, 3 doses : NEL > 25 mg/kg bw/d (ref. 1)
Tox data needed : mutagenicity studies

Refs. : (1) Confidential data

Main name : **Trithioacetone**

CE No. : 2334 Category : B
FEMA No. : 3475
CAS No. : 828-26-2

Structural formula : 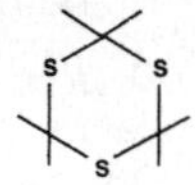

Isomer :

Upper level (mg/kg) Bev : 0.1 Food : 0.1 Except : a : 0.5

Main nat food occ in mg/kg : beef (heated)

Main tox data for classification : 90-d oral rat study : NEL 0.2 mg/kg bw/d (ref. 1)

Tox data needed : mutagenicity studies

Refs. : (1) Confidential data

Main name : **Ethyl methyl phenylglycidate**

CE No. : 6002 Category : A
FEMA No. : 2444
CAS No. : 77-83-8

Structural formula : 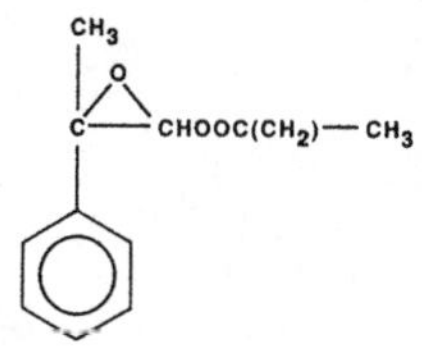

Isomer :

Upper level (mg/kg) Bev : 10 Food : 40 Except : —

Main nat food occ in mg/kg : no data found

Main tox data for classification :
12-w oral rat study : NEL 21 mg/kg bw/d (ref. 1)
15-w oral rat study : NEL 0.1 % in diet = 50 mg/kg bw/d (ref. 2)
1-y oral rat study : NEL 2500 ppm = 125 mg/kg bw/d (ref. 3)
2-y oral rat study : NEL 0.1 % in diet = 50 mg/kg bw/d (ref. 4)

Tox data needed :

Refs. : (1) Trubek Labs, unpublished ; (2) Food Cosmet. Toxicol. 16, 331, 1978 ; (3) Food Cosmet. Toxicol. 5, 141, 1967 ; (4) Food Cosmet. Toxicol. 19, 691

12. LIST OF CHEMICAL GROUPS

12. LISTE DES GROUPES CHIMIQUES

13. LIST OF FLAVOURING SUBSTANCES BY COUNCIL OF EUROPE NUMBER

13. LISTES DES SUBSTANCES AROMATISANTES PAR NUMÉRO DU CONSEIL DE L'EUROPE

14. ALPHABETICAL LIST, IN ENGLISH, OF MAIN NAMES (IN BOLD) AND SYNONYMS OF FLAVOURING SUBSTANCES

14. LISTE ALPHABÉTIQUE, EN ANGLAIS, DES NOMS PRINCIPAUX (EN CARACTÈRES GRAS) ET SYNONYMES DES SUBSTANCES AROMATISANTES

B

D

E

F

G

H

J

K

M

N

O

T

Z

15. ALPHABETICAL LIST, IN FRENCH, OF MAIN NAMES OF FLAVOURING SUBSTANCES

15. LISTE ALPHABÉTIQUE, EN FRANÇAIS, DES NOMS PRINCIPAUX DES SUBSTANCES AROMATISANTES

B

C

D

E

F

G

H

I

N

P

Q

S

T

Z

16. LIST OF COMMITTEE EXPERTS

16. LISTE DES EXPERTS DU COMITÉ

DÉLÉGUÉS/DELEGATES

BELGIQUE/BELGIUM

Dr. M.-P. DELCOURT-FIRQUET, Institut d'Hygiène et d'Épidémiologie, Ministère de la Santé publique, 14, rue J. Wytsman, B – 1050 BRUXELLES.

DANEMARK/DENMARK

Dr. J. CARSTENSEN, Biological Department, Nordish Gentofte, Niels steensensvej 1, DK – 2820 GENTOFTE.

Dr. J. GRY, Institute of toxicology, National Food Agency, Mørkhøj Bygade 19, DK – 2860 SØBORG.

Dr. T. BERG, Scientific Officer, National Food Agency, Mørkhøj Bygade 19, DK – 2860 SØBORG.

Mrs B. FABECH, National Food Agency, Mørkhøj Bygade 19, DK – 2860 SØBORG.

ALLEMAGNE/GERMANY

Prof. Dr. W. GRUNOW, Bundesgesundheitsamt, Postfach 33 00 13, D – 1000 BERLIN 33.

Prof. Dr. W. KRONERT, Bundesgesundheitsamt, Postfach 33 00 13, D – 1000 BERLIN 33.

Dr. G. MATTIASCHK, Bundesgesundheitsamt, Postfach 33 00 13, D – 1000 BERLIN 33.

Dr. H.-J. BREI, Bundesministerium für Jugend, Familie, Frauen und Gesundheit, Postfach 20 02 20, D – 5300 BONN 2.

FRANCE

Mme P. ESCARGUEIL, Direction générale de la concurrence, de la consommation et de la répression des fraudes, 13, rue Saint-Georges, F – 75009 PARIS.

Dr. N. PHU LICH, Faculté de Pharmacie de Paris, 4, avenue de l'Observatoire, F – 75006 PARIS.

Prof. R. TRUHAUT, Membre de l'Institut de France, Académie des Sciences, 4, avenue de l'Observatoire, F – 75006 PARIS.

Mme M. STERVINOU, Ministère chargé de la Santé, 1, place de Fontenoy, F – 75700 PARIS.

ITALIE/ITALY

Dr. M. DE VINCENZI, I. Istituto superiore di Sanità, V. R. Elena 299, I – ROME.

PAYS-BAS/NETHERLANDS

Dr. J.-P. GODDIJN, Ministry of Welfare, Health and Cultural Affairs, Postbox 439, NL – 2260 AK LEIDSCHENDAM.

ESPAGNE/SPAIN

Mme M.-L. CARRETERO BAEZA, Direction Générale de la Santé alimentaire et de la protection du consommateur, Ministère de la santé et de la Consommation, Paseo del Prado 18, E – 28014 MADRID.

SUÈDE/SWEDEN

Dr. M. OLSEN, National Food Administration, PO Box 622, S – 75126 UPPSALA.

Dr. L. BUSK, National Food Administration, PO Box 622, S – 75126 UPPSALA.

Dr. A. STROM, Toxicology Laboratory, National Food Administration, Box 622, S – 75126 UPPSALA.

SUISSE/SWITZERLAND

Prof. J. DIEZI, Institut de Pharmacologie de l'Université de Lausanne, Rue du Bugnon 21, CH – 1005 LAUSANNE.

Dr. A. RAMUZ, 13, chemin du Bois de l'Hôpital, CH – 1052 LE MONT/LAUSANNE.

Dr. M. BRUGGER, Division du contrôle des denrées alimentaires, Office fédéral de la santé publique, Case postale 2644, CH – 3000 BERNE.

Dr. J. LÜTHY, Bundesamt für Gesundheitswesen, Case Postale 2644, CH – 3000 BERNE.

ROYAUME-UNI/UNITED KINGDOM

Dr. V.-J. SEARLE, Department of Health and Social Security, Room 911 A, Hannibal House, Elephant and Castle, GB – LONDON SE1 6TE.

Dr. D.-G. LINDSAY, Ministry of Agriculture, Fisheries and Food, Ergon House, c/o Nobel House, 17 Smith Square, GB – LONDON SW1P 3JR.

Dr. D. ATKINS, Ministry of Agriculture, Fisheries and Food, Ergon House, c/o Nobel House, 17 Smith Square, GB – LONDON SW1P 3JR.

Dr. N. HARRISON, Ministry of Agriculture, Fisheries and Food, Ergon House, c/o Nobel House, 17 Smith Square, GB – LONDON SW1P 3JR.

Dr. A. DUNN, Ministry of Agriculture, Fisheries and Food, Ergon House, c/o Nobel House, 17 Smith Square, GB – LONDON SW1P 3JR.

Dr. F. POLLITT, Department of Health and Social Security, Hannibal House, Elephant and Castle, GB – LONDON SE1 6TE.

Dr. Jane INCE, Ministry of Agriculture, Fisheries and Food, Food Science Division, Ergon House, c/o Nobel House, 17 Smith Square, GB – LONDON SW1P 3JR.

Dr. S. SKENE, Department of Health, Toxicology and Environmental Protection Division, Hannibal House, Elephant and Castle, GB – LONDON SE1 6TE.

Dr. H. WALTON, Medical Toxicology and Environmental Health Division, Department of Health, Hannibal House, Elephant and Castle, GB – LONDON SE1 6TE.

Council of Europe publications on flavouring substances

Natural sources of flavourings,
2000, ISBN 92-871-4324-2

Resolution AP (85) 2 concerning the transmission of the flavour of smoke to food, 1985

Guidelines concerning the transmission of flavour of smoke to food,
1992, ISBN 92-871-2191-5

Health aspects of using smoke flavours as food ingredients,
1992, ISBN 92-871-2189-3

Guidelines for flavouring preparations produced by enzymatic or
microbiological processes, 1994, ISBN 92-871-2586-4

Guidelines for safety evaluation of thermal process flavourings,
1995, ISBN 92-871-2811-1

Guidelines for flavouring preparations produced by plant tissue culture,
1998, ISBN 92-871-3738-2

Sales agents for publications of the Council of Europe
Agents de vente des publications du Conseil de l'Europe

AUSTRALIA/AUSTRALIE
Hunter Publications, 58A, Gipps Street
AUS-3066 COLLINGWOOD, Victoria
Tel.: (61) 3 9417 5361
Fax: (61) 3 9419 7154
E-mail: Sales@hunter-pubs.com.au
http://www.hunter-pubs.com.au

AUSTRIA/AUTRICHE
Gerold und Co., Graben 31
A-1011 WIEN 1
Tel.: (43) 1 533 5014
Fax: (43) 1 533 5014 18
E-mail: buch@gerold.telecom.at
http://www.gerold.at

BELGIUM/BELGIQUE
La Librairie européenne SA
50, avenue A. Jonnart
B-1200 BRUXELLES 20
Tel.: (32) 2 734 0281
Fax: (32) 2 735 0860
E-mail: info@libeurop.be
http://www.libeurop.be

Jean de Lannoy
202, avenue du Roi
B-1190 BRUXELLES
Tel.: (32) 2 538 4308
Fax: (32) 2 538 0841
E-mail: jean.de.lannoy@euronet.be
http://www.jean-de-lannoy.be

CANADA
Renouf Publishing Company Limited
5369 Chemin Canotek Road
CDN-OTTAWA, Ontario, K1J 9J3
Tel.: (1) 613 745 2665
Fax: (1) 613 745 7660
E-mail: order.dept@renoufbooks.com
http://www.renoufbooks.com

CZECH REPUBLIC/ RÉPUBLIQUE TCHÈQUE
USIS, Publication Service
Havelkova 22
CZ-130 00 PRAHA 3
Tel./Fax: (420) 2 2423 1114

DENMARK/DANEMARK
Munksgaard
35 Norre Sogade, PO Box 173
DK-1005 KØBENHAVN K
Tel.: (45) 7 733 3333
Fax: (45) 7 733 3377
E-mail: direct@munksgaarddirect.dk
http://www.munksgaarddirect.dk

FINLAND/FINLANDE
Akateeminen Kirjakauppa
Keskuskatu 1, PO Box 218
FIN-00381 HELSINKI
Tel.: (358) 9 121 41
Fax: (358) 9 121 4450
E-mail: akatilaus@stockmann.fi
http://www.akatilaus.akateeminen.com

GERMANY/ALLEMAGNE
UNO Verlag
Proppelsdorfer Allee 55
D-53115 BONN
Tel.: (49) 2 28 94 90 231
Fax: (49) 2 28 21 74 92
E-mail: unoverlag@aol.com
http://www.uno-verlag.de

GREECE/GRÈCE
Librairie Kauffmann
Mavrokordatou 9
GR-ATHINAI 106 78
Tel.: (30) 1 38 29 283
Fax: (30) 1 38 33 967

HUNGARY/HONGRIE
Euro Info Service
Hungexpo Europa Kozpont ter 1
H-1101 BUDAPEST
Tel.: (361) 264 8270
Fax: (361) 264 8271
E-mail: euroinfo@euroinfo.hu
http://www.euroinfo.hu

ITALY/ITALIE
Libreria Commissionaria Sansoni
Via Duca di Calabria 1/1, CP 552
I-50125 FIRENZE
Tel.: (39) 556 4831
Fax: (39) 556 41257
E-mail: licosa@licosa.com
http://www.licosa.com

NETHERLANDS/PAYS-BAS
De Lindeboom Internationale Publikaties
PO Box 202, MA de Ruyterstraat 20 A
NL-7480 AE HAAKSBERGEN
Tel.: (31) 53 574 0004
Fax: (31) 53 572 9296
E-mail: lindeboo@worldonline.nl
http://home-1-worldonline.nl/~lindeboo/

NORWAY/NORVÈGE
Akademika, A/S Universitetsbokhandel
PO Box 84, Blindern
N-0314 OSLO
Tel.: (47) 22 85 30 30
Fax: (47) 23 12 24 20

POLAND/POLOGNE
Głowna Księgarnia Naukowa
im. B. Prusa
Krakowskie Przedmiescie 7
PL-00-068 WARSZAWA
Tel.: (48) 29 22 66
Fax: (48) 22 26 64 49
E-mail: inter@internews.com.pl
http://www.internews.com.pl

PORTUGAL
Livraria Portugal
Rua do Carmo, 70
P-1200 LISBOA
Tel.: (351) 13 47 49 82
Fax: (351) 13 47 02 64
E-mail: liv.portugal@mail.telepac.pt

SPAIN/ESPAGNE
Mundi-Prensa Libros SA
Castelló 37
E-28001 MADRID
Tel.: (34) 914 36 37 00
Fax: (34) 915 75 39 98
E-mail: libreria@mundiprensa.es
http://www.mundiprensa.com

SWITZERLAND/SUISSE
BERSY
Route d'Uvrier 15
CH-1958 LIVRIER/SION
Tel.: (41) 27 203 73 30
Fax: (41) 27 203 73 32
E-mail: bersy@freesurf.ch

UNITED KINGDOM/ROYAUME UNI
TSO (formerly HMSO)
51 Nine Elms Lane
GB-LONDON SW8 5DR
Tel.: (44) 207 873 8372
Fax: (44) 207 873 8200
E-mail: customer.services@theso.co.uk
http://www.the-stationery-office.co.uk
http://www.itsofficial.net

UNITED STATES and CANADA/ ÉTATS-UNIS et CANADA
Manhattan Publishing Company
468 Albany Post Road, PO Box 850
CROTON-ON-HUDSON,
NY 10520, USA
Tel.: (1) 914 271 5194
Fax: (1) 914 271 5856
E-mail: Info@manhattanpublishing.com
http://www.manhattanpublishing.com

STRASBOURG
Librairie Kléber
Palais de l'Europe
F-67075 STRASBOURG Cedex
Fax: (33) 03 88 52 91 21

Council of Europe Publishing/Editions du Conseil de l'Europe
F-67075 Strasbourg Cedex
Tel.: (33) 03 88 41 25 81 – Fax: (33) 03 88 41 39 10
E-mail: publishing@coe.int – Web site: http://book.coe.int